肝脏外科技术图解

原　著　上本伸二
主　译　戴朝六
副主译　赵　阳　金　山

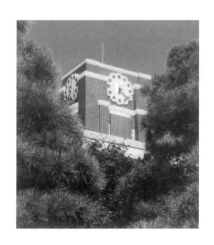

人民卫生出版社
·北京·

This is a translation of Japanese book titled
京大式肝臓外科のすべて
ISBN 978-4-914909-58-1
© 2015 Kyoto University Hospital, Hepato–Biliary–Pancreatic Surgery and Transplantation
Simplified Chinese translation rights arranged with Division of Hepato–Biliary–Pancreatic
Surgery and Transplantation, Department of Surgery, Graduate School of Medicine, Kyoto
University

图书在版编目（CIP）数据

肝脏外科技术图解 /（日）上本伸二原著；戴朝六
主译. — 北京：人民卫生出版社，2022.5
　　ISBN 978–7–117–33010–7

　　Ⅰ. ①肝… Ⅱ. ①上… ②戴… Ⅲ. ①肝疾病 – 外科
手术 – 图解 Ⅳ. ① R657.3–64

中国版本图书馆 CIP 数据核字（2022）第 051061 号

| 人卫智网 | www.ipmph.com | 医学教育、学术、考试、健康，
购书智慧智能综合服务平台 |
| 人卫官网 | www.pmph.com | 人卫官方资讯发布平台 |

图字：01–2022–1328 号

肝脏外科技术图解
Ganzang Waike Jishu Tujie

主　　译：戴朝六
出版发行：人民卫生出版社（中继线 010-59780011）
地　　址：北京市朝阳区潘家园南里 19 号
邮　　编：100021
E - mail：pmph @ pmph.com
购书热线：010-59787592　010-59787584　010-65264830
印　　刷：北京顶佳世纪印刷有限公司
经　　销：新华书店
开　　本：787×1092　1/16　　印张：17
字　　数：403 千字
版　　次：2022 年 5 月第 1 版
印　　次：2022 年 7 月第 1 次印刷
标准书号：ISBN 978-7-117-33010-7
定价（含光盘）：198.00 元
打击盗版举报电话：010-59787491　E-mail：WQ @ pmph.com
质量问题联系电话：010-59787234　E-mail：zhiliang @ pmph.com
数字融合服务电话：4001118166　E-mail：zengzhi @ pmph.com

译者名单（按姓氏笔画排序）

丁宏达　中国医科大学附属盛京医院
卜献民　辽宁省人民医院
万　毅　大连大学附属中山医院
王国禹　吉林大学中日联谊医院
方　昕　中国医科大学附属盛京医院
冯含昕　中国医科大学附属盛京医院
朱　兴　沈阳市第四人民医院
齐　峰　中国医科大学附属盛京医院
关国欣　大连医科大学附属第二医院
苏　洋　中国医科大学附属盛京医院
李　春　辽宁省肿瘤医院
李　瑞　中国医科大学附属盛京医院
李邑刍　中国医科大学
杨纯博　中国医科大学附属盛京医院
张顺利　中国医科大学附属第一医院
林　雪　京都大学医学部附属医院
金　山　内蒙古医科大学附属医院
郑健豪　中国医科大学附属盛京医院
赵　闯　中国医科大学附属盛京医院
赵　阳　中国医科大学附属盛京医院
赵　亮　中国医科大学附属盛京医院
贾昌俊　中国医科大学附属盛京医院
徐　锋　中国医科大学附属盛京医院
徐　瀚　中国医科大学附属盛京医院
崔　凯　沈阳医学院附属中心医院
彭松林　中山大学附属第七医院
韩绍腾　沈阳医学院附属中心医院
戴朝六　中国医科大学附属盛京医院
鞠明光　中国医科大学附属盛京医院
鞠俊杰　辽宁电力中心医院

编者名单

上本伸二　　京都大学医学研究科肝胆胰·移植外科
山冈义生　　京都大学, 日本 Baptist 医院
田浦康二朗　京都大学肝胆胰·移植外科
波多野悦朗　京都大学肝胆胰·移植外科
中村直彦　　京都大学肝胆胰·移植外科
井口公太　　京都大学肝胆胰·移植外科
奥野将之　　京都大学肝胆胰·移植外科
森章　　　　京都大学肝胆胰·移植外科
濑川一　　　京都大学医学部附属医院麻醉科
石井隆道　　西神户医疗中心外科·消化外科
寺嶋宏明　　北野医院消化中心外科
待本贵文　　天理よろづ相谈所医院腹部一般外科
秦浩一郎　　京都大学肝胆胰·移植外科
海道利实　　京都大学肝胆胰·移植外科
猪饲伊和夫　国立医院机构京都医疗中心外科
山本雄造　　秋田大学医学系研究科消化外科教授
安近健太郎　京都大学肝胆胰·移植外科
贝原聪　　　神户市立医疗中心中央市民医院外科·移植外科
尾池文隆　　三菱京都医院消化外科
饭天拓　　　京都大学肝胆胰·移植外科
八木真太郎　京都大学肝胆胰·移植外科
成田匡大　　国立病原机构京都医疗中心外科
濑尾智　　　京都大学肝胆胰·移植外科
新田隆士　　京都大学肝胆胰·移植外科
本田五郎　　癌·感染症中心都立马驹入医院外科
小川晃平　　京都大学肝胆胰·移植外科
吉泽淳　　　京都大学肝胆胰·移植外科 / 小儿外科
冈岛英明　　京都大学肝胆胰·移植外科 / 小儿外科
藤本康弘　　京都大学肝胆胰·移植外科
小仓靖弘　　名古屋大学医学部附属医院移植外科
冈本晋弥　　仓敷中央医院外科

中文版序

　　《京大式肝臓外科のすべて》的中文版终于在中国出版了。这次能在中国翻译出版多亏戴朝六教授的多方努力。多年前，戴教授就向我们提出在中国翻译出版本书的计划，但是由于出版本书的日本最新医学社突然因为母公司的经营方针而关闭，导致版权相关手续大幅延迟，对此深表歉意。

　　戴教授在京都大学留学时，我也是在读博士，曾经一起为科研努力奋斗过。后来我去美国留学，还记得在科学杂志 *British Journal of Surgery* 上发现戴教授的研究成果 [Dai CL，Kume M，Yamamoto Y，et al.Heat shock protein 72 production in liver tissue after experimental total hepatic inflow occlusion. Br J Surg. 1998 Aug；85（8）：1061–5.] 时的喜悦心情。

　　本书是由寺嶋宏明教授组织编写的，他在今年就任京都大学外科交流中心（外科同窗会）理事长。东京大学团队多次出版手术类书籍，而京都大学团队从未出版过，因此上本伸二名誉教授于 2014 年提议出版一本京都大学的外科书籍，来纪念日本外科学会年会在京都举行。但是本书的出版没有赶上这次年会，而是晚了 1 年出版。

　　2021 年 4 月，继上本伸二名誉教授之后，本人继任京都大学肝胆胰·移植外科名誉教授。迄今为止，京都大学外科在日本国内外展示了无数前辈的业绩。正是他们具有打破禁忌勇往直前的气概，才有了今天我们的京都大学外科。我们的使命就是进一步发扬前辈留下的思想和技术，继续为社会作贡献。带着这种想法再去读这本书，就会发现本书内容多彩多样并具有深刻的意义。作为与戴教授友情的见证，非常高兴本书在中国翻译出版发行。非常期待能与中国的医生们就本书的内容进行讨论，这是一本在日本已经绝版无法入手的限定版医学书！在我的任期中，争取出版第 2 版，到时希望仍然能收到中国发来的翻译出版邀请。

波多野·悦朗

京都大学肝胆胰·移植外科

2022 年 3 月

译者序

日本京都大学的肝脏外科学在国际上享有盛名,尤其是活体部分肝移植长时间执世界之牛耳,在肝脏外科的基础理论研究与临床实践方面均独具一格,形成了其独特的京都大学肝脏外科模式与风格,具有广泛的学术影响力。由京都大学上本伸二教授主审的《京大式肝臟外科のすべて》于2015年由日本最新医学社出版,很快在日本销售一空。该书内容包括了肝脏术前相关检查、围手术期管理、肝切除基础技术、各类肝切除技术及肝移植等。采用通俗易懂、图文并茂、重点突出的方式,结合肝脏外科生理、解剖基础理论,重点详述各类肝切除术的技术要领及回避风险的技巧,具有较强的实用性和指导性。为了让我国肝脏外科医生能够全面深入了解该书内容,我们团队早在几年前就萌生了将其翻译成中文版的愿望。期间承蒙人民卫生出版社和原著作者的大力帮助,获得中文版权后,终将此书翻译成中文版本。希望与国内相关领域专家、学者一道学习和分享日本京都大学肝脏外科学的成绩和经验,以促进国内肝脏外科学的发展、规范及创新。

在此书出版之际,对参与该书翻译和审校工作的同仁深表感谢。特别感谢京都大学肝胆胰·移植外科现任教授波多野悦朗先生特意为中文版作序。由于时间和翻译水平有限,如有不当和错误之处,敬请批评指正,必要时敬请审阅原著。

戴朝六

中国医科大学附属盛京医院

2022 年 3 月

原著序言

现在的京都大学肝胆胰·移植外科和关联医院所施行的肝切除术,其基本形式是以京都大学第二外科第 6 代教授小泽和惠先生的课程理论为基础。另外,这其中的中心人物是当时的讲师山冈义生先生。1990 年,我还属于第二外科中的小儿外科组。由于担当移植受体手术,所以没有见过第二外科的肝切除术。此后,1993 年,山冈教授接管第二外科;1995 年,第二外科田中纮一教授主办的移植免疫学手术讲座在京都大学外科学教室中诞生。于是,笔者初次开始进行了供体的肝切除术,并从第二外科的森本泰介先生、田中明先生、猪饲伊和夫先生等人那里学到了很多第二外科肝切除的知识(know-how),特别是滴水双极电凝的使用方法。这确实是划时代的肝切除技术,在肝实质切离过程中,针对那些令人烦恼的小肝静脉出血,能够完美地控制出血,让人为之震惊。2001 年,我转职到三重大学,并介绍了自己的京都大学肝切除术,这种精练的技术令三重大学的同行们为之震惊,并成为了现在三重大学第一外科的标准肝切除技术。此后,我于 2006 年回归京都大学肝胆胰·移植外科,并从此真正开始主要使用京都大学第二外科的肝切除技术。实际上,对我而言,我与京都大学肝切除术的关系是非常奇妙的。第二外科的肝切除术继承于山冈教授及猪饲准教授,虽然有所进化,增加了 Pringle 血流阻断的联合应用以及 Glisson 鞘的一并处理,但京都大学肝切除术的特色还是在于使用滴水双极电凝的精练肝实质切离技术。近年,随着能量平台的发展,VIO 软凝固、TissueLink 和 LigaSure 等已经应用于肝实质离断,但是我想仍然没有哪项技术能够胜过滴水双极电凝。今后,此技术能否应用于腹腔镜肝切除将会是非常有趣的地方。本书在京都大学肝脏外科肝切除历史的基础上,介绍了血管合并切除、肝移植手术等最新的京都大学肝脏外科手术技巧,可作为实践教程。说得大一点的话,可以作为京都大学肝切除的圣经,京都大学外科的相关人员一定要在案头放置一本,希望对日常的外科诊疗有所帮助。另外,虽然编写时竭力注重易读性,但为了保持真实的京都大学风格,我们在照片、插图上尊重了各作者的个性,希望读者们能够理解。

此外,希望京都大学和其他医院的外科医生们能够借鉴并批评指正。

上本伸二

京都大学医学研究科肝胆胰·移植外科

2015 年 4 月

目 录

各论

视　频

京都大学肝脏外科（历史）

京都大学名誉教授，日本 Baptist 医院院长
山冈义生

1949 年，京都大学外科出身的本庄一夫先生在其赴任地小仓纪念医院报告了 1 例大肠癌肝转移患者的右半肝切除[1],[2]。1952 年，法国的 Lortat-Jacob 在报告中引用了这篇论文，之后，Fineburg[3]指出本庄先生的这个手术是世界上最早的规则性右半肝切除术。当时的手术，并非如现在这般术前能够准确把握脉管走行，虽然极其慎重地确认了肝右动脉，但是未能把握胆管的右支，术后引流管引出大量胆汁。术前预想到下腔静脉损伤的可能，事先准备好了血流阻断钳，当肝右静脉汇入部损伤时，迅速用血流阻断钳有效预防了大出血，由于引起该部位的狭窄，术后出现腹水及下肢浮肿，2 周后尿量异常增加之后症状得到了迅速改善。

1965 年，荒木千里教授的脑神经外科从京都大学第一外科独立出来，作为第一外科的继任教授，本庄一夫教授的到来才真正意味着肝脏外科在京都大学诞生了。在手术适应证的决策上，重视了腹腔动脉造影的影像[4]，还使用了 Ga 核素扫描[5]。20 世纪 60 年代左右已经确立了 αFP 检测作为肿瘤诊断、治疗效果和复发监测的重要地位[6]。当然，对无法切除病例及复发病例还实施了经腹腔动脉栓塞术和化疗等方法[7]。此时，在爬满了常青藤的外科研究室里也进行了狗的部分肝移植、肝胰联合移植的实验[8],[9]。于京都设立了日本肝癌研究会事务局，开始了肝癌的追踪调查。

本庄教授的研究中有肝动脉阻断和门静脉阻断的内容。作为肝硬化的腹水治疗法，肝动脉阻断应用于 6 例病例，其中只有 1 例有效，对肝癌病例试行肝动脉阻断治疗法后，9 例中仅有 1 例有效[10]。门静脉阻断也作为肝癌治疗法应用于 20 例病例，其中 1 年以上的长期生存病例有 5 例[11]。

之后，继任京都大学第二外科教授的小泽和惠先生，原来作为脑外科的博士研究生，曾在医化学教室早石修教授的指导下进行脑线粒体分离调整法的研究，并获得了国际同行的认可。但是，考虑到临床的可行性，因采取人脑组织存在诸多伦理问题，所以将方向转换到了易采取组织的肝脏，于是成为了新诞生的本庄肝脏外科的助手。肝脏再生时能量的供给是各种蛋白质合成所必需的，立足于此假说，小泽和惠先生通过实验证明了在 DNA 合成之前线粒体的酸化磷酸化功能亢进[12]，并弄清楚了因能量的消费大于生成，显示组织的能量池的能量负荷（energy charge）降低[13]。门静脉中的胰岛素对这些机制起到重要的作用，这一事实也通过多数实验所证明。根据肝细胞的线粒体电子传达链成分细胞色素 a（+a3）的量可推测肝脏的再生能力，尝试了根据术中采取的组织中细胞色素 a（+a3）的量判定可否行切除。根据这些临床数据和实验成绩，通过糖负荷后的血糖值的变化可以了解肝脏的储备功能，并应用于功能上的手术适应证的判定[14]-[19]。

1984 年，第二外科小泽和惠教授当选，在就职演讲时宣布成立新的肝脏外科。从"redox 理论"（氧化还原反应理论）中寻求出了肝脏手术的理论基础，试图从理论上对术前、术中、术后的管理进行说明[20]-[26]。

对于一直以来不作为手术适应证的进展期肝癌进行了大胆的挑战[27)-30)]。

（1）肝癌癌栓进展至下腔静脉的病例，到达心房内的病例。

（2）门静脉癌栓病例。

（3）腹腔内肝脏血流阻断下，用低温脏器保存液灌流的同时进行肝切除。

（4）肝脏摘出至体外，切除肿瘤部分，再将正常部分放回体内。

这些手术的推进需要心脏血管外科的配合，所幸具备了血管外科和肝移植的手术技能顺利引进的环境。

1993 年山冈就任教授，1995 年移植免疫讲座设立，从田中纮一教授就任开始，现在的肝脏外科，移植外科的基础正式形成。

参考文献

1) 本庄一夫：肝臓右葉（亜）全切除に就いて．手術，4：345, 1950.

2) Honjo I, et al : Total resection of the right lobe of the liver. J. Intern. Coll.Surg., 23:23, 1955.

3) Foster J.H, et al : Solid Liver Tumor. Saunders, Philadelphia, 1977.

4) Suzuki T, et al : Study of vasucularity of tumor of the liver. Surg. Gynec. Obstet., 134: 27, 1972.

5) Suzuki, et al : Positive scintiphotography of cancer of the liver with Ga67 citrate. Am. J. Roentgenol., 113:92, 1972.

6) Matsumoto Y, et al : Response of alpha-phetoprotein to chemotherapy in patients with hepatomas. Cancer, 34:1602, 1974.

7) Suzuki, T, et al : Percutaneous double catheter infusion technique for the treatment of carcinoma in the abdomen. Surg. Gynec. Obstet., 134:403, 1974.

8) Mizumoto R, et al : Orthotopic partial liver transplantation in dog. Jpn. J. Surg. 4: 121, 1974.

9) 水本龍二，他：同所的部分肝膵十二指腸同時移植法．移植，9：222, 1976.

10) 中瀬 明：肝・膵・胆道の外科 研究と臨床（本庄一夫著）p.303 南江堂，京都 1980.

11) Honjo I, et al : Ligation of a branch of the portal vein for carcinoma of the liver. Am. J. Surg., 130: 296, 1975.

12) Yamaoka Y, et al : Energy requirement in regenerative and atrophic processes of the liver in man and other mammals. Surg. Gynecol. Obstet., 139: 234-240, 1974.

13) Ozawa K, et al : Adenine nucleotide metabolism in regenerative , atrophic and necrotic processes of the liver. Gastroenterology, 67: 1225-1230, 1974.

14) Ozawa K, et al : Insulin as the primary factor governing changes in mitochondrial metabolism leading to liver regeneration and atrophy. Am. J. Surg., 127: 669, 1974.

15) Ozawa K, et. al. :Relation of phosphorylative capacity of liver mitochondria to cytochrome a (+a3) content. Am J. Surg., 127: 306, 1974.

16) Ozawa K, et al : Clinical application of cytochrome a (+a3) assay of mitochondria from liver specimens. An aid in determinining metabolic tolerance of liver remnant for hepatic resection. Ann. Surg., 180: 868, 1974.

17) Kimura K, et al : Changes inadenylate energy charge of the liver after an oral glucose load. Gastroenterology, 70: 665, 1976.

18) Ida T, et al : Glucose intolerance after massive liver resection in man and other mammals.: Am. J. Surg., 129: 523, 1975.

19) Ozawa K, et al : Significance of glucose tolerance as prognostic sign in hepatectomized patients. Am. J. Surg., 131: 541, 1976.

20) Ozawa K, : Biological significance of mitochondrial redox potential in shock and multiple organ failure Redox theory. Molecular and Cellular Aspect of Shock and Trauma, ed. by Lefer, A.M. et al, Alan R. Liss,Inc., New York, 1983. P. 39-66.

21) Ukikusa M, et al : Changes in blood ketone body ratio. Their significance after major hepatic resection. Arch. Surg., 116: 781-785, 1981.

22) Kiuchi T, et al : Changes inarterial ketonebody ratio in the phase immediately after hepatectomy. Arch. Surg., 125: 655-659, 1990.

23) Ozawa K, et al : Linear correlation between acetoacetate/ β-hydroxibutyrate in arterial blood and oxidized flavoprotein/reduced pyridine nucleotide in freeze-trapped human liver tissue. Biochim. Biophys. Acta. 1138: 350-352, 1992.

24) Ozawa K, et al : Hepatic failure and the abnormalities of vital functions as determined by hepatic mitochondrial redox potential. Intensive and Critical Care Medicine, ed. by Aoti, O. et. al., Elsevier Sciences Publishers B. V., Amsterdame, 1990, p. 125-132.

25) Kiuchi T, et al : Reduced arterial ketone body ratio during laparotomy; An evaluation of operative stress through the changes in hepatic mitochondrial redox potential. J. Lab. Clin. Med., 115: 433-440, 1990.

26) Yamaoka Y, et al : Clinical role of blood ketone body ratio as an indicator evaluating hepatic tolerance for portal triad cross-clamping in cirrhotic liver resection. Surg. Re. Com., 3: 87-93, 1988

27) Yamaoka Y, et al : Total vascular exclusion for hepatic resection in cirrhotic patients. Arch. Surg., 127:276-280, 1992.

28) Kumada K, et al : Hepatic resection for advanced hepatocellular carcinoma with removal of portal vein tumor thrombi. Surgery, 108: 821-827, 1990.

29) Kumada K, et al : Extended right hepatic lobectomy: combined resection of inferior vena cava and its reconsruction by EPTFE graft. Acta. Chir. Scand., 12: 367-370, 1990.

30) Kumada K, et al : Partial autotransplamtation of the liver in hepatocellular caricinoma complicating cirrhosis. Br. J. Surg., 79: 568-569, 1992.

后记

在本庄先生回顾的原稿中写着这样的内容："1943 年京都大学讲师石野琢二郎先生已经进行了左半肝切除,毕业后不久就被本庄先生聘为助手,所以能够相对近距离地感受肝切除,而并非逞强、有意去挑战。"我在年轻医生的时代也有过同样的情景。日本外科学会胶片库曾委托本庄先生,提出对肝癌的右半肝切除术进行胶片采集,作为第 3 助手,我有时也参与到手术中,因此,并不觉得肝切除是十分特别的手术,感觉与在赴任地点滨松完成的手术相似。

术　前

肝功能评价

京都大学肝胆胰·移植外科
田浦康二朗

前言

肝切除术后最需要避免的并发症是肝功能衰竭。尤其肝细胞癌是以受损肝脏为基础，肝功能衰竭较为多发，因此必须在肝切除术前充分评估肝功能，避免发生术后肝功能衰竭。另外，在大肠癌肝转移的肝切除中化疗会造成肝损伤，胆管癌行肝切除时胆汁淤滞以及梗阻性黄疸均可导致肝功能损害，以上几种情况下都需事先考虑到。

1. 肝功能评估

● 体格检查

肝硬化的体格检查包括巩膜及皮肤的黄染、腹水、肝性脑病、水肿、肝掌、蜘蛛痣、脾大、侧支循环形成等。这些均是失代偿性肝硬化的症状，对出现相关症状的病例进行肝切除时，必须极为慎重地探讨手术适应证。

● 影像检查

肝硬化的影像表现包括脾大、侧支循环形成、肝右叶萎缩和左叶代偿性肥大、边缘钝化和表面不光滑。用肝脏特异性造影剂 Gd-EOB-DTPA 行 MRI 检查，可发现随着肝功能降低，在肝细胞相的造影剂吸收明显减弱，此检查在肝功能的评估方面十分有用[1]。

● 常规血液检查

反映肝功能的血液检查项目涉及很多方面。当肝功能下降时，血液检查异常包括白细胞及血小板减少，凝血时间延长，胆红素、血氨、总胆汁酸的升高，白蛋白降低等。反映肝脏纤维化的血液检查值有血清玻尿酸、4 型胶原蛋白等。

● 定量的肝功能检查

为了定量地评估肝功能，一直以来设计了很多种检查法，如半乳糖负荷试验、利多卡因清除率试验等，但是都谈不上广泛应用。日本最常用的定量肝功能检查是吲哚菁绿（ICG）排泄试验。静脉给药后，ICG 与血中脂蛋白结合后运送至肝脏，被肝细胞摄取后，不与其他分子结合，直接被排泄到胆汁中。肝脏有效血流量减少或者肝细胞摄取能力下降的时候，ICG 在血液中的消失速度就会延迟。常用 ICG 静脉注射 15 分钟后的 ICG 停滞率 [ICG R15（%）] 为指标，正常值为 10% 以下。

● 复合的肝功能评估法

由于肝脏具备多种功能，为了综合评估肝脏功能，通常采用包含多种评价因素的综合肝功能评估法。其中最具代表性的是 Child-Pugh 评分（按血清胆红素值、凝血酶原时间、血清白蛋白值、腹水程度和肝性脑病 5 个项目进行评估）及肝癌处理规约中的肝损害度（按血清胆红素值、凝血酶原时间、血清白蛋白值、腹水程度和 ICG15 百分比 5 个项目进行评估）（表 1）。此外，还有 MELD 评分（Model for End-Stage Liver Disease Score）（按血清胆红素值、凝血酶原时间和血清肌酐值 3 个项目进行定量计分）、推测肝纤维化程度的转氨酶 / 血小板比率指数（aminotransferase/platelet ratio index，APRI）、FIB4 项及 Fibro 测试等，但是作为肝切除前的肝功能评估项目，还未得到广泛应用。

表 1　Child-Pugh 评分

Child-Pugh 评分			
	1 分	2 分	3 分
肝性脑病	无	轻度	时常昏睡
腹水	无	少量	中等量
T-Bil/（mg/dl）	小于 2.0	2.0～3.0	大于 3.0
Alb/（g/dl）	大于 3.5	2.8～3.5	小于 2.8
PT 活性 /%	大于 70	40～70	小于 40
Child-Pugh A　5～6 分			
Child-Pugh B　7～9 分			
Child-Pugh C　10～15 分			

肝损害度			
	A	B	C
ICG R15/%	小于 15	15-40	大于 40
腹水	无	可治疗	难治
T-Bil/（mg/dl）	小于 2.0	2.0～3.0	大于 3.0
Alb/（g/dl）	大于 3.5	2.8～3.5	小于 2.8
PT 活性 /%	大于 70	40-70	小于 40

按各项目评估严重程度，有 2 个以上项目符合时，即为肝脏的损害度。

● 核素扫描

（去唾液酸核素扫描）

^{99m}Tc-GSA 是去唾液酸糖蛋白受体的放射性配体。因去唾液酸糖蛋白受体特异性地发现于肝细胞，故而可以通过核素扫描（^{99m}Tc-galactosyl human serum albumin，^{99m}Tc-GSA）测定功能性肝细胞的量。静脉注射后，^{99m}Tc-GSA 逐渐聚集于肝脏并从血液中消失，肝细胞数量减少（肝功能降低）的时候，^{99m}Tc-GSA 的血中滞留率升高，肝脏集聚率降低。使用 HH15=H15（15 分钟后的心脏记分）/H3（3 分钟后的心脏记分）作为血中滞留率的指标，正常值为 0.50～0.60，用 LHL15=L15（15 分钟后的肝脏记分）/（L15+H15）作为肝脏集聚率的指标，正常值为 0.91～0.96。

作为 ICG 排泄试验所没有的特点,^{99m}Tc-GSA 核素扫描不受黄疸的影响,行 SPECT 摄影后,可算出肝脏相应关注区域的集聚率(部分肝功能的计算)。我们利用这些特点,使用该检查法对梗阻性黄疸病例及术前部分门静脉栓塞术病例进行了肝功能评估。

- 肝静脉压力梯度

门静脉压力的升高与肝硬化的并发症(腹水、静脉曲张等)相关,门静脉压力反映了肝功能损害的程度。门静脉压力的实际测量需要进行侵袭性操作(门静脉内留置导管),实际临床上通常使用类似的肝静脉压力梯度(hepatic venous pressure gradient,HVPG)方法进行测定,这种方法相对侵袭性较小。从股静脉或者颈内静脉插入球囊导管,于透视下将导管送入肝静脉,测定肝静脉楔压和肝静脉自由压。两者的差即为 HVPG,门静脉压力和肝静脉的压力之差即为门静脉灌注压,反映了阻力大小。正常值为 1～5mmHg,当 10mmHg 以上时,临床上可判定为门静脉高压症,此时肝切除后的并发症也明显增加[2]。虽说是相对低侵袭性,但也并不是常规检查。对于那些使用非侵袭性方法评估困难的病例,我们实施该方法作为综合评价的一个重要组成部分。

- 肝活检

评估肝硬化、肝纤维化的金标准是肝组织的病理组织学评估。病理组织学检查也具有侵袭性,偶尔也可引发致命的并发症,并非肝切除前的常规检查。但是,当其他的肝功能评估法结果不一致,解释困难的时候,有时施行此检查作为最终的决定手段。

- 肝硬度测定

近年,作为无侵袭且定量的肝硬化、肝纤维化评估法,肝硬度测定正逐渐普及。其中具有代表性的是 Fibroscan 和 Acoustic Radio Force Impulse(ARFI),其在肝硬化、肝纤维化评估上的有效性正逐步确立。关于肝硬度测定作为肝切除前评估手段的有效性,已经见诸一些报道[3]。因其无侵袭性、且简便易行,随着设备的普及,肝硬度测定作为术前评估手段很可能广泛应用。

2. 肝切除前的肝功能评估,哪种方法最为合适

如上所述,肝功能的评估方法多种多样,临床实际应用中对所有肝切除患者施行所有的检查是不现实的。我们追求的目标是检查的简便性、低侵袭性,最为重要的一点是提高术后肝衰竭发生的预测能力。日本相对重视 ICG 排泄试验及 ^{99m}Tc-GSA 核素扫描这些比较费时的检查,但是这些检查同一般的血液检查相比,并无有效证据证明其能够更加正确地预测术后肝功能衰竭的发生,在海外也几乎没有进行相关的反思。从简便性和低侵袭性上来说,Fibroscan 或 ARFI 这样的肝硬度测定作为术前检查,隐藏着普及的可能性。今后,包括一般的血液检查指标在内,最能够正确地预测术后肝功能衰竭的检查还需要进一步的研讨。

3. 关于肝功能与手术适应证、肝切除范围的思考

正常肝脏一般允许最多 70% 的肝切除,但是随着肝脏功能的降低,允许的肝切除量也随之减少,根据不同病例的肝功能差异,需要根据一些指标来决定肝切的允许量。日本普遍根据幕内标准[4]即 ICG 排泄实验的结果决定肝切除的允许量。但是,此标准并无科学的根据,实际应用中,超出幕内标准的肝切除也有很多。另一方面,即使是幕内标准的肝

切除,也偶尔发生肝功能衰竭,现实中很难完全预测术后肝功能衰竭的发生。实际临床上常根据多种肝功能因素(ICG 排泄试验、胆红素、PT、血小板计数等)的组合、预定切除量以及预测出血量来综合评估手术风险,并与切除的益处相比较,再最终决定是否有手术适应证。因病例不同,肝切除后的获益也有所差异,这一点也应该注意。另外,初发单个大型的肝细胞癌(切除以外无有效治疗手段,切除后可期待预后良好)与反复复发的多个小型的肝细胞癌(切除之外还有其他可选治疗手段,切除后反复复发可能性大)的切除后获益也自然不同。情况不同,自然可以允许的风险也不同,单凭肝功能与切除百分比来统一决定手术适应证也是不合适的。

结语

从多种肝功能评估指标中科学地提取出能够预测术后肝衰竭的指标,根据此指标与肝切除量的组合,构建出定量评估系统,将成为今后的研究课题。

参考文献

1) Verloh N, et al : Assessing liver function by liver enhancement during the hepatobiliary phase with Gd-EOB-DTPA-enhanced MRI at 3 Tesla. Eur Radiol 2014.

2) Stremitzer S, et al : Value of hepatic venous pressure gradient measurement before liver resection for hepatocellular carcinoma. Br J Surg 98:1752-8, 2011.

3) Cescon M, et al : Value of transient elastography measured with FibroScan in predicting the outcome of hepatic resection for hepatocellular carcinoma. Ann Surg 256:706-12; discussion 712-3, 2012.

4) Makuuchi M, et al : Surgery for small liver cancers. Semin Surg Oncol 9:298-304, 1993.

仿真

京都大学肝胆胰·移植外科
田浦康二朗

前言

在字典中查找"仿真(simulation)"这个词,字典中写着"虚拟体验""模拟试验"的译文。所以,所谓手术仿真,本来是模拟体验手术过程的意思,但是说起肝切除仿真时,多指的是在构建肝脏三维影像的基础上,通过计算机制订肝切除的计划。本文所讲的仿真也包括这种广义的肝切除仿真在内。

肝胆领域的手术中,解剖复杂且变异多种多样,一处解剖上的错认便可引起致命的并发症,因此,可以说三维影像的仿真是一个十分有用的领域。

在日本,"仿真"于 2008 年获得先进医疗认可,从 2012 年 4 月开始被保险目录收录,肝切除手术时可加算 2000 分的医疗费。在肝切除术方面的实用性被承认,表明其正在逐渐的普及中。

1. 仿真软件的种类

Organ Volume Analysis、Virtual Place、Ziostation、Synapse Vincent、Liver Explorer 等软件都能在计算机断层扫描(CT)影像的基础上提取肝脏、血管、肿瘤区域,通过三维影像显示出来。通过显示血管支配区域,自由设定切除线等操作进行肝切除模拟试验,并可计算出切除体积、断面面积等。

软件在计算血管支配区域的算法、交互界面、图表上具有特长。本书虽未对各个软件的特长详加描述,但是 Synapse Vinvent 在日本占有很高的市场份额。

2. 肝细胞癌手术的仿真

肝细胞癌的切除上,基于 Glisson 系统支配区域的解剖性切除(规则性肝切除)是最理想的。肝细胞癌多发生于慢性肝炎、肝硬化等肝储备功能低下的患者,因此,肝区(肝扇区)切除、半肝切除并不适合,多为肝段以下的切除。因肝扇区的分界处有肝静脉走行,所以二维 CT 影像也大体上能够辨识出肝扇区分界。但是,在肝段这个水平上的分界处并无血管走行,因此在二维影像上捕捉肝段的分界线是十分困难的,有时很难区分肿瘤属于哪个肝段。三维影像可以客观地捕捉到门静脉分支的支配区域,在制订肝段(以下)切除的计划时十分有用。另外,右叶肝段支以下的分支模式如 Couinaud 记载的那样,向头侧/背侧发出两分支的模式实际上比较少见,不同患者的变异很多。根据三维影像,可以结合患者分支变异情况合理制订切除的方案。图 1 显示了对 S8 腹侧区域的肝细胞癌行 S8 腹侧区域切除术的仿真。

很多时候,切除范围不同的多个术式(半肝切除,肝扇区切除,肝段切除,非解剖性切除)可作为候选术式,仿真可以将各个术式的切除百分比、切除的好处、断面面积(=切离复杂度的指标)等情报提供给我们。通过这些情报与肝功能对照,决定出最佳术式。

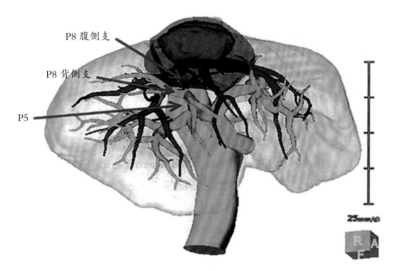

【图 1】 对肝细胞癌行 S8 腹侧区域切除模拟试验

(富士胶片医疗公司 SYNAPSE VINCENT)

　　构建立体影像后,支配肿瘤的门静脉分支为 P8 腹侧支(茶色),可以一目了然,合理的切除术式便自然而然地浮现出来。

3. 转移性肝癌手术的仿真

　　肝转移癌多数情况下是来源于大肠癌肝转移,现在的指南推荐对能够切除的肝转移癌尽量予以切除。与肝细胞癌不同,转移癌发生于原本正常的肝脏,允许的切除范围较大,即使是多发性肝转移癌也经常可以作为切除对象。所有的肝区域都存在病灶的病例,二维影像上看起来似乎无法切除,但是构建三维影像之后经常可以找到合适的切除术式。图 2 给出了一例这样的病例。像这种包含多个部位切除的复杂肝切除时,需要仔细斟酌必须保留的血管,此处便是仿真实用性特别高的领域。另外,一期切除中,残肝体积不足或者过于复杂的病例,也可以考虑二期切除(在核除预留肝脏中存在的肿瘤之后,对预定切除区域行门静脉栓塞术后再切除)。根据仿真,我们可以客观地比较不同切除术式的优缺点。

4. 胆管癌手术的仿真

　　合并肝切除的胆管癌手术(肝门胆管癌,伴有肝门部胆管浸润的胆囊癌以及肝内胆管癌)多选择半肝切除或者 3 叶切除,因此必须通过模拟切除计算出残肝体积。另外,复杂的肝门部解剖有很多变异,包括胆管在内,通过三维影像构建出来,可以提前设定各种术式的胆管切离线,能够客观判断是否需要联合血管切除重建。一直以来,我们科室进行胆管癌手术的肝切除时,术前均行多时相动态 CT 检查,并且应用经减黄引流管注入造影剂的胆管造影 CT,可获得动脉、门静脉及胆管的三维影像,通过将这些三维影像重合在一起,尽量掌握肝门部解剖的详细情况[1]。对高度胆管狭窄病例,通过使用二氧化碳作为胆管造影剂,无须担心诱发胆管炎,便可获得良好的胆管三维影像。图3显示的是一例肝内胆管癌病例,进行了合并肝动脉门静脉切除重建的扩大左半肝切除。

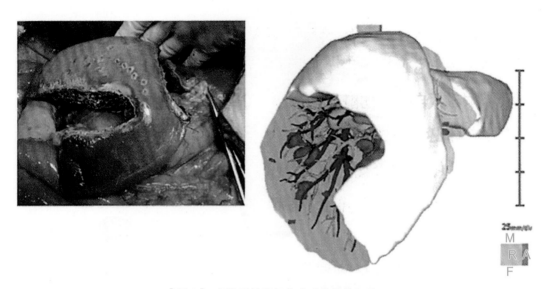

【图2】 多发肝转移复杂术式的模拟切除

（富士胶片医疗公司 SYNAPSE VINCENT）

三维影像的构建可以让我们设计出从二维影像上无法设定的术式。图中病例所示的是对多发肝转移癌行右后叶 + 右前叶背侧区域 + 左内叶 +Spiegel 叶切除。

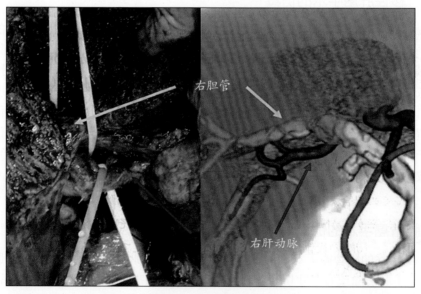

【图3】 对伴有肝门浸润的肝内胆管癌施行合并动脉、门静脉重建的
左半肝切除模拟试验（Ziosoft 公司 Ziostation）

通过含有胆管在内的肝门部三维影像的制作,能够将胆管切离线、动脉、门静脉的重建非常明确地显示出来。

5. 活体肝移植供体手术的仿真

成人活体肝移植时,左半肝移植和右半肝移植是主要的候选项。各个医疗机构不同,移植选择的标准也不同,但确保与受体体格相符的移植体积以及保证供体残肝体积,这两个必要条件都是必须满足。我科要求达到的条件是移植肝重量 / 受体体重比达到 0.6% 以上,同时供体的残肝体积为 30% 以上。因选择移植肝时需考虑到上述条件,因此用仿真软件行肝体积测量是不可缺少的[2]。

此外,右半肝移植时,关于肝中静脉分支(V5,V8)及肝右下静脉(IRHV)的情报也是尤其重要的。右半肝移植取出移植部分后,肝中静脉主干留在供体一侧,为了使移植肝内由肝中静脉分支所引流的区域不发生淤血,有时需要重建肝中静脉的这些分支。另外,有时候存在较大的肝右下静脉,可引流右后叶的一部分,即使此种情况也需要重建肝中静脉的分支。原则上,重建的适应证为肝静脉分支(或者肝右下静脉)的支配区域体积占全部移植肝体积的 10% 以上。仿真软件可以给我们提供肝静脉引流区域的大小,肝静脉在哪个位置出现等相关信息。图 4 显示的是需要行 V8 和 2 支 IRHV 重建的右半肝移植肝切除术的仿真。

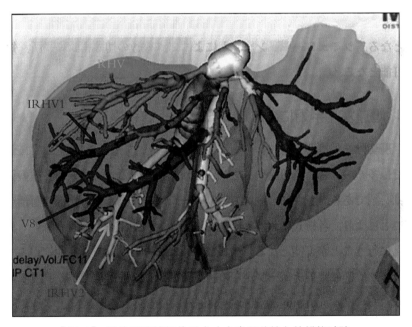

【图 4】 活体肝移植供体手术（右半肝移植）的模拟试验
（MeVis 公司 Liver Explorer）

移植肝体积测量的同时,计算移植肝中各静脉分支回流区域的百分比,决定是否血管重建。此病例在 RHV 的基础上进行了 V8 以及 2 支 IRHV 的重建。

6. 从制订计划到真实模拟

如上所述,进行三维影像构建后再制订手术方案的做法正在逐渐普及,但是肝切除时,我们所要处理的肝脏是不透明的脏器,仿真与真实的手术之间存在着一定的差距。实际手术时,并不能看见走行于肝脏内部的血管,也并不知道断面上显露出来的血管是哪根血管。肝切除就是在这样的情况下,将断面上显现出来的血管逐一切断,并且不断地在判断哪些血管必须保留。举个例子说,构建三维影像并制订手术方案不过是为了从 A 地点去 B 地点,只是从地图上描绘出路线而已。而实际的肝切除则是必须在不知道路名的情况下从 A 地点开车到 B 地点。我们与情报学研究科共同开发了这种能够将肝切除过程变成文字样模拟体验的程序(如同上面例子中的模拟驾驶程序)(松下医疗公司 Plissimo Era)。通过不断地切削内部无法透视的肝实质,可以再现肝脏内部血管逐渐显露的过程。虽然此程序还处于开发过程中,但是已经具备了随着离断的进行逐渐改变肝脏形状并扩大断面的功能,可以说是正在逐渐接近真实的肝切除 [3](图 5)。

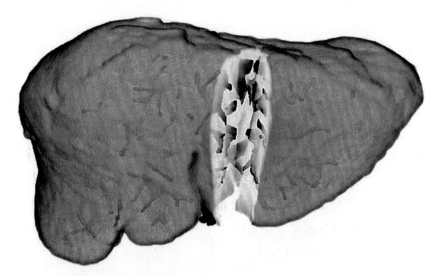

【图 5】 模拟肝切除过程的程序
(京都大学大学院情报学研究科中尾惠先生提供)
随着离断的进行,断面逐渐增大的过程被再现出来。

7. 从仿真到导航

肝切除过程最终的影像支持系统应该相当于术中实时导航系统。断面出现的血管是什么血管,现在离断的部分是哪个部分,术中将这些实时表示出来的功能(相当于 GPS 功能),告诉我们应切除哪个部分以及向哪个方向推进的功能(导航功能),有了这些功能,肝切除的安全性将会有飞跃性地提高。有的人认为这些没有必要,有的人认为这些是梦话。但是,已经有报告指出了这些功能在核除深部微小病变(化疗有效的大肠癌肝转移)时的有效性 [4]。也不难想象,在血管走行异常的病例,或者肿瘤导致需保留的脉管移位的病例,这些功能对防止错误切离也有作用。虽然导航手术在脑外科及骨科领域已经开始普及,但是在肝脏外科领域,如果不能克服如何处理术中肝脏变形这个问题,就不能成为一个实用的系统。今后这个领域的开发也是值得期待的。

参考文献

1) 田浦 康二朗, 他：3D CT angiography と cholangiography の fusion 画像による胆道癌手術プラニング. 胆と膵 34:81-85,2013.

2) 田浦 康二朗, 他：画像からみた新しい肝の解剖学的理解と臨床応用 肝移植のための区域診断. 肝胆膵画像 13:456-460, 2011.

3) Nakao M, et al : Direct volume manipulation for visualizing intraoperative liver resection process. Comput Methods Programs Biomed 113:725-35,2014.

4) Oldhafer KJ, et al : How to operate a liver tumor you cannot see. Langenbecks Arch Surg 394:489-94,2009.

术式选择　肝细胞癌

京都大学肝胆胰·移植外科
波多野悦朗,中村直彦
井口公太,田浦康二朗

前言

　　肝细胞癌手术适应证的把握以及术式选择并不简单。肝细胞癌治疗手段除了肝切除之外还涉及许多方法,必须考虑年龄、全身状态、肝病背景、肝功能因素、肿瘤因素之后再决定治疗方案。只通过单一参数无法完全掌握肝脏的功能,肝功能和切除量(换言之,即预留肝体积)和全身状态决定了肝切除的安全性。

肝细胞癌的治疗选择

　　肝细胞癌的治疗有很多方法可供选择。当肝细胞癌局限于肝脏内部,从肿瘤学上说,肝移植是最具根治性的治疗方法,但是,在日本的肝癌患者几乎没有接受脑死亡肝移植的机会,肝切除成为肝癌患者第一线的根治性治疗手段[1]。

　　如果能够耐受手术,并且术后肝功能能够得到维持,一般应该选择肝切除。换言之,选择肝切除之外治疗手段的条件是:①不能耐受肝切除手术;②无法进行肉眼下根治性切除的高度进展病例,都比较适合选择肝切除以外的治疗方法;③预后能够与肝切除同等或更好的治疗手段;④即使行肝切除,可以预测到预后不良等情况。但是,尽管肝细胞癌的恶性度高、复发风险高,但从一开始就不选择根治性治疗的做法,应该说是过于消极的做法。图1中虽然举出了非适应肝切除的病况,但是以转化(conversion)、补救(salvage)为目的的肝切除或者活体移植等,还是能够追求外科治疗的可能性,而不应该执着于非根治性治疗。肝脏内科医生、放射线科医生、肿瘤内科医生、肝脏外科医生之间良好的交流沟

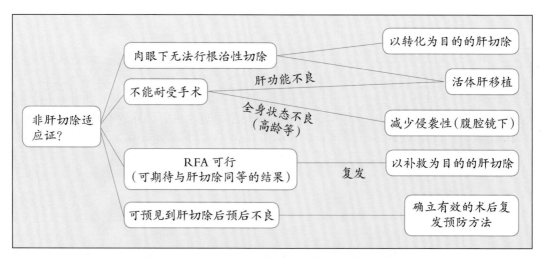

【图1】 非肝切除适应证的病况及外科治疗的可能性

通是必要的,外科治疗是最强有力治疗手段,对外科治疗能够做出正确选择的综合治疗团队是我们所追求的。

肝切除的安全性

肝切除的目的是安全、准确地切除肿瘤。所谓"安全",就是将出血量控制在最少,预防术后胆汁漏等并发症,不陷入术后肝衰竭的困境。为此,术前周密的准备是十分必要的。

施行肝切除术的时候,应在充分理解、掌握肝内脉管走行的基础上,制订合适的切除方案并予以实施。近年来,根据患者的肝脏体积数据构建肝实质、脉管、肿瘤的三维图像,制订肝切除计划的模式正迅速普及(图2)。术前通过探讨三维血管重建影像,对于脉管走行发生变异的病例,基于脉管支配的精准肝切除也已成为可能。通过正确预测残肝体积完成肝切除,术后避免发生肝衰竭,使得更加安全周密的肝切除术成为可能。

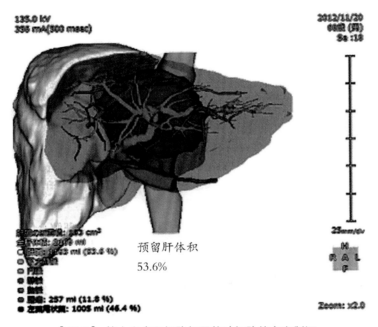

预留肝体积
53.6%

【图2】 扩大左半肝切除加尾状叶切除的方案制订

以前,肝细胞癌的肝切除与正常肝的肝切除不同,因为是对硬化的肝脏进行肝切除,因此手术死亡率较高。日本肝癌研究会举行的25年前的全国调查中,原发性肝癌肝切除病例的手术死亡率为27.5%,5年生存率为11.8%,但是近年来肝切除的安全性显著提升,第19次调查(2006—2007年)的手术死亡率为0.6%,5年生存率为56.8%,有了飞跃般的改善[2]。这样的成果是由术前评估、手术技术、围手术期管理等综合能力的提高所带来的[3]。

术后肝功能衰竭和预后

由于同肝切除术后的手术死亡相关联,术后肝功能衰竭是最为可怕的并发症,术前肝功能、肝切除量、手术侵袭都会影响术后肝功能衰竭的发生。但是,这些因素对肝癌术后肝功能衰竭的复发以及预后的影响并不明确。国际肝脏外科研究组(International Study

Group of Liver Surgery）将术后肝衰竭定义为"术后第 5 日以后总胆红素升高并且凝血酶原时间延长"[4]。

用此定义，以术后 5 日到 10 日间发生的肝衰竭为术后早起肝衰竭（EPLF），为了弄清楚 EPLF 与肝细胞癌的术后复发及预后之间的关联，以 2004 年到 2012 年间肝细胞癌行肝切除病例 488 例为研究对象，进行了回顾性研究[5]。EPLF/ 非 EPLF 群：153/335 例。无复发生存期间（DFS）中间值为 EPLF/ 非 EPLF：348/574 日（ $P<0.0001$ ），风险比（HR）为 1.61（95%CI：1.29～2.00）；OS 中间值为 EPLF/ 非 EPLF：1627/1974 日（ $P=0.0002$ ），风险比（HR）为 1.75（95%CI：1.31～2.32）。多变量分析显示 EPLF、纤维化、分期、肿瘤分化，PIVKA– Ⅱ 是 DFS 的独立预后影响因素。肝细胞癌肝切除后肝衰竭与术后复发、预后有显著关联。为预防术后复发，如何控制术后早期肝衰竭成为一个重要的课题。图 3 显示了肝细胞癌肝切除后的预后影响因素以及提高预后的战略。

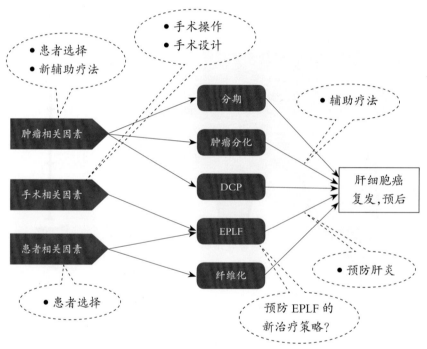

【图 3】 肝细胞癌肝切除术后的预后影响因素及提高预后的策略[5]

术式选择标准和预后

目前为止，一般以幕内标准为基础，选择肝切除的术式。幕内标准中，对治疗无反应的腹水的存在以及血清胆红素值超过 2 为手术禁忌。胆红素值在 1.1～1.5 时行部分切除术，1.6～1.9 时行核除术。并且，胆红素值在 1.0 以下时，参考 ICG15 的值来决定手术范围。有报告显示按照幕内标准所行的肝切除术 1056 例中，无一例发生术中死亡[6]。但是，在京都大学，并未实行基于幕内标准的术式选择。术式选择的标准是以残肝 ICGK 值 >0.03 为目标来评估手术耐受的可能性[7]。但是，0.03< 残肝 ICGK 值 <0.05 的时候，如果

伴有大量出血以及术后胆汁漏的话,术后肝衰竭的可能性加大,需要慎重地考虑手术的适应证。

如果过于重视肝切除的安全性,设置过于严格的手术适应标准的话,就无法享受肝切除所带来的生存获益(survival benefit)的好处,接受不充分、不正确治疗方式的患者将会增多。肝切除的适应标准、术式选择由手术的安全性与肝切除所带来的预后之间的平衡所决定。

关于术后肝衰竭与手术预后,为验证幕内标准和残肝 ICGK 值标准,我科对 sectionectomy(肝扇区切除术)以上的肝切除病例 265 例进行回顾性研究(投稿中)。265 例之中,幕内标准内 107 例,幕内标准外 158 例。幕内标准同术后肝衰竭的发生相关联($P=0.03$),同肝衰竭的重症度无关联($P=0.12$)。幕内标准内、标准外的无复发生存($P=0.75$),累积生存($P=0.94$),无差异。另一方面,如果残肝 ICGK 值 >0.05[8]的话,则幕内标准内为 223 例,幕内标准外是 42 例。残肝 ICGK 值 >0.05 与术后肝衰竭的发生($P=0.002$)及重症度($P=0.03$)有关联。然而,残肝 ICGK 值 >0.05 标准内、标准外的无复发生存($P=0.75$),累积生存($P=0.29$),无差异。

将肝衰竭的发生频度设置到最低,同时,将肝切除的生存获益(survival benefit)设置到最大,由此得出的新的肝切除适应证标准是我们所期望的。

肝切除适应证的扩大

肝细胞癌肝切除适应证的扩大有两个途径。一是将进展期肝细胞癌的适应证扩大,安全地行肉眼下的根治性切除,迅速地导入围手术期辅助疗法,改善预后。对合并有癌栓的病例行肿瘤癌栓摘出术加上肝动脉灌注化疗,巨大肝细胞癌时行前入路(anterior approach)。另一个是,减轻手术侵袭,对全身状态不良或肝功能不良的病例也可安全进行肝切除的途径。腹腔镜(辅助)下肝切除备受期待。

结语

一般而论,对于肝切除,要考虑肿瘤的大小、位置、同脉管的关系、数量、肝功能等,可行的术式可以有多个方案。在这些方案中,选择能够确保安全性和预后最好的术式。

参考文献

1) 上本伸二:肝癌に対する肝臓移植のベストプラクティス. 日消誌 111:875-879, 2014.

2) 日本肝癌研究会肝癌追跡調査委員会 編:第 19 回全国原発性肝癌追跡調査報告 (2006-2007). 日本肝癌研究会事務局, 大阪, 2014.

3) 科学的根拠に基づく肝癌診療ガイドライン 2013 年版 金原出版, 東京, 2013.

4) Rahbari NN, et al : Posthepatectomy liver failure: a definition and grading by the International Study Group of Liver Surgery (ISGLS). Surgery 149:713–724, 2011.

5) Iguchi K, et al : The impact of posthepatectomy liver failure on the recurrence of hepatocellular carcinoma. World J Surg. 38(1): 150-8, 2014.

6) Imamura H, et al : One thousand fifty-six hepatectomies without mortality in 8 years. Arch Surg 138:1198-1206, 2003.

7) Yamamoto Y, et al : New simple technique for hepatic parenchymal resection using a cavitron ultrasonic surgical aspirators and bipolar cautery equipped with a channel for water dripping. World J Surg. 23:1032-1037, 1999.

8) Yokoyama Y, et al : Value of indocyanine green clearance of the future liver remnant in predicting outcome after resection for biliary cancer. Br J Surg 97:1260-1268, 2010.

影像讨论会

京都大学肝胆胰·移植外科　波多野悦朗

在癌症治疗方式上,存在多种多样选择的今天,以 Cancer Board 的名义将从事诊疗的科室聚集在一起,讨论并决定治疗方针的场所正受到重视。在讨论的基础上,必须要设立主导地位的诊疗科室或者领导者,但也要有尊重其他科室意见的气氛。京都大学肝脏外科从 20 世纪 80 年代开始,一直存在所谓的 Cancer Board "影像研讨会"。我第一次参加是在研修医时代的 1989 年。当时,周五的傍晚 5 点左右开始,南病房楼 4 层的会议室就会热闹起来。抱着一堆影像片子的消化内科医生,很多放射线科医生,附近医院的医生,以小泽教授为首的第二外科医生不断聚集。一边将片子摆放在荧光灯前,一边说明患者的情况。看过片子的医生各抒己见。如同要认真决出胜负的练武场一样,在提案的一瞬间,诊断、治疗方针等讨论就开始了。

我当时只是研修医生,也不明白讨论的内容,全员站立着 1～2 小时开会,相当辛苦。当时,一位身着牛仔裤、半袖 T 恤、拖鞋(或是木屐?),叼着牙签的医生 [1],用对等的口吻同小泽教授交谈。连影像诊断最起码的知识都不懂的我,虽然不明白为什么可以从影像片子中断言出这些东西,但是第二外科的医生们却如同听懂般一边不断地点头,一边侧耳倾听嬉皮士医生的渊博知识。

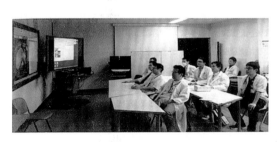

图 1　现在的影像研讨会的样子

我留学刚回来的时候,被一位戴着花哨眼镜声音洪亮的年轻医生 [2] 所震惊了。此人如同乘坐时间机器看到了开腹所见一般,根据影像详细地说出了癌的进展范围。他所说的内容应该是一位具备相应手术经验的外科医生的发言,后来听说他是外科老前辈的儿子,原来如此。

那是年轻医生测试自己的诊断、自己思考的治疗方针是否正确的绝好的学习场所。坦率地相互谈论肝癌、胆管癌的治疗方针,真的获益匪浅。2000 年 12 月以来,我一直都参加,现在在这个讨论会上兴致勃勃发言的年轻放射线科医生,在初期研修医时代曾在我的指导下工作过。虽然时光流逝,但是感觉一直以来自由发言的气氛即使在今天也没有改变。改变的是,场所变成了放射线科的综合影像中心,影像也通过投影仪显示在荧幕上,并且坐着讨论治疗方针(图 1)。从前是站着谈论所以不觉得困,现在迷迷糊糊的人也出现了。而且还是周五的晚上,也很疲惫了。

不管怎么说,希望这种自由讨论的氛围一定要保持下去。

1)左合直医生　2)前谷洋尔医生

术式选择　转移性肝癌

京都大学肝胆胰·移植外科
波多野悦朗，奥野将之

前言

大肠癌肝转移往往是切除的对象，根治性切除可长期生存。另外，针对大肠癌的新型抗癌药、分子靶向治疗药的出现，使得进展期大肠癌的化疗有效率明显升高，大肠癌肝转移的治疗策略也在发生巨大的变化。但是，虽说化疗的治疗成绩有所提高，但是，单独依靠化疗仍然很难完成大肠癌肝转移的治愈，以肝切除为主的联合治疗是十分重要的。

手术适应证

大肠癌诊疗指南上指出了"肝切除的适应证标准"（表 1）[1]。耐受手术的可能性是由手术侵袭与全身状态的平衡所决定，因此，患者的体力状态（performance status，PS）和合并症的评估很重要。综合地评估转移灶的个数、大小、部位以及预测残肝体积，才能进一步判断是否能够完全切除转移灶。40 岁以下的正常肝脏，75% 以内的肝切除是可行的，但是，通常预留肝体积是正常肝脏的至少 30%、硬化肝脏至少 50% 是必要的。目前为止，我科以残肝 ICGK 值 >0.03 为指标来评估手术耐受的可能性。当 0.03< 残肝 ICGK 值 <0.05 的时候，伴有大出血以及术后胆汁漏的肝衰竭发生率明显增高，所以需要慎重考虑手术适应证。另外，即使技术上能够切除，如果从肿瘤学上判断即刻切除无法收益，则应该优先选择化疗。但是，有报告指出针对肝转移术前化疗会增加术后并发症的发生率[2]，其安全性尚未确立，目前对于什么样的病例应该进行术前化疗尚无一致的意见。

【表 1】　肝切除的适应证标准[1]

> 1. 能够耐受手术
> 2. 原发灶已被控制，或可以被控制
> 3. 可以切除，并且不遗留肝转移灶
> 4. 无肝外转移，或者肝外转移可以被控制
> 5. 足够的残肝功能

Beppu 等以日本 11 家医疗机构 2000—2004 年的 727 例病例为对象，对复发预测因素进行了研究，并报告了大肠癌肝转移切除术后无病生存预测的列线图[3]。此列线图是对术前的 6 个患者因素（CA19-9 值，肝转移癌的个数，肝转移癌的最大径，肝转移是同时性发生还是异时性发生，原发灶的淋巴结转移的有无，肝外转移的有无）进行评分（表 2），在得分基础上预测肝切除后的 3 年无病生存率、5 年无病生存率和无病生存时间（图 1）。用此列线图预测每个病例的复发风险，并考虑只对高风险病例进行术前化疗的治疗策略。

【表2】 预测肝切除后无复发生存的术前评分

危险因子	术前评分
肝转移的时机	
同时性	0
异时性	3
原发灶的淋巴结转移	
无	0
有	3
肝转移的个数	
1	0
2～4	4
≥5	9
最大肿瘤直径	
≤5cm	0
>5cm	2
肝切除时肝转移以外的远隔转移	
无	0
有	4
CA19-9	
≤100	0
>100	4

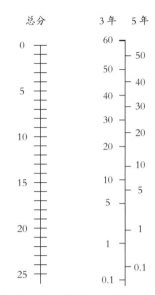

【图1】 大肠癌肝转移肝切除术后的预测无复发生存时间列线图（nomogram）[3]

利用 2005 年新化学疗法普及之后的京都大学医院以及京都大学关联医院的病例,验证了上面所提到的列线图的合理性。2005 年 1 月到 2010 年 10 月,在京都大学医院以及京都大学关联医院 7 所医疗机构,以初次肝切除的大肠癌肝转移病例 234 例为研究对象。全切除病例的 3 年 DFS 是 37.3%,DFS 中间值为 18.9 个月。根据得分将患者分为 5 个群进行研究,发现得分与实际的 DFS 值有显著相关性(得分:中间值;0/1～5/6～10/11～15/16～：51.2M/22.7M/17.0M/9.8M/7.7M,P<0.0001)(图2)。另外,通过术前化疗的有无来研究预后,在风险最低为 0 的患者中,术前化疗组 DFS 显著不良(3 年DFS:42.9% vs 81.0%,P=0.02)。通过本次的研究,在新化学疗法普及后的 2005 年以来的病例中,Beppu 等的列线图被认为在预测肝切除后的 DFS 上是有用的。此外,对最低风险的得分为 0 的患者中,术前化学疗法的有效性尚不明确,甚至预示有可能使预后更差。因术前化疗的有用性现在尚不明确,所以在选择化疗的时候必须慎之又慎。

另一方面,伴有肝门部淋巴结转移的病例,即使行肝切除预后也十分不良,因此肝门部淋巴结转移是肝切除的非适应证因素。最近,由于积极的切除和淋巴结清扫以及化疗方法的进步，有报告指出肝门部淋巴结转移病例的预后未必不良[5]，现在也未必是肝切除的非适应证因素。

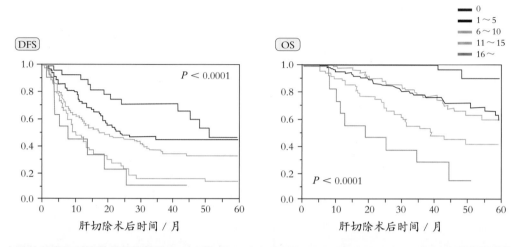

正常评分	1年 DFS/%	3年 DFS/%	平均 DFS/月	1年 OS /%	3年 OS /%	平均 OS /月
0	88.09	70.4	51.2	100.0	100.0	——
1～5	71.0	43.5	22.7	96.8	77.1	——
6～10	58.6	35.2	17.0	94.3	76.8	——
11～15	45.9	16.1	9.8	89.1	51.8	38.5
16～	45.5	11.4	7.7	63.6	27.3	19.1

【图2】 列线图不同评分组的大肠癌肝转移无复发生存以及累积生存曲线[4), 5)]

术式选择

大肠癌肝转移的目的是根治性切除。为了将无法切除变成能够切除，可采取以下办法：

（1）通过强力的化疗使肿瘤缩小（转化）。

（2）通过门静脉栓塞术使残肝增大。

（3）二期肝切除。

（4）射频消融疗法（RFA）纳入综合治疗中的重要一环。

（1）转化

由于化疗的进步，即使初诊时诊断为无法切除，通过用化疗使肿瘤缩小后切除变为可能，进而转化为手术的病例不断增加。

2005年1月至2013年10月，我院对大肠癌肝转移行肝切除病例112例的5年RFS为35.7%，中间值为19.5个月，5年OS是63.2%。未进行术前化疗（NAC）的病例和对有切除可能的肝转移进行NAC病例和转化病例分别为46例和49例·17例，3组间RFS和OS无显著性差异（3年RFS：40.3% vs 39.3% vs 34.0%）（3年OS：77.2% vs 815% vs 64.6%）

（图3）。我院的病例中，对无法切除的肝转移癌能够安全实施转化外科手术（conversion surgery），预后与可以切除病例相比毫不逊色。今后，如何高效导向转化医学（conversion medicine），利用以RAS突变为首的生物标志物的精准医疗值得期待。

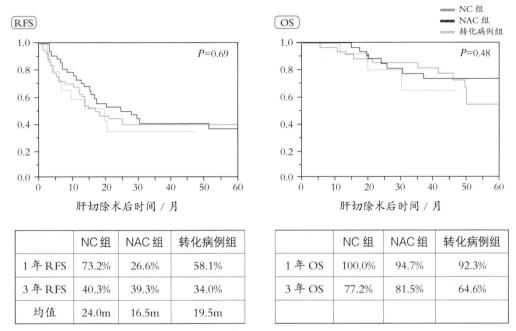

	NC 组	NAC 组	转化病例组
1 年 RFS	73.2%	26.6%	58.1%
3 年 RFS	40.3%	39.3%	34.0%
均值	24.0m	16.5m	19.5m

	NC 组	NAC 组	转化病例组
1 年 OS	100.0%	94.7%	92.3%
3 年 OS	77.2%	81.5%	64.6%

【图3】 未进行术前化疗（NAC）病例组（NC组）、对有切除可能的肝转移癌进行NAC的病例组（NAC组）和转化病例组各自的无复发生存以及累积生存率

（2）门静脉栓塞术

预留残肝体积不足的时候，术前栓塞肝脏预定切除部分的门静脉分支，等待残肝增生后再行肝切除。虽然在避免大块肝切除术后所伴发的肝衰竭方面花了很多心思，但仍然担心无法能得到肝脏足够的增生以及等待增生过程中的病情进展。于是，近年来，期待残肝快速增生的肝实质离断联合门静脉结扎二步法肝切除术（associating liver partition and portal vein ligation for staged hepatectomy, ALPPS）也有很多报告，但是其安全性尚未确立[6]。

（3）二期肝切除

如果预测一期切除后残肝体积不足的时候，将预留残肝的小病灶切除后，对剩余的转移灶进行二期半肝切除，这种大范围切除的方法在欧美广泛使用。即使在两次手术之间行门静脉栓塞，化疗等治疗方法，但是在此期间也会出现新发病灶或者肿瘤增大从而导致无法切除。相反，通过设定手术的间隔（interval），也可以选择出良好预后的患者。日本以术前的三维影像为参考设定手术术式，将多个部分切除组合在一起（Swiss cheese-like resection）进行的一期切除较多。

（4）射频消融术的应用

在肝功能不良的病例中，小肝细胞癌（<2cm）行射频消融治疗与肝切除有同等的术后生存率，但对于腺癌的大肠癌肝转移，射频消融治疗的有效性尚不明确。大肠癌肝转移行

RFA 治疗后复发,然后介绍到外科进行治疗的患者也很多。多发性肝转移时,深部小病变的存在导致肝切除困难的病例,作为综合治疗的一个环节,射频消融治疗也许被认可,但是笔者认为腺癌如果最大径不是小于 1cm 的话,完全的消融是无法保障的。在使用简单易行的射频消融治疗时应谨慎选择。

结语

肝脏外科医生应经常探讨运用手术技术进行根治性切除的可能性,即使肝转移复发也不能轻易地依赖化疗方法,应该具备再次肝切除、再再次肝切除的技术。

参考文献

1) 大腸癌研究会編：大腸癌治療ガイドライン 医師用 2014 年版, 金原出版, 東京, 2014.

2) Nordlinger B, et al: Perioperative chemotherapy with FOLFOX4 and surgery versus surgery alone for resectable liver metastases from colorectal cancer (EORTC Intergroup trial 40983): a randomised controlled trial. Lancet. 371:1007-16, 2008.

3) Beppu T, et al: A nomogram predicting disease-free survival in patients with colorectal liver metastases treated with hepatic resection: multicenter data collection as a Project Study for Hepatic Surgery of the Japanese Society of Hepato-Biliary-Pancreatic Surgery. J Hepatobiliary Pancreat Sci ;19:72-84, 2012.

4) Okuno M, et al: Indication for neoadjuvant chemotherapy in patients with colorectal liver metastases based on a nomogram that predicts disease-free survival. J Hepatobiliary Pancreat Sci, 21:881-8, 2014.

5) Oussoultzoglou E, et al: Long-term survival after liver resection for colorectal liver metastases in patients with hepatic pedicle lymph nodes involvement in the era of new chemotherapy regimens. Ann Surg. 249:879-86, 2009.

6) Schnitzbauer AA, et al: Right portal vein ligation combined with in situ splitting induces rapid left lateral liver lobe hypertrophy enabling 2-staged extended right hepatic resection in small-for-size settings. Ann Surg. 255:405–414, 2012.

Z字缝合

癌·感染症中心都立驹入医院　本田五郎

　　术野一下子就变红了。"给我 Prolene""吸引,吸—引!"术者的眼神,在笑?!"静脉破孔的时候,像这样缝一针。之后,抓住线尾和这边向上提"。从静脉破孔稍外侧刺入的 Prolene 针从孔的对侧露出来。夹持针的尖端,一边翻转手腕一边拔出针,轻轻提线将两侧同时合拢,圆形孔变成一条线,血不再出了。"看,血不出了"像刚才一样,从近旁又缝了一针并结扎,Z 字缝合结束。术野就如同什么都没发生一样,又恢复了平静。

　　能够想象得到,口罩背后隐藏着的嘴角一定微笑着伸得笔直。而后,脸朝向术野,在手术放大镜上面斜向上窥视我们,这是山冈先生的独特动作。无论怎么看,都像淘气小孩子的眼神一样。那个时候非常向往那一瞬间的眼神。现在,没想到每次遇到肝静脉上开着的小孔,都让我想起当时的场景。

术式选择　胆管癌

京都大学肝胆胰·移植外科
田浦康二朗,波多野悦朗

前言

胆管癌,特别是进展至肝门部区域的胆管癌,由于肿瘤进展范围的正确诊断困难性以及肝门部解剖的复杂性,在决定最适合的切除术式方面,称得上是最困难的肿瘤。大多数情况需行大块肝切除,从残肝功能方面考虑,限制了术式的选择。本章讲述了肝门部胆管癌、浸润到肝门部的胆囊癌以及肝内胆管癌的术式选择中应该注意的事项。

水平方向进展的诊断

胆管癌沿胆管轴进展,即水平方向进展,其进展范围的诊断有很多有效的检查手段(表1)。Ⅰ.胆管的形态学评价,也就是为了把握狭窄以及胆管壁不光滑的范围时的金标准检查:①胆管直接造影:(a)内镜的方法(ERC)与(b)经皮经肝的方法(PTC),多数先尝试 ERC。留置减黄引流管(ENBD,PTBD),黄疸及胆管扩张减轻之后再重新选择合适体位造影(ENBD 造影、PTBD 造影),进行详细评价。减黄前胆管扩张明显的病例则可以采用② MRC,常常可获得良好的影像,但是与胆管直接造影相比,谈不上诊断能力出色。无黄疸,不适合胆管侵袭性检查的时候,可通过③ DIC CT 进行胆管的形态学评价,但是也不适合精确诊断。Ⅱ.通过影像来捕捉胆管肿瘤特征的检查:① CT 是非常优秀的检查,尤其是在没有导管伪影的状态下,如果可以行 CT 摄影的话,可以通过增强的肥厚胆管壁来识别肿瘤(图 1)[1];②超声(US),尤其是超声内镜(EUS)或者胆管内超声(IDUS)检查,可以靠近肿瘤用高频率探头扫描,并捕捉到细微的胆管壁厚度变化。但是,此种检查需要熟练的技术,并且缺乏客观性,扫描部位相当于全体胆管像中的哪个部分也难于搞清,因此很难将检查结果反映到合适的术式选择上。

【表1】

水平方向进展	Ⅰ.胆管的形态学评价	①胆管直接造影	a. 内视镜下	Endoscopic retrograde cholangiography, ERC
			b. 经皮经肝	Percutaneous transhepatic cholangiography, PTC
		② MRC		
		③ DIC CT		
	Ⅱ.肿瘤的直接评价	① CT		
		② US	a. 经皮	体外超音波检查
			b. 内视镜下	Endoscopic ultrasonography, EUS
			c. 胆管内	Intraductal ultrasonography, IDUS

水平方向进展	Ⅲ.胆管黏膜的直接评价	胆道内视镜	a.经口内视镜下	Peroral cholangioscopy, POCS
			b.经皮经肝	Percutaneous transhepatic cholangioscopy, PTCS
	Ⅳ.胆管黏膜的组织学评价	胆道内视镜	a.透视下	
			b.胆道镜下	
垂直方向进展	① CT			
	② US		a.经皮	体外超音波检查
			b.内视镜下	Endoscopic ultrasonography, EUS
			c.胆管内	Intraductal ultrasonography, IDUS
	③ MRI			
	④血管造影			

横断面   冠状面

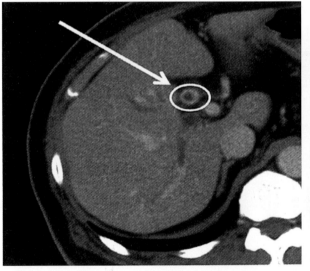
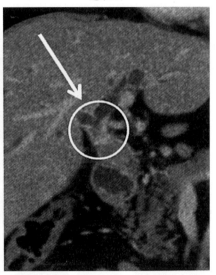

【图1】 MDCT 描绘出胆管壁增厚

病例为中－上部胆管癌。伴有增强效果的胆管壁增厚被清晰地描绘出来。

另一方面,胆管癌常常伴有大范围的黏膜内浸润(表层浸润),这是上诉影像检查诊断的极限。对表层浸润的诊断,Ⅲ.胆管黏膜的直接评价(胆管内镜)和Ⅳ.胆管黏膜的组织学评估(活检)的作用很大。胆管内镜有(a)经口内镜的方法(POCS)和(b)经皮经肝的方法(PTCS),PTCS 要等到瘘孔形成,所需时间较长,还会增加腹膜种植复发的风险,最近已经很少使用了,POCS 逐渐成为主流。活检有(a)透视下和(b)胆管镜下的方法。胆管镜下活检能够以诊断价值较高的部位为靶心进行活检,但是受到活检钳的型号限制,很多时候得不到足够多的标本。

胆管内镜及活检是非常耗费时间的检查,对所有病例进行此检查是不现实的。容易伴有大范围表层浸润的肿瘤形态是乳头状、结节状隆起[2]。而浸润狭窄型癌的前端多数情况下位于肉眼可见边缘外 1cm 以内，并且其前端位于间质内，用胆管内镜及活检捕捉比较困难。临床上一般认为应根据主要肿瘤的形态来决定胆管内镜及活检是否适合。

垂直方向浸润的诊断

胆管癌向胆管壁外浸润（垂直方向浸润）的话，容易累及邻近的门静脉和肝动脉，对切除适应证及切除术式有较大影响。对垂直方向浸润的诊断最有用的检查是① CT。多排螺旋 CT（MDCT）摄影后，对断层厚度 1mm 左右的影像进行多断面重建影像（MPR）阅片，并详细研讨。胆管癌浸润胆管壁外的话，可以见到与肿瘤主体影像连续的软组织密度阴影，此阴影扩展开来，仿佛要替换肝十二指肠韧带内的脂肪组织一样（图 2）。动脉、门静脉出现狭小化、壁不规则的时候判断浸润较为容易，但是即使不如此，血管周围的脂肪组织密度阴影消失，与软组织密度阴影相接的话，也可以判断为有浸润的嫌疑。通过显微镜判定浸润的有无，从而正确判断是否应该一并切除重建是十分重要的。② US，尤其是 EUS 或者 IDUS，可以从邻近肿瘤的部位进行扫描，因此对血管浸润有无的判定有用。只是，此检查需要熟练的技巧，有些部位无法充分观察，缺乏重复性和客观性。③血管造影是 MDCT 出现之前判定有无血管浸润的重要检查手段，MDCT 出现以后就几乎不用了。

横断面　　　　　　　　　　　　　　冠状面

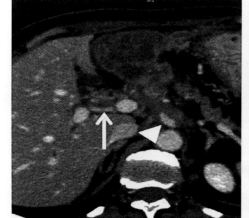
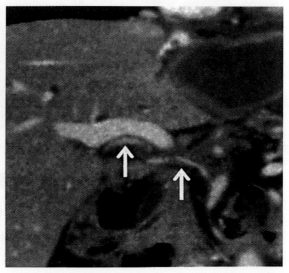

【图2】 多排螺旋 CT（MDCT）对血管浸润的诊断

　　病例为肝内胆管癌、箭头为肝右动脉，三角形指向为腹腔动脉。周围脂肪密度阴影消失、被软组织密度阴影所包围，判断为有肿瘤浸润。

浸润范围的三维影像和术式选择

为了将上述水平方向浸润与垂直方向浸润的精确诊断反映到合适的术式选择上来，在患者的胆管解剖、肝门部血管解剖的基础上，对三维的肿瘤浸润范围的理解是十分有用的。为实现此目的，我科对于预定行肝切除胆管重建的患者常规行三维 CT 胆管造影检查[3]。

尤其是多时相造影 CT 和胆管造影 CT 同时进行,肝门部的重要脉管结构全部通过三维表示,实用性很高。我们通常喜欢用二氧化碳作为胆管造影的造影剂。理由在于,通过对胆管的阴性造影,可以在同一时相中很容易分离提取出血管和胆管,且不易引起胆管炎。

　　胆管癌的基本肝切除术式有 4 种术式:①右半肝及尾状叶切除;②右三叶及尾状叶切除;③左半肝及尾状叶切除;④左 3 叶及尾状叶切除。在胆管癌的水平方向浸润的基础上决定术式,需要先理解各术式的胆管切断界限(图 3)。胆管离断界限点由各术式中必须保留的血管所决定。比如说,右半肝及尾状叶切除时切断门静脉尾状叶支,但是必须保留门静脉左内叶支,因此胆管的离断范围分界线自然而然地位于门静脉矢状部右缘附近。像这样,胆管离断线是由胆管与门静脉的相对位置关系所决定,绝不是距左右肝管汇合部的距离,或者距离左内叶支汇合部的距离所决定。由此,只看胆管像来决定术式的做法是不合理的,应构建胆管和血管(尤其是门静脉)的重叠影像,根据胆管与门静脉的位置关系来设想胆管离断线,并决定术式。有了这样的构思的话,胆管汇合形式异常的病例(经常可见的异常 B2+B3/4 等)也能够应付得了。

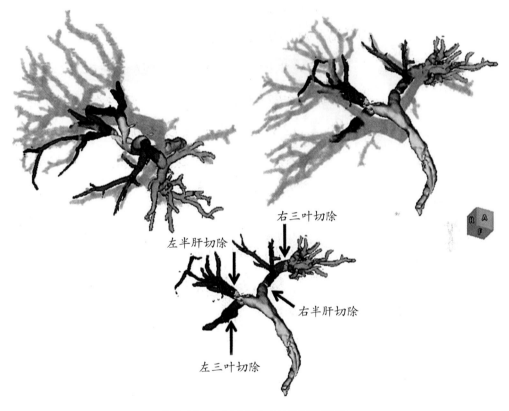

右三叶切除
左半肝切除
右半肝切除
左三叶切除

【图 3】 4 个基本术式的胆管切断线
通过与门静脉支（应该保留部分）的位置关系，规定了胆管的切除界限。

　　胆管的垂直方向浸润也对决定术式有很大影响。尤其是肝右动脉通常走行于胆管的背侧、门静脉的腹侧,因此在肝门部、上部胆管癌以及胆囊癌中最容易受侵。由此,肝右动脉邻近肿瘤的话,首先考虑以右肝(右半肝切除,右三叶切除)切除为基本术式。水平方向浸润、残肝容量等其他的因素导致不得不行左肝切除的时候,需要进行肝右动脉的重建。对于肝右动脉从肠系膜上动脉发出的病例,该血管未必邻近肿瘤,此种情况下右肝切除和左肝切除的可能性都可以考虑。肝左动脉通常走行于肝十二指肠韧带的左侧缘,不邻近胆管,但是极少数情况下,由于走行异常或者弯曲可能会受到肿瘤浸润。为掌握这些情况,还是构建多时相造影 CT 和胆管造影 CT 的重叠影像最为有用。图 4 中显示的是,预定行右三叶切除的病例,肝左动脉的左外叶后支(A2)于门静脉右侧的附近分出来(通常是肝中动脉 A4 的发出部位),之后走行于门静脉矢状部头侧并进入肝内,属于走行异常的病例。本病例中,此种异常的存在导致应该予以保留的 A2 受到肿瘤浸润。这样的异常,如果只看动脉的三维影像则容易遗漏,重叠影像不仅对浸润情况的掌握有用,对血管重建的方案设计也非常有用。

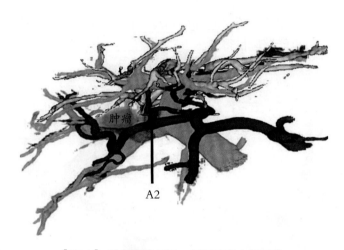

【图 4】 重叠影像显示一例肝动脉走行异常

肝左动脉的左外叶后支(A2:绿)在门静脉右侧分出,受到肿瘤浸润。

术后肝衰竭风险评估

针对胆管癌的肝切除,多数需要切除 50% 以上的肝脏,即所谓的大块肝切除,术后肝衰竭的风险高。从肝储备功能、肝切除比例可以预测术后肝衰竭的发生,但是术后肝衰竭发生的概率除这两者以外,还受梗阻性黄疸及胆管炎的影响。如果判定术后肝衰竭的风险高的时候,先施行预切除侧门静脉的栓塞术。或者即使稍微牺牲一些根治性,也要变更术式(不做右肝切除,转而行左肝切除动脉重建等)。即便如此肝衰竭风险依然高的话,就不得不放弃手术。

肝储备功能的评价上最常使用的检查是吲哚菁绿(ICG)排泄实验,消失率 K 值是肝储备功能的指标。作为将肝储备功能与残肝比例同时纳入考虑范围的因素,经常使用残肝 ICG K 值 = 全肝 K 值 × 残肝比例(%)/100。残肝 ICG K 值小于 0.05 时,术后肝衰竭的风险高 [4]。但是,胆管癌致胆管闭塞时,引流的有无(一侧或两侧)、血管浸润、门静脉栓塞等导致左右的肝功能很多时候不均等。

ICG K 值反映的是当时的全肝储备功能,直接乘以残肝比例之后能否正确反映残肝功能尚有疑问。

作为能够克服 ICG 排泄实验缺点的检查法，^{99m}Tc-GSA 核素扫描的有用性被报告出来。能够评价左右不均一的肝脏的功能，且不受血清胆红素的影响等，作为胆管癌术前检查相比于 ICG 检查，其优点更多。但是，此检查累积的病例数不多，能在多大程度上预测胆管癌术后肝衰竭的发生，尚无总结性报告。

目前，100% 正确预测术后肝衰竭较为困难，最终只能在比较风险与获益的基础上综合进行判断。

结语

本章叙述了胆管癌手术适应证及决定切除术式方面应该考虑的事项。在进展程度的诊断上，引流前的 MDCT 比较重要，胆管癌伴梗阻性黄疸时，必须于胆管引流前行 MDCT 摄影。另外，肝门部癌的术式制订上，需要行引流后的三维 CT 胆管造影检查以及重叠影像构建，甚至进行多角度的肝功能检查，可以称得上是非常要求专业且综合判断的领域。

参考文献

1) Unno M, et al: Preoperative assessment of hilar cholangiocarcinoma by multidetector row computed tomography. J Hepatobiliary Pancreat Surg 14:434-40,2007.

2) Igami T, et al : Clinicopathologic study of cholangiocarcinoma with superficial spread. Ann Surg 249:296-302,2009.

3) 田浦康二朗, 他 : 3D CT angiography と cholangiography の fusion 画像による胆道癌手術プラニング. 胆と膵 34:81-85,2013.

4) Nagino M, et al : Two hundred forty consecutive portal vein embolizations before extended hepatectomy for biliary cancer: surgical outcome and long-term follow-up. Ann Surg 243:364-72,2006.

术式选择　良性肿瘤

京都大学肝胆胰·移植外科
森章

前言

随着各种影像检查的进步,肝脏良性肿瘤的诊断已经非常准确了,目前,与恶性肿瘤难以鉴别,需切除后病理组织检查才能确诊的病例越来越少。因此常常会有不需要手术的情况出现,但是仍然需要考虑患者的年龄,肝病背景的储备功能以及如果是恶性肿瘤的预后情况,个体化进行选择手术适应证以及术式。本章仅对各种良性肿瘤的特点和手术适应证进行概述,影像诊断的详细说明需要参考其他书籍。

1. 海绵状血管瘤(cavernous hemangioma)

肝良性肿瘤中最为常见的肿瘤。通常无症状,多数是体检发现。发展缓慢,自然破裂的危险性极低。无症状的话,每年检查 1 次即可。巨大血管瘤引起压迫症状或者血小板减少、凝血功能异常,以及出现 Kasabach-Merritt 综合征时,有手术切除的适应证[1]。切除困难的巨大血管瘤可以考虑肝移植(图 1)。

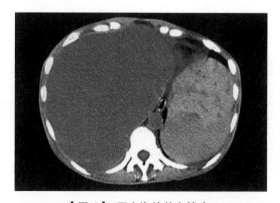

【图 1】 巨大海绵状血管瘤

48 岁,女性,平扫 CT。几乎占据全肝的海绵状血管瘤,呈现 Kasabach-Merritt 综合征,因切除困难,施行了肝移植。肝脏重量为 4170g。

2. 腺瘤样增生(adenomatous hyperplasia,AH)

一般认为腺瘤样增生是肝硬化背景下发生的增生样结节性病变,是高分化型肝细胞癌的癌前病变或交界性病变。多数是动脉血流稍低,门静脉血流正常。是肝活检的适应证,与周围肝组织相比,细胞密度虽有所增强但是并无异常结构。谨慎地观察病情变化,一旦出现结节增大或者动脉血流占优势,并怀疑肝细胞癌的话,应结合肝脏功能进行肝切除或者 RFA 治疗。

3. 肝细胞不典型增生（liver cell dysplasia）

有大细胞性和小细胞性两种，均易合并肝硬化。在与高分化型肝细胞癌的鉴别上，影像诊断和肝活检均比较困难，严格观察病情变化的同时，可以考虑行肝切除和 RFA 疗法。

4. 肝细胞腺瘤（liver cell adenoma）

在欧美多发生于口服避孕药的年轻女性的正常肝脏，有时合并有糖原病。有时多发，也有恶变的报告。肿瘤破裂可引起腹腔内或者肿瘤内出血，出现剧烈腹痛和休克。确定诊断需要肝活检。与高分化型肝癌的鉴别较为困难，最好能够切除。

5. 囊腺瘤（cystadenoma）

好发于女性的少见的囊胞性肿瘤。为有分隔的多房性囊胞，内部壁肥厚或者有乳头状隆起的时候，同囊腺癌难以鉴别。肝活检有引起肿瘤播种的危险，因此是禁忌。行 FDG-PET 检查也很难判断为良性，原则上进行肝切除术治疗。

6. 肝局灶性结节增生（focal nodular hyperplasia，FNH）

通常发生于正常肝组织中的肿瘤，常单发，无被膜覆盖，界限清楚。多见于女性，通常无症状，无恶变。有中心性星芒状瘢痕，超声造影，增强 CT 或 MRI 上可见以中心动脉为起始成放射状肿瘤增强像。肿瘤内存在 Kupffer 细胞，SPIO-MRI 上成缺损像。无需治疗，观察病情变化即可，但是病变特别小的情况下，与恶性肿瘤的鉴别较为困难，有切除的适应证（图 2）。

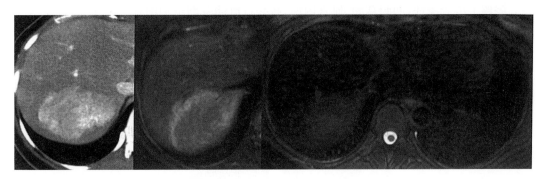

【图 2】 局灶性结节增生（FNH）

40 岁，女性，增强 CT 和 MRI 增强前 T2 高信号，SPIO 造影后 T2 高信号。偶然发现肝右后叶直径 8cm 的肿瘤。影像上，未发现典型的中心性星芒状瘢痕和放射状造影，但是 SPIO-MRI 显示肿瘤内存在 Kupffer 细胞，肝活检诊断为 FNH。经过 10 年的观察，未发现肿瘤增大。

7. 血管平滑肌脂肪瘤（angiomyolipoma，AML）

发生于正常肝组织，由血管内皮细胞、平滑肌细胞、脂肪细胞等形成的间叶来源肿瘤。比肾脏 AML 的发生频率低，无包膜，界限清楚，但是脂肪成分的含有量各不相同，因此影像所见亦不同。HMB-45 免疫染色的特异性高，肝活检确定诊断后可进行观察，但是也有恶变、增大、破裂的报告，另外，有时同含有脂肪的肝细胞癌鉴别困难，有时也有手术的适应证 [2)]（图 3）。

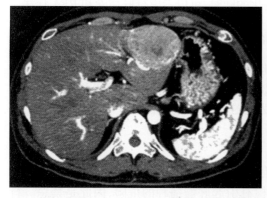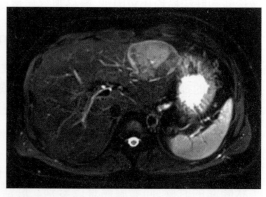

【图 3】 血管平滑肌脂肪瘤（AML）

38 岁，男性，动态 CT，EOB-MRI T2 增强脂肪抑制像。提示肝左外叶 7cm 的肿瘤。影像上，同肝细胞癌鉴别困难，施行了肝左外叶切除。是脂肪成分较少的 AML。

8. 肝上皮样血管内皮瘤（hepatic epithelioid hemangioendothelioma，HEH）

发生于正常肝脏的血管内皮来源的少见肿瘤。临床上，性质介于血管瘤和血管肉瘤之间。诊断时，81% 的病例为肝两叶多发，37% 的病例出现肺、淋巴结、腹膜、骨等肝外转移。影像上形态多样，同胆管癌、血管肉瘤、转移性肝癌等的鉴别困难。治疗上，日本以外多行肝移植，如果可以根治性切除的时候行肝切除。即使存在肝外转移，也可以通过肝移植或肝切除延长预后 [3)]（图 4）。

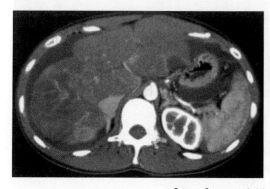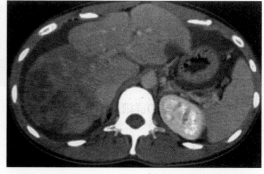

【图 4】 肝上皮样血管内皮瘤（HEH）

33 岁，女性，动态 CT，肝两叶发现肿瘤，肝活检诊断为 HEH。虽有腹膜、肺转移，但还是行肝移植手术。术后 1 年，肺转移没有变化，继续观察中。

9. 胆管错构瘤（biliary hamartoma）

与 von Meyenburg 综合征同义，肝两叶散在分布，数毫米到 15mm 程度的囊性病变，多数为偶然发现。肝功能正常。确定诊断时肝活检有用，但是需考虑到病变小所致的取样误差。恶变极其少见，进行观察即可。伴有感染时，有时被诊断成多发肝脓肿（图 5）。

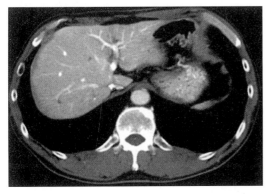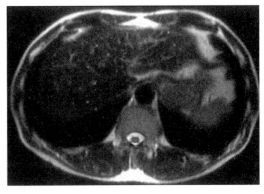

【图 5】 胆管错构瘤

55 岁，男性，造影 CT 和 MR T2 高信号。作为肝移植捐赠候选者，接受合格性检查时发现肝两叶散在小囊泡。肝活检诊断为胆管错构瘤。作为供肝没有问题，但是由于受体方的原因未进行手术。

10. 炎性假瘤（inflammatory pseudotumor，IPT）

多伴有发热、白细胞增多、CRP 上升等炎症所见。影像诊断上，无特征性表现，有时同转移性肝癌、胆管癌等恶性肿瘤的鉴别困难。给予抗生素、糖皮质激素的药物疗法，很多时候肿瘤消退需要数月时间。确定诊断需要肝活检，不能完全否定恶性的时候予以切除（图 6）。

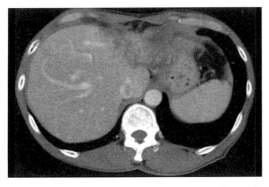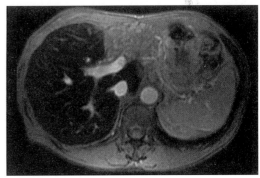

【图 6】 炎性假瘤

60 岁，男性，造影 CT 和造影 MR。肝左叶被肿瘤性病变所占据，逐渐萎缩。肝活检怀疑炎性假瘤，因不能完全排除胆管癌的可能性，施行了左半肝切除。

参考文献

1) Kaido T, et al: Images in clinical medicine. Giant hepatic hemangioma. N Engl J Med 349(20): e19, 2003.

2) Nonomura A, et al: Angiomyolipoma of the liver: a reappraisal of morphological features and delineation of new characteristic histological features from the clinicopathological findings of 55 tumours in 47 patients. Histopathology 61(5): 863-880. 2012.

3) Mehrabi A, et al: Primary malignant hepatic epithelioid hemangioendothelioma: a comprehensive review of the literature with emphasis on the surgical therapy. Cancer 107(9): 2108-2121, 2006.

营养管理

京都大学肝胆胰·移植外科　海道利实

最近,肝脏外科营养管理的热点话题是骨骼肌减少。所谓骨骼肌减少,指的是肌肉的量(以及肌力)减少,大致分为原发性骨骼肌减少和继发性骨骼肌减少。前者是由高龄所导致,而后者是由活动性低下(失用)、低营养、脏器衰竭、侵袭、肿瘤等疾病所引起。肝移植患者几乎都伴有末期肝病,尤其是失代偿性肝硬化,加上全身水肿、腹水所导致的活动减少,低营养合并肝衰竭状态,正好符合继发性骨骼肌减少的范畴。但是,目前为止还没有关于肝移植患者全身骨骼肌量测定的报告,骨骼肌减少的意义也不明确。

于是,京都大学肝胆胰移植外科,为了弄清楚肝移植后骨骼肌减少的意义,使用身体成分分析装置(InBody720™)对 124 例成年人活体肝移植病例进行了入院时的骨骼肌量测定。结果显示 38% 的患者骨骼肌量为低值(=骨骼肌减少)[1,2]。令人吃惊的是,骨骼肌减少患者与非骨骼肌减少患者相比,移植后生存率显著降低($P<0.001$),术前骨骼肌量低值是肝移植术后的独立预后因素(OR 值为 4.846,95%CI 为 2.092 ~ 11.790,$P<0.001$)。但是,亚组分析显示,骨骼肌减少患者应用围手术期营养疗法(术前 BCCA 制剂 +synbiotics+ 含有乳清蛋白的肠内营养剂的术后早期肠道营养等)后,生存率显著改善($P=0.009$)。

根据此结果,京都大学肝胆胰移植外科从 2013 年 1 月开始变更了活体肝移植的适应证。当然,即使不使用特殊的装置,任何人都可以通过"能够自主步行"为第一条件来判断"并非显著的骨骼肌减少"。进一步根据入院时的营养评估(身体成分分析装置和各种营养相关采血)的结果,施行积极的营养干预和康复干预。其结果是,移植后 6 个月生存率为 97%,极为良好,这也是通过前瞻性队列研究对肝移植后骨骼肌减少的意义进行验证并且再认识的结果。

我们在自己科的肝细胞癌病例及胰癌病例基础上,弄清了术前骨骼肌减少是预后不良因子,在整个肝胆胰移植外科全领域,着眼于骨骼肌减少的营养和康复疗法将成为术后成绩提高的新突破点。

参考文献

1) Kaido T, et al：Impact of sarcopenia on survival in patients undergoing living donor liver transplantation. Am J Transplant 13(6): 1549-1556, 2013.

2) Kaido T and Uemoto S：Direct segmental multi-frequency bioelectrical impedance analysis is useful to evaluate sarcopenia. Am J Transplant 13(9): 2506-2507, 2013.

术式选择　移植供体

京都大学肝胆胰·移植外科
森章

前言

由于活体肝移植都是以健康人作为供体,因此最优先确保的是供体的安全性。

在日本,1989 年岛根医大对小儿受体施行了第一例活体肝移植手术,京都大学也分别于 1990 年和 1994 年启动了对小儿和成年人的活体肝移植手术。当初,小儿、成年人都选择肝左叶系移植,1998 年以后,为避免成人受体出现术后小肝综合征,大部分的病例逐渐开始选择肝右叶系移植。但是,右叶的移植肝切除术会增大供体的负担,同左叶供体的肝切除术相比,供体术后并发症的发生率更高 [1]。2002 年,日本唯一的供体死亡病例发生在京都大学。合并肝中静脉右肝供体切除后,诊断为脂肪性肝炎,肝脏再生不充分并最终陷入肝衰竭,供体死亡。不能让这样的情况发生第二次,因此进行了更加严格的供体术前评估,2006 年以后,左叶供肝成为第一选择。关于移植肝选择标准,移植肝重量与受体体重比(graft–recipient weight ratio,GRWR)的下限从 0.8% 逐渐下降,直至 2009 年的 0.6% [2]。对受体来讲,即使小也尽可能地选择左叶移植肝的理念。以供体的安全优先作为基础,谋求受体手术的手术技术提高以及术前术后管理的改良,提高活体肝移植的治疗效果。

本章介绍京都大学活体部分肝移植供体的合格性评估、术式选择以及术后随访。

活体部分肝移植供体手术

1. 供体合格性评估

活体肝移植根据各医疗机构伦理委员会设立的标准进行供体的合格性评估。京都大学以①表达个人自愿的意愿、② 20 岁以上、65 岁以下和③健康的三辈以内的直系亲属或配偶作为供体候选人。为确保供体的安全性,严格施行供体候选人的合格性评估。进行血液检查(血细胞计数、血生化、血液凝血系统、感染症、血型、HLA 型、淋巴细胞交叉配型)、尿检查、便检查、心电图、胸腹部 X 线摄影、呼吸功能检查、腹部动态 CT、MRCP 和精神科辅导。术前检查在门诊进行,判定有异常的时候于专科医生处就诊。如果 BMI30 以上或平扫 CT 见肝 / 脾 CT 值的比小于 1.1 的脂肪肝时,需要进行饮食运动疗法的指导,在改善之前不能作为供体候选人。另外,在确认自愿的同时,通过精神科辅导来缓和捐赠者对自身手术的不安以及对受体救命的纠葛。供体候选人需要事先做好准备,同家人、工作单位或者学校协商,以便能够取得入院 2 周、术后 3 个月的休假。必须做好万全的准备,以便让捐赠者能够经受住身体上、精神上以及社会上的负担,尽早回归社会。

2. 移植肝选择标准

(1)成年人活体肝移植供体

捐赠者的安全性最为优先,因此以 0.6% 为 GRWR 的下限,以左半肝移植为第一选择。术前 CT 体积测定时,左叶移植肝(S2+3+4 伴 MHV:扩大左半肝切除)的 GRWR 大于等于 0.6% 的话,就选择左半肝移植,如果未达到 0.6 的话就选择右半肝移植(S5+6+7+8 不伴 MHV:右半肝切除),但是确保 30% 以上的残肝体积是必要条件。如果右叶移植时 GRWR 不满 0.6% 的话,可以考虑附带肝中静脉的右叶移植(S5+6+7+8 伴 MHV:扩大右半肝切除),但是这种情况下,确保残肝体积 35% 以上是必要条件,2009 年以后,附带肝中静脉的右半肝移植肝已经不再使用。极少数时候,左叶移植肝 GRWR 不满 0.6%,并且右叶移植的残肝容积率不满 30%,两者都不适合的情况下,有时也选择右后叶移植肝(S6+7 伴 RHV:扩大右后叶切除),但是脉管细,短的情况较多,技术上较为困难。右肝圆韧带(左侧胆囊)或者胆管分支异常可能导致供体胆管并发症的时候,就必须考虑更换供体候选人(图 1)。现在,成年人活体肝移植约有半数选择左叶移植肝。

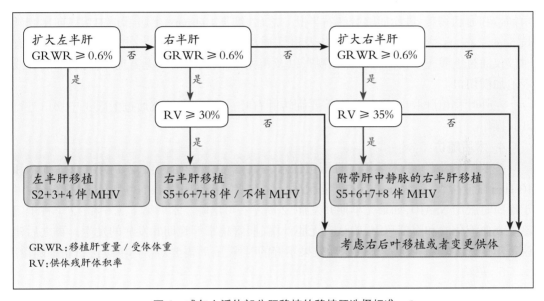

图 1　成年人活体部分肝移植的移植肝选择标准

通过术前的 MDCT 以及 MRCP 检查,避免损伤供体需要保留的肝动脉、门静脉、胆管、肝静脉,并设计不会引起狭窄或屈曲的切离部位。有时候为了供体的安全,移植肝的各脉管选择 2 孔以上,但是在受体的重建时需要花费一些功夫。通过 CT 体积测定来测量肝静脉各分支的引流区域,右半肝移植的 V5、V8、IRHV 的灌流区域明显有意义的时候(目标为移植肝容积的 10%,实际重建与否需在考虑 GRWR 或者移植肝灌流时的淤血区域之后再行判断),通过备用手术台行血管重建,尽量减少淤血区域[3]。为此,供体肝实质离断时,V5、V8、IRHV 尽可能长一些,留下一定的“颈部”,轻柔地缝合断端或者用 hemo-lock 夹闭,必须事先做好准备以备血管重建。有时需用到供体的左卵巢静脉(通常,睾丸静脉太细而无法利用)和 IMV,来进行受体的血管重建。因为有侧支循环的存在,所以即使取用了这些静脉也不会对供体产生不利影响。

（2）小儿活体肝移植供体

对于小儿受体,多采用以 U-portion 的右侧作为肝实质离断线的左外叶移植(S2+3:扩大左外叶切除)。但是,接受者体重小于 5kg 的时候,左外叶移植有时体积过大。供体和受体两者的术前 CT 上,供体左外叶的前后径明显比受体腹腔的前后径大的时候,或者,体积测量显示 GRWR 超过 4% 的时候,可以从左外叶将 S3 的肝实质进行减量切除,使用 S2 单个肝段移植。由此,即使受体腹腔空间比较小,也能够很好地容纳,保证移植肝的血液灌注良好 [4]。

3. 腹腔镜辅助下肝游离翻转

对于活体肝移植,在确保安全性的基础上,追求手术的低侵袭性。右叶或者左叶移植肝取出术时,一直以来使用的都是上腹部倒 T 字形的大切口手术。具体内容在各论中有介绍,京都大学从 2012 年开始采用腹腔镜辅助下肝游离翻转操作,仅行上腹部正中切口。

从剑突开始 9cm 的上腹正中切口处安装 Gel port,从脐部插入 5mm 镜头戳卡,从右腹部插入 5mm 戳卡。助手用手将右叶上抬,通过使用腹腔镜,可在良好的视野下切开右三角韧带和冠状韧带,进而能够翻转右半肝。之后,卸下 Gel port,上腹部正中切口向尾侧延长 5cm 左右,直视下进行肝门部操作及肝实质离断,取出移植肝 [5]。根据供体的体型,有时仅仅通过上腹正中切口很难保证视野以及相关操作,为了安全无需犹豫,将切口延长或者追加横切口。

左外叶移植肝取出的时候,不需要翻转肝右叶,从最初开始就通过上腹正中切口进行开腹操作。

4. 术后随访

按照临床路径,手术后第 1 日即可饮水,术后第 2 日开始进食,术后第 1、2、3、5、7 和 10 日行血液检查,确认肝功能的恢复状况。住院期间定期服用 PPI,硬膜外麻醉终止后可于疼痛时服用 NSAID,如果无早期并发症,2 周左右可出院。术后第 1、3、6 和 12 个月于门诊复查血液化验和腹部超声,确认有无胆汁漏、胆管狭窄等晚期并发症的发生。再之后建议每年复诊 1 次。尤其是受体的术后效果不好的时候,有时需要对供体继续进行精神随诊。

5. 总结

对活体肝移植供体,术前进行严密的合格性评估之后,施行安全且低侵袭的手术,小心谨慎注意避免并发症的发生。

参考文献

1) Iida T, et al: Surgery-related morbidity in living donors for liver transplantation. Transplantation 89(10): 1276-1282, 2010.

2) Kaido T, et al: Lower limit of the graft-to-recipient weight ratio can be safely reduced to 0.6% in adult-to-adult living donor liver transplantation in combination with portal pressure control. Transplant Proc 43(6): 2391-2393, 2011.

3) Mori A, et al: Standard hepatic vein reconstruction with patch plasty using the native portal vein in adult living donor liver transplantation. Liver Transpl 18(5): 602-607, 2012.

4) Shehata MR, et al: Pediatric liver transplantation using reduced and hyper-reduced left lateral segment grafts: a 10-year single-center experience. Am J Transplant 12(12): 3406-3413, 2012.

5) Eguchi S, et al: Elective living donor liver transplantation by hybrid hand-assisted laparoscopic surgery and short upper midline laparotomy. Surgery 150(5): 1002-1005, 2011.

围手术期管理

麻醉

京都大学医学部附属医院麻醉科
濑川一

前言

本书的读者，基本上都是外科特别是肝脏外科的医生。现在，外科医生几乎不亲自进行全身麻醉操作，因此，拿到本书的人对麻醉的兴趣，并不在于对麻醉具体方法和技术的解说，而是在于当自己进行手术时麻醉师在考虑什么以及在做什么。

笔者 27 年前在京都大学医学部附属医院麻醉科开始了医师的职业生涯。之后，绝大多数的时间都是在京都大学医院度过的，与肝移植中心的肝脏外科手术有较深的接触。本稿将从这段时间麻醉的历史变迁开始，对京都大学肝脏外科手术的麻醉进行概述。

京都大学肝脏外科的手术以肝切除术、胰腺切除手术（胰十二指肠切除，胰体尾部切除）等相对侵袭性高的手术以及肝移植手术为主。那么，首先对侵袭性大的手术从麻醉管理的角度进行概述，之后再讲述从麻醉科的角度是怎样看肝移植术的。

肝脏外科手术麻醉方法的变迁

【麻醉药】

● 挥发性吸入麻醉药

笔者刚成为麻醉科医生的时候，主要使用的全身麻醉药是氧化亚氮（笑气）和挥发性麻醉药三氟溴氯乙烷、安氟醚。近来，逐渐出现关于使用三氟溴氯乙烷数日后发生重度肝损害的报告，在肝脏外科手术时逐渐被摒弃。为克服此缺陷而出现的药物是安氟醚。其后，安氟醚的构造变异体异氟醚上市，成为继现在主流的七氟醚之后的新一代麻醉药。主要的挥发性吸入麻醉药的血液气体分配系数如表所示。挥发性吸入麻醉药进步的进程中，不仅是克服了包括副作用在内的重大缺陷，更让人们了解到血液气体分配系数不断变小。血液气体分配系数代表了麻醉药溶于血液时的难易度，越难溶即血液气体分配系数越小，少量的溶解便可使分压上升，肺泡内麻醉药浓度就可以越早地接近吸入麻醉药浓度。反过来说也是同样的，血液气体分配系数越小，麻醉的诱导和觉醒就越快，这就是易使用的麻醉药。很早以前的氧化亚氮的血液气体分配系数非常小，具有诱导觉醒极其迅速的优点，但是效力低，无法单独进行全身麻醉。于是，同时应用挥发性吸入麻醉药可以达到减少氧化亚氮用量的目的，曾经广受欢迎。但是，氧化亚氮具有骨髓抑制、术后恶心呕吐的副作用，和氧化亚氮具有同等血液气体分配系数且导入觉醒更迅速的七氟醚的出现，使得氧化亚氮的使用频率锐减。七氟醚诱导觉醒迅速且没有明显的副作用，已经成为肝脏手术最常用的全身麻醉药。近年来，一种叫作地氟烷的新型挥发性吸入麻醉药也在日本销售了。这种新型麻醉药虽然需要特殊的汽化器，但是如同气体分配系数上可以想象到的那样，它具有诱导和觉醒都极为迅速的特点，今后应该会在肝脏外科手术中逐渐普及。

主要麻醉药的血液气体分配系数

麻醉药	血液气体分配系数
氧化亚氮	0.47
三氟溴氯乙烷	2.5
安氟醚	1.8
异氟醚	1.4
七氟醚	0.65
地氟烷	0.45

● 静脉麻醉药

近年来，进步最显著的是静脉麻醉药。作为麻醉诱导药，巴比妥酸盐和苯二氮䓬类从很久以前就存在，但是它们的血中半衰期长，在麻醉维持时不能够使用。有一个叫作神经安定麻醉（neuroleptanesthesia，NLA）的静脉麻醉法，但是在调节性等方面存在问题，未能广泛普及。血中半衰期短的异丙酚的出现大大扩展了静脉麻醉的可能性，但是还存在几个问题。第一个是给药速度的决定。挥发性吸入麻醉药可以通过监测呼气中的麻醉药浓度来推测血液中的药物浓度，但是异丙酚只能通过模拟试验来预测血中浓度，没有监测实际血中浓度的方法。因此，术中觉醒的危险性常有。一种将镇静度数值化[脑电双频指数（bispectral index，BIS）]的脑波监测仪的出现解决了这个问题。这个监测仪让我们有相当的把握可以防止术中觉醒，这就使得使用异丙酚的全凭静脉麻醉普及开来。还有一个问题是，异丙酚除了镇静作用（意识消失作用）之外，几乎没有别的作用。挥发性麻醉药的身体活动抑制作用强，对于一过性强侵袭导致患者身体出现活动的时候，上调药物的吸入浓度可以有效解决这个问题，但是异丙酚并无此种使用方法。于是，为了获得稳定的麻醉状态，进行充分的镇痛是必须的。想要获得只在术中充分镇痛而术后无任何影响的效果，是一个非常困难的课题，不过，血中半衰期极短的麻醉药瑞芬太尼出现了，它与异丙酚的并用使得稳定的麻醉状态得以实现。现在，静脉麻醉法与挥发性吸入麻醉药并列，成为全身麻醉法的一大选项。

【监测】

心电监测、间接以及直接动脉压测定、尿量监测，现在与以前相同。在过去的20年中有显著进步的或者说新出现的监测有经皮血氧饱和度测定、呼气气体测定和BIS，现在几乎所有的手术都常规使用。

笔者成为麻醉医生的时候，是扩大手术的全盛期，肝脏外科也不例外。手术器械并不发达，肝脏切除术出血多，成为大侵袭手术的代名词。如字面意思那样，是赌命的手术，为了防备大量出血，病房楼里有多名献血者同时待命的情景经常可见。1988年Shoemaker等报告[1]了高风险手术时围手术期氧气供给（DO_2）维持在正常值以上的病例可获得更好的预后，本院的肝切除术也常规插入Swan-Ganz导管，一边测定心输出量、DO_2，一边进行术中管理。此后，随着术式及手术器械大进步、出血量的减少，监测仪的选择也逐渐发生了变化。1996年Connors等在报告[2]中否定了肺动脉导管在重症患者管理上的有效性，在此之后，肝脏手术时的肺动脉导管的使用锐减。另一方面，出血、不感蒸发、损伤后组织水肿等,导致血管内容量每时每刻都在发生变化,能够评估这种血容量变化的监测仪一直是人们所追求的。为达到这个目的,经常用到中心静脉压(CVP),但是实际上CVP并不能正确地反映心脏的前负荷[3]。近年来,通过动脉压波形推测每搏输出量的监测仪逐渐普及,并应用于循环管理。这种监测仪能够通过监测呼吸所引起的每搏输出量的变化率来评估心脏收缩对输液的反应性,即前负荷的程度,因此,可以作为血管内容量的指标来使用。

【输液管理】

Shire的第三间隙概念报告[4]以来,一般认为通过补充细胞外液来弥补侵袭引起的不可避免的功能性细胞外液流失,可以维持循环血液量和脏器循环,与脏器保护相关。预测细胞外液的缺乏量,输入足够的细胞外液补充(晶体液),可以说积极的输液管理是主流,教科书上也记载着有必要在开腹手术中维持 $5 \sim 15ml/(kg \cdot h)$ 的输液量。可是,近年来,第三间隙的存在开始受到质疑,逐渐有报告指出过剩的晶体液输入会助长组织浮肿并延迟术后恢复[5]。以前一直存在的血浆制剂替代品同晶体液相比具有更好地增加血管内容量作用,但是会引起肾功能障碍或者出血倾向等副作用,难以使用。最近,日本有了比较安全的血浆输液替代品,并用它来补充血管内容量的缺失部分,广受欢迎,大量使用晶体液的方法已经不怎么被采用了。

【术后镇痛】

一直以来,硬膜外导管的局部麻醉药一般使用阿片类。因术后肺栓塞症的发生频度增加,抗凝疗法使用增多,担心硬膜外导管会引起血肿等并发症,故而不插入硬膜外导管的做法也逐渐增多。特别是腹腔镜手术,因皮肤切口小,多不采用硬膜外麻醉。这种情况下,术后镇痛多为芬太尼等麻药的持续静脉注射,但是,患者感觉到疼的时候患者自控镇痛(patient controlled analgesia,PCA)的方式也经常采用。

【手术侵袭与麻醉】

众所周知,手术侵袭会引起神经内分泌系统、免疫系统的人体反应,也被称为应激反应。组织损伤引起疼痛和炎症,这些成为应激反应的诱因。应激反应通过高血糖、蛋白异化、代谢亢进等方式成为术后并发症的原因,这一点已经很好地被大家所认识到。笔者刚成为医生的时候,对于在麻醉科领域里麻醉怎样修饰人体对手术侵袭的反应这一点十分感兴趣。笔者在研究生院的实验室中进行内分泌研究的同时,还对手术室里术中患者的下垂体激素反应进行了调查研究。通过研究了解到手术对患者造成了怎样的影响。麻醉中患者完全不动,也不能述说自己的痛苦。外表看上去虽然很平稳,但是在身体内部,促肾上腺皮质激素是正常的数十倍,血管升压素的血中浓度也升高数十倍至数百倍,可以称得上是处于内分泌风暴的状态。到此时为止,能够深刻感受到作为麻醉师的我们无论是否在旁边看护患者状态,对于患者正在经受的侵袭是多么得漠然。术中、术后,患者状态不好的时候,外科医生经常评论说"应该没有特别不好的地方呀",但是手术侵袭实际上对人体而言已经是非常"不好的事"了。怎样控制这种侵袭反应是我们麻醉科医生最为关心的事。当时已经知道,行硬膜外麻醉或者脊椎麻醉,能够阻断由腹腔神经丛传来的侵袭信息,妇科手术等下腹部手术时,可以完全抑制手术中的内分泌反应。但是,使用同样的方法,在上腹部手术时却无法抑制内分泌反应,且原因不明。笔者在故森教授的指导下,致力于该问题的解决,通过硬膜外麻醉阻断上部颈椎水平的知觉,发现此方法可以在上腹部手术中完全抑制神经内分泌反应,并推断出来自上腹部脏器损伤刺激的一部分可以通过膈神经传至神经中枢的理论[6]。此研究表明了如果阻断疼痛刺激,可以抑制手术中的应激反应。另一方面,全身麻醉药对应激反应的抑制效果,是由吗啡、芬太尼等阿片类对应激反应的抑制作用决定的,具有剂量依赖性,这一点已经为人所知,但是挥发性麻醉药的相关机制仍不清楚。于是,我们验证了挥发性麻醉药对应激反应的效果。这个研究是以肝移植的供体为对象,使用代表性的挥发性吸入麻醉药异氟醚和七氟醚,通过平均临床用量和高用量两个剂量,比较了机体对手术侵袭的神经内分泌反应的大小,结果发现反应的大小程度相同[7]。也就是说,这些挥发性吸入麻醉药在临床使用浓度范围内对应激反应并无抑制作用。麻醉科医生根据手术操作时的血压变化调节吸入麻醉药的浓度,这只是单纯调节麻醉药的血管扩张作用,并不是在控制应激反应。此后,病人失去意识,镇静通过使用挥发性吸入麻醉药,而侵袭反应的控制就通过硬膜外麻醉或者使用阿片类药物,这种作用分开负责的防范措施已经被广泛接受。这就是所谓的平衡麻醉。镇静作用因 BIS 监测仪的出现而得以切实施行,但是,镇静作用不管是硬膜外麻醉还是阿片类用药,都分别有过度低血压、术后呼吸抑制等副作用的问题,想得到充分的效果并不是简单的事。因瑞芬太尼这种作用时间极端的阿片类药物的出现,使得充分并安全地抑制手术应激反应成为可能。现在肝脏手术中,通过挥发性吸入麻醉药或者静脉麻醉药使患者失去意识,使用瑞芬太尼抑制术中应激反应,术后镇痛使用硬膜外麻醉或者芬太尼持续静脉注射,这样的平衡麻醉正在被使用。

关于肝移植

肝移植同其他的肝脏外科手术相比较,最大的差异是患者的术前状态,并非麻醉方法上有决定性的差异。在此,笔者想叙述自己关于肝移植患者特征的一些感悟。

【肝移植患者的术前状态】

京都大学医院的肝移植是从 1990 年作为日本第二例肝移植开始的。那时,笔者还是研究生院的在读研究生,仍然记得当时来采访的强大阵容以及所带来的骚动,实际上笔者当时与临床全无关系。从研究生院毕业后,回归临床不久就加入到了肝移植的麻醉中。参与到肝移植中来,遇到了好几个令我吃惊的事,首先被震惊的是患者的术前状态。虽不是全部,但是多数时候肝移植患者都是末期肝硬化。麻醉科医生接触多发性外伤、动脉瘤破裂等急性濒死状态患者的机会较多,但是慢性疾病末期状态的病人无手术适应证,所以在手术室几乎没有接触此类患者的机会。特别是初期研修制度开始前的一代人就是这样的,实际上我在那时之前也一直没有诊治重度末期肝硬化患者的机会。教科书上才能看到的蜘蛛痣、男性女乳及没有活力的看上去不健康的肌肤,因腹水而膨胀的腹部,我对这些外观印象十分深刻,仍然记得当时对于这样的患者能否进行麻醉有着极大的担忧。在麻醉师不了解的病房楼里,我看到了很多像这样无有效治疗方法、越来越虚弱的患者,同时,对于能给这样的人们带来生存可能的肝移植治疗方法,唯有深深的感动。

但是,术前状态的恶化程度与麻醉管理的难度及术后恢复缓慢紧密相关,尤其是移植后脏器功能差的时候,会即刻陷入生命危机。一边是没有恢复希望只能等死的患者希望术后能够回归社会,另一边是患者和家属托付一线希望等待手术结果,其结果却是陷入更加悲惨的状态,我目睹了很多这样的病例。医疗上一定会有阳光的部分和阴暗的部分,通过从事移植医疗相关工作,我亲身体验到了这一点,这对我来说也是宝贵的经验。

肝硬化患者的血流动态

肝硬化患者的肝内门静脉血管抵抗增加,同时腹部内脏血管扩张。并且侧支循环发达,因此全身血管阻力下降,血压低下。为了对抗这种情况,各种各样的代偿机制起作用。也就是,水钠潴留的同时,交感神经系统活跃,心输出量增加。这就是高动力循环状态(hyperdynamic state),是肝硬化患者的特征性血流动力学状态。交感神经系统的兴奋引起腹部内脏以外的血管收缩,进而引起脏器血流不均衡,肾、脑、肌肉的血流减少。这样的肾血流减少成为肝肾综合征的原因[8]。

肝移植的麻醉开始后,还有一个感到吃惊的就是这个高动力循环状态。肝移植从当初开始一直使用肺动脉导管作为监测仪。等到我参与进来的时候,通过肺动脉导管已经能够连续测定心输出量和右室舒张末期容量,但是我被肝硬化患者身上得到的测定值震惊了。通常,全身麻醉下,麻醉药的心脏抑制加上全身的代谢抑制作用起效,非侵袭时心脏系数显示为 $2L/(min·m^2)$ 水平的时候较多,但是肝硬化患者显示为 $4L/(min·m^2)$ 以上。还有,表示右心前负荷的右室舒张终末期容量系数正常值为 $80ml/m^2$ 水平,但是肝硬化患者显示为正常值的 3 倍以上,最开始还以为是某些测量错误。然而,其后,肝硬化病例经常出现同样的测定值,自此终于明白了原来这就是高动力循环状态。笔者认为肝硬化患者原本循环参数的正常值没有意义,于是将麻醉诱导后测定得到的那些值作为该患者的基准值,并以此作为术中循环管理的指标。另外,肝硬化患者术中的循环动态不安定,因此能够理解患者容易因出血而陷入休克的原因。通常人体通过调节血管的紧张性来适应血管内容量的变化,但是在高动力循环状态状态下,全身血管被分成了病态扩张的血管与因交感神经调节而已经充分收缩的血管两部分,因此一般认为此时这种调节功能较难起效。

【术中管理】

从麻醉管理的角度看,肝移植手术特点是大量出血和凝血功能障碍,当然还需要充分考虑手术操作对循环系统的影响。对麻醉师而言,进行较大的血流阻断手术,以主动脉瘤的人工血管置换术为代表,该手术是对动脉系统施加阻断,与此相对,肝移植手术是对静脉系统施加血流阻断,在这一点上两者存在差异,正如表里相对的关系一样。大动脉阻断后,后负荷增加、血压上升,阻断部位下游缺血,与此相对,门静脉阻断后,前负荷减少、血压下降,阻断部位的上游淤血。反过来,大动脉人工血管置换术时,阻断解除后,因后负荷一下子降低,血压下降;与此相对,肝移植在再灌流时前负荷增加。只是,静脉系统血管的顺应性高,因此其特征是变化缓慢。伴有此类手术操作的血流动态变化,再加上术中的出血甚至从术前就开始存在的高动力循环状态,从循环管理的角度上看,这既是肝移植术的麻醉难点,也正是有趣之处。

结语

我想现在活跃在一线的京都大学肝脏外科的医生们,肯定曾经也在某个地方接受过麻醉的研修。因为那时学到的麻醉法、麻醉药、监测仪等与今日在手术室所使用的东西不同,因此,我猜想肯定有人思索那是什么、这个变得怎样了。如果本稿能够稍微回答一些那样的疑问的话,我将感到荣幸。

麻醉管理的大目标之一是从侵袭中保护身体。在此意义上,侵袭大的肝脏外科手术可以称得上是麻醉技术、麻醉科学发展的原动力之一。希望今后能够形成相互促进、不断发展的关系。

参考文献

1) Shoemaker WC, et al : Measurement of tissue perfusion by oxygen transport patterns in experimental shock and in high-risk surgical patients. Intensive Care Med. 16 Suppl 2:S135-44,1990.

2) Connors AF, et al : The effectiveness of right heart catheterization in the initial care of critically ill patients. SUPPORT Investigators. JAMA 276:889-97,1996.

3) Hoffman MJ, et al：Ann Surg. Unsuspected right ventricular dysfunction in shock and sepsis. 198:307-19,1983.

4) Shires T, et al : Fluid therapy in hemorrhagic shock. Arch Surg 88: 688-93,1964.

5) Brandstrup B, et al : Effects of intravenous fluid restriction on postoperative complications: comparison of two perioperative fluid regimens: a randomized assessor-blinded multi center trial. Ann Surg 238: 641-8,2003.

6) Segawa H, et al: The role of the phrenic nerves in stress response in upper abdominal surgery. Anesth Analg 82:1215-24,1996.

7) Segawa H, et al: Isoflurane and sevoflurane augment norepinephrine response to surgical noxious stimulation in humans. Anesthesiology 89:1407-13,1998.

8) Fagundes C, et al: Hepatorenal syndrome: A severe, but treatable, cause of kidney failure in cirrhosis. Am J Kidney Dis 59: 874-885,2012.

参加国际会议的建议

京都大学肝胆胰·移植外科　波多野悦朗

我经常参加的是国际肝癌协会（International Liver Cancer Association，ILCA）的会议。第 8 届是 2014 年在京都举办的，在此之前，巴塞罗那、芝加哥、蒙特利尔、香港、柏林举办的会议，我也都参加了。肝癌的治疗不仅有外科手术，还有各种各样的治疗方法，要求有广泛的知识。因此，为了获得最新的肝癌信息，我一直参加国际会议。2007 年，我把参加巴塞罗那举行的第 1 届 ILCA 会议时的感想以国际会议见闻记的形式记录如下"巴塞罗那的世界战略不只有足球，肝癌方面也正顺利发展……。美国肝脏病学会、欧洲肝脏病学会的肝癌指南没有必要与日本指南相同。只要通过日本擅长的精细诊断和治疗能够获得良好的效果就行了……。我认为日本的肝脏医生须共同努力，抱有明确的视角（vision）和规划（agenda），将具有说服力的数据向全世界发表……。难道肝脏学会和（或）肝癌研究会不能组织全国多中心大型研究吗？固步自封的话，我们的标准治疗将与海外完全不同，很可能陷入固执地批判海外指南的锁国状态。"（肝脏 49 卷 1 号）

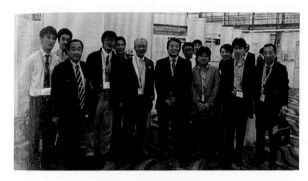

图 1　2011 年在中国香港举办 ILCA

日本的肝癌治疗成绩不能只作为他国的追随者。以世界上 5 个使用索拉菲尼治疗肝细胞癌的地域的患者为对象，进行了国际共同非介入试验（GIDEON），根据此研究的结果，中期 HCC 从初诊到死亡的时间中间值在日本是 47.9 个月，亚太地区是 31.0 个月，欧洲是 27.3 个月，拉丁美洲是 22.2 个月，美国是 19.7 个月，全体为 29.9 个月，日本的结果与其他地域相比明显良好[1]。美国同日本相比，有大约 30 个月的差距。

我们看来是标准的诊断法、治疗法屡屡因为没有证据而在海外不被推荐。我们认为日本优异的治疗成绩是通过日本细致的诊断、治疗以及日本的保险制度等得来的。只是，出席国际会议时也会感到疑问。例如，日本的保险制度像现在这样真的好吗？老年人的治疗应该进行到何种程度？根治性疗法的肝移植为什么无法在日本普及？循证基础的构建应该怎样做才好？等等。我觉得有必要走到海外，参加国际会议，同其他国家的医生讨论，客观地看待日本。

参加海外的国际会议，可以聆听知名学者的演讲，与从事疾病的诊断、治疗、研究的国内外学者相识，好处很多。

参考文献

1) Kudo M, et al：Regional differences in treatment history, practices, and outcomes: final analysis of GIDEON (Global Investigation of therapeutic DEcisions in hepatocellular carcinoma and Of its treatment with sorafeNib). ILCA Annual Conference, Book of Abstracts, p11-12, 2013.

胆汁漏

西神户医疗中心外科·消化外科
石井隆道

前言

术后胆汁漏来源于肝断面的胆汁漏或胆管损伤、胆肠吻合口缝合不良等,通常是通过引流管的引流液性状改变而被发现。目前为止,报告称胆汁漏的发生率为百分之几到百分之十几之间,但是胆汁漏并无统一的定义。2011 年国际肝脏外科研究组(International Study Group of Liver Surgery)对胆汁漏进行了定义 [1],即指术后第 3 日以后腹腔引流管的引流液中胆红素的值是血中 3 倍以上。并根据胆汁漏的程度,将胆汁漏分为 A、B、C 三个级别。术后管理完全或者几乎不需要变更的胆汁漏为 A 级,术后管理上有必要做出变化(追加检查或者延长住院时间等)但是不需要手术的为 B 级,需要再次手术的为 C 级。很多时候胆汁漏可以通过胆汁引流而消退,也有时治疗较为困难,是重要的术后并发症之一。

胆汁漏的危险因素

对 2007 年到 2011 年的 5 年间京都大学肝胆胰·移植外科施行的肝细胞癌手术 310 例进行研究后,确认有 11 例存在胆汁漏。以患者因素(Child-Pugh 评分,血小板数,总胆红素值,白蛋白值)、肿瘤因素(肿瘤直径,肿瘤个数)和手术因素(出血量,手术时间,对 HCC 的手术次数,术式)为因素进行单变量分析,结果显示在手术时间($P=0.008$,有胆汁漏组的手术时间长)、手术次数($P=0.004$,有胆汁漏组既往行肝细胞癌手术的次数多)、术式($P<0.0001$,有胆汁漏组的"肝中央切除术"显著增多)上存在显著差异。另外,此处所说的"肝中央切除术"的定义为肝中叶(右前叶及左内叶)切除、右前叶切除、左内叶切除、尾状叶全切除以及与此类似的手术术式。对确认有显著差异的 3 个独立因素进行多变量分析(逻辑回归分析)后,手术次数和术式作为独立因素保留了下来(表 1)。在 310 例中有 37 例施行了这个肝中央切除术,其中确认到胆汁漏的有 7 例(18.9%),其他术式的胆汁漏发生率为 1.5%,两者相比较可见肝中央切除术存在非常高的胆汁漏发生率。

【表1】

因子	胆汁漏组	无胆汁漏组	单变量分析	多变量分析
Child-Pugh 评分	5.55 ± 0.21	5.44 ± 0.05	0.6892	
血小板数 /(10^4/mm³)	14.8 ± 2.9	14.8 ± 0.5	0.9291	
总胆红素值 /(mg/dl)	0.83 ± 0.08	0.95 ± 0.04	0.5183	
白蛋白值 /(g/dl)	4.00 ± 0.08	3.95 ± 0.03	0.7928	
肿瘤直径 /cm	4.94 ± 0.74	5.24 ± 0.35	0.8674	

因子	胆汁漏组	无胆汁漏组	单变量分析	多变量分析
肿瘤个数	2.1±0.5	2.1±0.2	0.9946	
出血量/ml	1800±498	1260±139	0.4586	
手术时间/min	516.3±30.2	382.2±9.7	0.0083*	0.069
手术次数	1.64±0.15	1.21±0.03	0.0041*	0.002*
术式（中央切除术）	7/11（63.6%）	30/299（10.0%）	<0.0001*	<0.001*

术后胆汁漏组与无胆汁漏组的胆汁漏预测因表的研究。数值用平均值 ± 标准差来表示。

*: $P<0.05$，肝中央切除术：右前叶切除，肝中叶（右前叶及左内叶）切除，左内叶切除，尾状叶全切除。

根据以上所述，应该可以说"肝断面面积大，或者存在多次手术后的粘连以及手术复杂的病例是胆汁漏的高危组"。

胆汁漏的预防对策

可能的话，在术中发现胆汁漏并及时处理是最重要的。合并行胆囊切除的时候，从胆囊管注入色素，行胆汁漏测试（leak test）。具体方法如下。先从胆囊管将 4Fr 的导管插入 2～3cm。肝断面止血后，用阻断钳夹闭下段胆总管，并注入 10 倍稀释后的靛蓝液 2～5ml。肝断面放置纱布，在能够看见颜色变化的部位检查胆汁漏的位置。当然，胆囊已经摘出或者伴有胆管重建的情况下不能使用这个方法，只能通过用纱布按压肝断面或吻合部，观察是否有胆汁颜色来判断。

确认到胆汁漏的话，用 5-0 PDS 或者 6-0 PDS 进行缝合。需要注意，如果勉强缝合的话，胆管可能进一步撕裂，并引起狭窄。尝试缝合后，术中仍有胆汁漏的时候，留置 C 管进行胆管减压。此时，如果管的尖端停顿在胆囊管内，减压的效果就会减弱。因此，术中必须用 X 线检查来确认管的位置。

此外，我科还尝试了联合应用纤维蛋白胶和可吸收性聚乙醇酸贴膜的胆汁漏预防策略，此处加以介绍（图 1～图 6）。以暴露的 Glisson 鞘等易出现胆汁漏的部位为中心，滴下液体纤维蛋白原，使其融合到肝断面上。在肝断面上贴上可吸收的聚乙醇酸贴膜，使其与纤维蛋白原融合，之后再喷上纤维蛋白胶，以此来补强胆管 [2),3)]。

术后胆汁漏的治疗

多数通过引流即可自然治愈。但是，胆管的破裂部位较大的时候，有必要进行一些胆管减压。如果是胆管狭窄或闭塞引起的肝内胆管扩张，进行经皮经肝胆管引流 PTBD 比较有效，当然肝切除的时候很少遇到。内镜下经鼻胆管引流 ENBD 在多数情况下有效 [4)]。

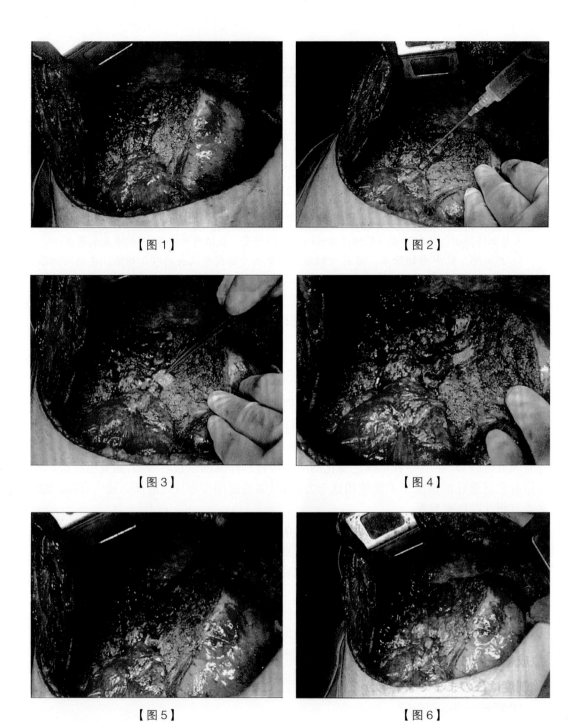

【图1】　【图2】　【图3】　【图4】　【图5】　【图6】

1.肝中叶切除后的肝断面。在肝门部露出 Glisson 鞘。

2.以肝门部 Glisson 鞘为中心，滴下纤维糊状的纤维蛋白原液体，用手指涂抹使之融合均匀。

3.在滴有纤维蛋白原液体的部位，贴上可吸收的聚乙醇酸贴膜。

4.可吸收聚乙醇酸贴膜贴完后的样子，用手指从上面按压贴膜，使之与下层的纤维蛋白原液体相融合。

5.可吸收聚乙醇酸贴膜上喷上纤维蛋白胶，喷雾压力过强的话，聚乙醇酸贴膜会剥落，需要注意。

6.完成图。

展示一例 ENBD 对肝切除术后胆汁漏治疗有效的病例。病例为转移性肝癌行右半肝切除的患者,术后第 10 天出现发热和腹痛,CT 上可见肝断面为中心的液体积存,施行了经皮引流。引流排出的液体为胆汁样,内镜下逆行胆管造影后,从右前叶 Glisson 鞘的断端可见胆汁漏出(图 7)。ENBD 管留置于左肝管后,第 2 日开始经皮引流排出的胆汁明显减少,术后第 25 日胆汁漏治愈(图 8)。像这样的 ENBD 是对术后胆汁漏的非常强力的治疗方法,只是,肝切除后的肠管粘连等可能导致 Vater 乳头无法插管。此外,与中央侧胆管无交通的孤立性胆管的胆汁漏,治疗也很困难。

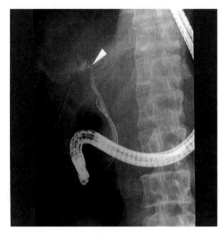

【图 7】

对转移性肝癌行肝右叶切除术的病例。术后第 10 日,施行逆行胰胆管造影,发现右前叶支的断端胆汁漏(箭头)。留置 ENBD 管。

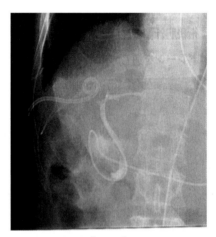

【图 8】

图 7 同一病例在 ENBD 管留置后第 2 周的胆道造影所见。胆管断端已经完全闭锁。

对于难治性胆汁漏,也有无水乙醇或者纤维蛋白胶注入的方法[5]。虽然也有关于二次手术缝合闭锁胆汁漏部位或者行肝切除的报告[6],但是一般而言,炎症部位的二次手术,可预料到术野展开困难,应该在尝试上述方法之后,将其作为最后的手段。

参考文献

1) Koch M, et al: Bile leakage after hepatobiliary and pancreatic surgery: a definition and grading of severity by the International Study Group of Liver Surgery. Surgery 149: 680-688, 2011.

2) 小林省吾, 他:PGA フェルトを併用した肝切離面フィブリン・シーリング法の検討. 外科治療 100: 415-420, 2009.

3) 板野秀樹:肺瘻に対するフィブリン糊と polyglycolic acid felt の至適併用法に関する実験的検討. 日呼外会誌 21: 762-769, 2007.

4) Terajima H, et al: Effectiveness of endoscopic nasobiliary drainage for postoperative bile leakage after hepatic resection. World J Surg 28: 782-786, 2004.

5) 鈴木大亮, 他:肝胆膵領域手術後に合併した難治性胆汁瘻に対し無水エタノール注入 (biliary ablation) が有効であった 4 例. 胆道 23: 188-193, 2009.

6) 長谷川潔, 他:術後難治性胆汁漏 – 肝切除による対処 –. 手術 67: 67-70, 2013.

术后管理

京都大学肝胆胰·移植外科
田浦康二朗

前言

说起肝切除,根据每个患者的肝储备功能、切除的肝实质体积的不同,对全身影响的大小也各有不同,因此,术后合并症的发生率、严重度也有很大区别。认识到这一点对于术后管理非常重要。

1. 肝切除术后并发症

● 术后出血

术后出血的发生率报告有所差异,需要再次开腹止血的术后出血大体上不超过 1%。通常,肝断面处止血最为精心,因此很少成为术后出血的原因。当然,从裸区剥离膈肌和肾上腺时的出血较容易遗漏,屡屡成为术后出血的原因。腹腔内引出持续的血性液体时诊断比较容易,血性引流液突然停止的时候必须怀疑是凝血块导致的引流管堵塞,注意不要贸然断定血已经止住了。未留置腹腔引流管的情况下,首先根据生命体征(血压低下,心跳过速)来猜测术后出血的发生,怀疑出血的情况下立即行超声检查,必要时通过 CT 确定诊断。术后早期出血的处理如果延误的话,后果将是致命性的。即使自然止血,血肿引起的筋膜室综合征或血肿感染等也可招致严重的后果,不要错过时机,抓紧再次开腹止血。

● 胆汁漏

胆汁漏是肝切除特有的并发症,发生频度为 5%～10%,相对较高。腹腔引流排出胆汁样液体的话,诊断较为容易,但实际上迟发性的胆汁漏较多,术后状态平稳以后突然出现发热的情况下,怀疑胆汁漏的发生,行超声及 CT 检查是十分关键的。详细内容将在其他章节中进行说明。

● 肝切除后肝衰竭

肝切除后肝衰竭(post hepatectomy liver failure,PHLE)是肝切除后致死性的并发症。最好的预防方法就是术前准确判定患者的肝储备功能,在允许的范围内进行肝切除。肝储备功能的评价方法在其他章节中说明。

PHLF 的定义是由 International Study Group of Liver Surgery(ISGLS)提出的定义,简便有用[1]。通过术后第 5 日的血清胆红素值以及凝血酶原时间来定义 PHLF,术后第 5 日胆红素值、凝血酶原时间不正常或者呈现上升倾向时判断为 PHLF,应在密切注意的同时讨论是否需要干预。话虽如此,但是对 PHLF 的治疗方法尚未确立,除了使用白蛋白、冰冻血浆对症治疗,重症病例行血浆置换等,等待残肝再生和功能恢复之外,没有其他的办法。感染预防和营养管理也十分重要。虽然还没有高等级的证据,但是有时也使用具有利胆作用的熊去氧胆酸,改善黄疸的茵陈蒿汤,门静脉血流增加作用的大建中汤。

● 腹水

大量腹水是肝衰竭的征兆之一,硬化肝脏术后或者残肝体积小的时候发生风险高。行淋巴结清扫的病例,还要想到淋巴漏引起腹水的可能性。不放置引流的情况下,体重增加,患者自觉症状、腹部所见怀疑腹水发生的时候,通过超声检查进行诊断。少量的腹水的时候,经过观察即可。中等量腹水或者患者有自觉症状的时候,首先给予利尿剂、白蛋白。大量腹水患者自觉症状重的时候,尤其是腹部膨胀感引起食欲缺乏进而招致营养状态低下,引发负平衡的时候,进行穿刺引流治疗。一次性排除大量腹水将引起血压降低、循环血量减少、蛋白及电解质丢失,因此应给予适度补液,并补充白蛋白或血浆制剂。一日持续排液量达到数升的情况下,每隔几个小时自动补充相当于排出量的液体即可。如果是肝衰竭引起的腹水,没有根本的处理办法,不断支持全身状态,等待残肝再生和功能恢复。很多淋巴漏引起的腹水于禁食后可明显改善。

● 呼吸系统并发症

肝切除术后的呼吸系统并发症有胸腔积液、肺不张、肺炎、肺栓塞等。

胸腔积液是腹部手术中肝切除相对特有的并发症。原因被认为是肝游离翻转操作时,在淋巴管管道和膈肌机械损伤的基础上,腹水向胸腔内流入。右叶系统的切除手术、长时间的手术、横行切开、术前化疗等都是危险因素[2]。少量积液可以暂时观察,中等量积液使用利尿剂,大量、伴有自觉症状(呼吸困难)的时候,考虑穿刺引流。

肺不张作为胸腔积液的结果,多为继发性。另外,咳痰引起的呼吸道闭塞有时也会成为肺不张的原因,吸烟患者、有慢性呼吸系统疾病的患者需注意。胸腔积液从病因上可通过利尿剂、胸腔引流来处理。病因为咳痰的时候,可通过祛痰剂、雾化吸入、叩背排痰、体位引流来处理,伴有大范围的肺不张或者显著的低氧血症的时候,不要犹豫,再次插管,行人工呼吸管理。

近年来,报道了很多非侵袭性正压通气的实用性。对术后胸腔积液、肺不张病例可积极使用该方法。并且,为使慢性呼吸系统疾病的患者术后能够顺利使用,从术前就开始应用。同气管内插管的人工呼吸管理不同,此法具有装卸简便,可间断性使用,导入阈值低的优点。

● 肾衰竭

由于围手术期循环血容量减少、低血压、药物使用等原因,有时会引起急性肾衰竭的发生。特别是为了减少肝切除中的出血,降低中心静脉压而严格控制输液量,或者胸腹水、水肿引起水分向第三间隙移动,导致血管内脱水,需要特别注意这样的情况。此外,术后肝衰竭的病例,在肝衰竭之后有时会续发肾衰竭(肝肾综合征),因此需要慎重处理。肝切除术后的肾功能衰竭并无特异性的处理办法,与通常的急性肾衰竭相同,首先试图维持适当的循环血液量和血压,进行补液、升压。水过剩引起心衰、呼衰,或者出现高钾血症时,是血液透析的适应证。

● 门静脉血栓

术后凝血功能亢进、血管离断部位的内皮损伤、血流停滞等因素是肝切除后门静脉血栓的诱因。肝硬化本身也是门静脉血栓的诱因。小的门静脉血栓虽无症状,但是引起门静脉主干闭塞的门静脉血栓则可诱发肝衰竭、肠管淤血 / 缺血,门静脉压力升高。肝切除后的急性门静脉血栓形成多数对治疗有反应,早期诊断、治疗是关键。从血液检查结果上具有肝衰竭征兆、FDP、D-dimer升高等可以怀疑门静脉血栓的存在。通过多普勒超声检查或增强CT进行诊断。末梢的细小血栓可以暂时观察，血栓增大后有危险可能性的话（主干或1～2级分支的血栓），不要犹豫，进行抗凝疗法（抗凝血酶Ⅲ制剂、肝素的导入，华法林维持）。主干闭塞导致门静脉血流完全阻断的情况下，不能期待抗凝疗法，需要进行血栓的物理除去。为此，有两种方法：①小开腹，透视下经肠系膜静脉通过导管将血栓破碎、吸引的方法；②直接门静脉手术去除血栓的方法。无论哪一种方法，都留置门静脉导管，并利用此导管给予抗凝药及行血管造影。

2. 术后管理上的检查要点

● 手术当天～术后第1日早上

通过术中的出入液量平衡，回病房时的血压、脉搏、尿量、中心静脉压等判断循环血液量的多或少，计算出输液速度。没有必要常规使用白蛋白制剂或冰冻血浆，但是对于硬化肝脏的切除或大块肝切除等所谓肝衰竭的高风险病例，白蛋白或冰冻血浆的早期使用亦可。术后6小时之后，确认有无术后出血的征兆，为预防深部静脉血栓和肺栓塞，给予肝素5000U/d。

● 术后第1日

继续注意生命体征、尿量的同时进行输液管理。除去胆管重建病例或高度粘连剥离引起消化道损伤病例，原则上允许术后第一日开始饮水。没有术后出血征兆，且生命体征良好的话，开始离床活动，终止肝素的使用。血液检查上查看胆红素值、凝血酶原时间，检查肝衰竭征兆，通常升高是到术后第2～3日为止。转氨酶的值受肝切除量、肝断面面积、术中血流阻断、肝游离翻转等的影响，一般升高到数百左右，极少升高到1000以上，出现这种情况的话，应怀疑血流异常，需要施行多普勒超声或CT检查。

● 术后第2～3日

通常术后第2日开始固体食物，转氨酶值在术后第2日达到高峰，之后几乎都开始回落。查看胆红素值，凝血酶原时间的变化，检查肝衰竭征兆。

● 术后第4～6日

经口进食顺利，输液减量，并最好能停止输液。这个时期，胆红素值、凝血酶原时间都异常的话，按ISGLS的标准判定为肝衰竭。如果只是降低倾向的话，观察即可（A级），但如果是上升倾向的话，就要注意了。胸腹水的潴留、胆汁漏等多于此时变得明显，如果观察到低氧血症、腹部彭满、食欲低下、发热的话，怀疑胸腹水，积极进行检查。

● 术后第7日

我们没有常规在术后行CT检查，但是大块肝切除的病例，有胆汁漏或担心血流障碍的时候，多在这个时期行CT检查。肝断面积液虽然程度不同，但几乎所有的病例都可见。当出现发热或炎症迁延的时候，如果怀疑胆汁漏，要进行引流；如果没有炎症则可以观察病情变化，量多的话，需要跟踪是否有增加倾向。确认胸腹水、肺不张的有无及门静脉血栓的有无。

● 术后第10～14日

此时如果能够出院的话，就是常规的治疗经过。

结语

关于肝切除后可能发生的并发症,事先要考虑到危险因素,预见并发症的可能性,提前检查和治疗,而不是等出现并发症后才进行处置。

参考文献

1) Rahbari NN, et al : Posthepatectomy liver failure : a definition and grading by the International Study Group of Liver Surgery (ISGLS). Surgery 149:713-24,2011.

2) Nobili C, et al : Multivariate analysis of risk factors for pulmonary complications after hepatic resection. Ann Surg 255:540-50,2012.

总论

手术器械

北野医院消化中心外科
寺嶋宏明

前言

施行安全且根治性高的肝切除(本篇主要涉及开腹肝切除术,不涉及腹腔镜等手术)需要的手术器械主要包括3个方面:①保证良好手术视野的切口牵开器(开腹及开胸);②肝门部处理和肝静脉处理时必要的器械;③肝实质离断时的能量平台。

1. 切口牵开器

切口牵开器理想的状态是向左右季肋部方向牵引,展示良好的术野。从这点来说,以下几种牵引器都比较好,但要根据患者的体型对牵引方向和牵引强度进行适当的调整。在左右季肋部的牵引,腹侧的牵引要有向头侧上提的感觉。牵引器共同的特点是要长时间保持牵引强度。根据患者的体位,注意头侧的偏移。

(1)kent式切口牵开器(KENT retractor,TKZ-F 10328 高砂医科工业)(图1左)

由于是卷盘式的牵引器,具有容易调整牵引强度的优点。但它是由拱形横杠的高度固定着,术中难以调整位置。

(2)Omni-Tract切口牵开器(Omni-Tract Surgical Omni-Tract)(图1右)

容易调整牵引方向,特别是牵引高度的调节。但是由于需要人工牵引固定,比较费力。

(3)Octopus万能切口牵开器(Yufu精器)

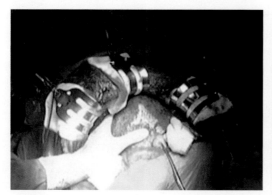
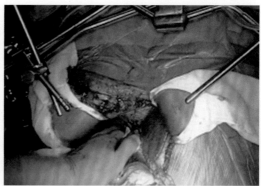

【图1】 切口牵开器

左图是kent式切口牵开器,由于是卷盘式的牵引器,容易调整牵引强度。右图是omni-Tract切口牵开器,由于是人工牵引固定,需要非常大的力量,容易调整牵引方向,特别是牵引高度的调节。

2. 各种手术器械

在钳/镊/剪等手术器械方面,根据各个医院流派的不同有很多种,本篇介绍我们科偏好的肝切除术组套(除外一般开腹手术所需要的器材)

(1)剥离钳(图2左)

尖端较细的剥离钳分为小弯(型号:16.41.88,通称"88"型)和大弯(型号16.41.89,通称"89"型)两种类型。

(2)带有涂层的绝缘镊

别称 Carfoord 镊(型号 102-9097-20,CARFOORD 镊子,STILLE),具有绝缘涂层,用于夹持组织。进行剥离操作时,夹持含有微小血管的组织,通电进行单极电凝,适用于切开(钳子夹持的同时通电,"拔出"的感觉)pinch-burn-cut(PBC)技术[1],单极电凝与双极电凝不同,其夹持部位的两侧都能凝固。如果在夹持区域附近存在不想被热损伤的部位,使用的时候要格外注意。根据组织状况,在血管根部操作时,使用剪刀的锐性剥离更好一点,这种操作技术可以应用于门静脉癌栓导致侧支循环丰富的肝门部操作以及胰内胆管十二指肠侧的剥离。

(3)DeBakey 镊(型号 35-1812,PILLING),血管钳(图2右)

DeBakey 镊能够应用于翻转肝右叶时保持膈肌的反向张力。血管钳根据大小分为两种类型[型号 35-4805(大),35-3190(小),PILLING],在离断门静脉、肝静脉、胆管或Glisson 鞘时使用。

(4)细剪刀(型号 BC271B,Noir Metzenbaum Dissecting Scissors,AESSCULAP)(图2右)

比一般的组织剪尖端更细,刀刃更薄,用于较薄的组织剥离层和纤细血管的剥离。

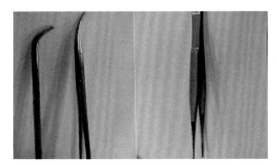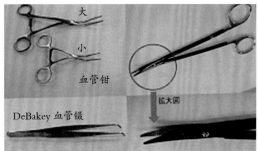

【图2】 各种手术器械

左图是弯曲程度不同的两种剥离钳(小弯的"88"钳和大弯的"89"钳)和带有涂层的绝缘镊。右图是两种血管钳和血管镊,在进行剥离操作的时候喜欢用前端比较细的剪刀(右图)。

3. 能量平台

肝实质离断的基本操作是通过钳子将肝实质破坏,暴露出 Glisson 鞘和肝静脉然后进行处理的方法。这种方法组织破坏性小,脉管系统暴露清晰,而且不需要其他特殊器械,十分简便低廉[2]。近年来,随着各种能量平台的应用,减少了术中出血量,降低了术后出血,术后胆汁漏的发生率。但另一方面,也有报道[3]在肝切除的安全性方面,新的能量装置与钳夹法没有明确的优势。当今,随着手术技巧的多样化,比较它们的优劣是不现实的。要在熟悉各种方法特点的基础上,尽量选择个人和团队比较熟练的器械。

本章中所指的能量平台按照其热源的特点进行分类,对各自的特点进行讲解。

（1）超声手术器械

1）超声外科吸引装置（CUSA）

CUSA 是 "Cavitron Ultrasonic Surgical Aspirator" 的简称。最初是根据公司的商标由来,后来变成了超声外科吸引装置的通称。前端探头通过超声共振（23～38kHz）选择性地将水分含量高的脆弱组织打碎乳化,从手柄和塑料套之间流走,通过生理盐水自动清洗（图3左）。将前端金属头通电可以进行凝固,残存的 Glisson 鞘和门静脉通过结扎或者能量平台的电灼后,进行离断。具体有 CUSA EXCEL™（INTERGA）（图3右）、SONOP 5000 和 SONOPET UST-2001（STRYKER）等类型。根据肝切除的要求对振幅的级别和吸引的级别进行设置,对于纤维化严重的硬化肝,不选择高频振幅就没有很好的效率,但是,高频振幅很可能损伤细微的 Glisson 鞘和肝静脉,因此要尽量进行细致的操作。

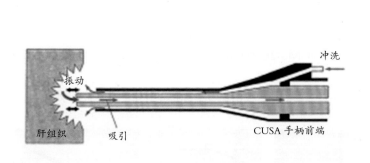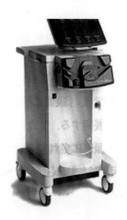

【图3】 超声外科吸引装置

CUSA 是根据前端的探头通过超声共振（23～38kHz）选择性地将脆弱组织破碎乳化,通过生理盐水自动冲洗,并从杆和塑料套之间流走（左图）。我们偏爱使用 CUSA EXCEL™（右图）。

2）超声凝固切开装置

是由超声振动（5.55kHz）使工作面摩擦生热导致蛋白质失活变性,将脉管闭合后切开的装置。比较有代表性的有 Harmonic Ace（图4左）、Harmonic focus（ETHICON）、SonoSurg（OLYMPUS）和 Sonicision™（COVIDIEN）（图4左）。Sonicision™ 是无线操作,十分简便。现阶段只有腹腔镜的长柄型在销售,要注意刀柄前端的空化效应导致的意外出血。离断肝表面（约 1cm 深度）的肝实质时,使用工作面输出能量的同时,利用空化效应进行凝固,刺入切除线以后,缓慢压迫、切开,这种方法十分有效。

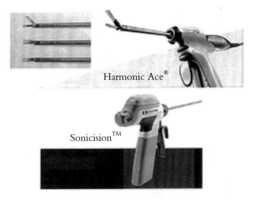
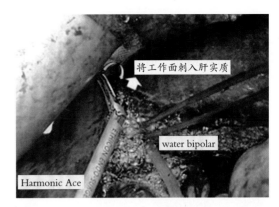

【图4】 超声凝固切开装置

比较有代表性的 Harmonic Ace® 和 Sonicision™（左图），后者是无线操作，十分简便，离断肝实质时，使用工作面输出能量的同时，利用空化效应进行凝固，刺入切除线以后，缓慢压迫，切开。这样的肝实质离断只在肝表面（约1cm深度）有效。

（2）高频电刀手术器械

高频电刀手术器械使用的是最普通的能量源，种类十分丰富。

1）单极电凝

用于断面止血操作，滴加生理盐水，将凝固媒介通电后 [盐水增强凝固（saline enhanced coagulation）]，取得良好的凝固效果。代表性的装置是 Salient Monopolar Sealers（旧商品名 TissueLink™ MEDTRONIC），根据尖端的形状不同可以分为 Endo SH 2.0 Sealing Hook、Endo FB 3.0 Floating Balling、DS3.5-C Dissecting Sealer（锥形）和 DS3.0 Dissecting Sealer（圆柱形）等种类（图5左）。

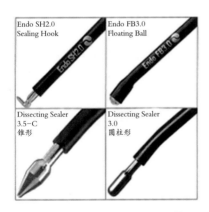
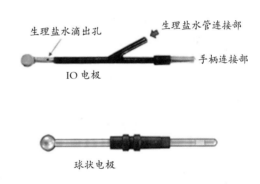

【图5】 高频单极电凝

Salient Monopolar Sealers 前端分为几种类型，根据用途不同而分开使用，IO 电极和球状电极适合 VIO300D 的软凝模式（右图）。

这种盐水增强凝固作为能量发射器，VIO300D 的软凝效果较好。单极通电产生焦耳热使组织温度上升，组织脱水干燥，组织电胆增加。普通的发射器电压上升后，电火花引起组织碳化，而软凝固能够控制阈值使其不超过发生电火花的程度，生理盐水使组织周围的电流更加容易流动,而且可以在生理盐水的沸点以下进行凝固。通过调节电压,可以控制凝固深度。电压设定得较高,凝固深度就较浅,电压设定得较低,凝固时间就会延长,而凝固深度则增加。但是,一定要注意凝固时间延长,组织破坏程度也会增加(术后 GOT/GPT 上升)。软凝和组织的接触面积较大,IO 电极(将球形电极的球状变成扁平的形状)和球形电极是很有效的。肝静脉分支的根部提拉(punch out)会产生出血,球状电极沿着出血点的破口处画圆样的慢慢运动后再通电,筛孔逐渐变小后再拿开电极(图 6)。

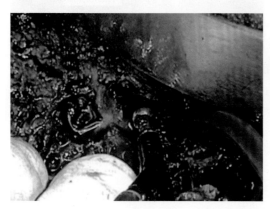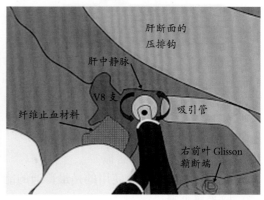

【图 6】 使用软凝固球状电极处理肝静脉的筛孔出血

球状电极沿着出血点的破口处画圆样地慢慢运动后再通电,感觉筛孔逐渐变小后再拿开电极。

2)双极电凝

BiClamp(连接 VIO300D,ERBE)能够凝固含有血管的组织,且闭合效果较好。EnSeal(ETHICON)(图 7 左)和 LigaSure™ Small Jaw(COVIDIEN)能够用刀头将内脏机械性地切离(图 7 右),后者是可以手掌把持的手柄,操作更简便。Thunderbeat(OLYMPUS)是闭合血管的双极高频能量,同时输出适合组织切开和剥离的超声波能量,两者共同作用,在一个设备中同时进行血管的闭合及快速组织切开和剥离的一组新型设备(图 7 右)。

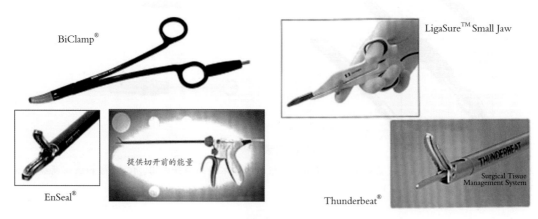

【图 7】 高频双极电凝

除了闭合效果好的 BiClamp(左图)、通过刀头将组织机械性切离的 EnSeal(左图)和 LigaSure™ Small Jaw(右图)之外,还有双极设备能够同时输出高频能量和超声波能量的 Thunderbeat(右图)。

也有发射器（generator）、前端电极、生理盐水滴水装置共同组成一体化的系统（Aquamantys system and bipolar sealers MEDTRONIC）。

一直以来连接在双极电凝发射器（bipolar generator）上的是 Bipolar Scissors（Power^{TM} Star）和 Bipolar Irrigation Forceps（以下称为滴水式双极电凝）。这些器材拥有简便，廉价，可循环利用的优点。京都大学的肝切除特点之一就是：术中利用 CUSA 将脉管暴露，第一助手用滴水式双极电凝进行切割烧灼。市场上滴水式双极电凝有很多种类（ERBE、SYUTTER 等）。我们将双极镊（规格 80-2925）进行再加工，原来的滴水在单侧刀头，导致滴水侧与上侧粘连在一起，动作受限，最近双侧刀头均可以滴水，增强了操作性和实用性（图 8 左）。

滴水式双极电凝的设置：按照盐水从输液器中开始→三通→延长管→双电极的顺序进行组装，滴水的速度做到能够清洁术野即可，流速调节器应该放置在三通的远侧（图 8 右）。

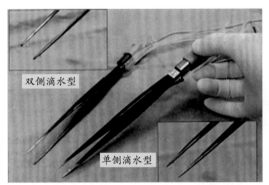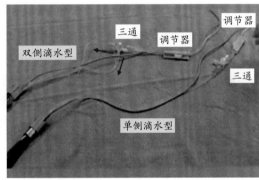

【图 8】 滴水式双极电凝

滴水分为双侧型和单侧型两种，在操作性上，双侧型更好。在连接装置中，滴水的速度做到能够清洁术野即可，流速调节器应该放置在三通的远侧。

参考文献

1) Tanaka K, et al : Living-Donor Liver Transplantation: Surgical techniques and innovations. Barcelona, Spain: Prous Science; 2003.

2) Takayama T, et al : Randomized comparison of ultrasonic vs clamp transection of the liver. Arch Surg 136 : 922-8, 2001.

3) Gurusamy KS, et al : Techniques for liver parenchymal transection in liver resection. Cochrane Database Syst Rev Jan 21 : (1),2009.

Glisson 和肝静脉

北野医院消化中心外科　寺嶋宏明

　　距今二十多年前的一天,在肝切除术中进行离断肝实质时,我向山冈老师提出了这样的问题:

　　"这是 Glisson 系统,这是肝静脉,是如何区分开的?"

　　老师稍微考虑了一下,说了这样一句话:

　　"大概是本能吧。"

　　"我无法理解,也无法教给别人。"

　　"如果用语言形容的话,我也说不清楚。"

　　经过了许多岁月,如今我和当年的山冈老师一样站在了术者的位置,手术中也会收到类似的提问。"Glisson 系统和肝静脉的方向性大体上是不同的。Glisson 系统从肝门部朝向末端在肝表面多向性走行,肝静脉的走行由静脉末端决定,呈单向性。理解到这种不同,利用 CUSA 将肝脏进行分割。"这些话很难当面解释清楚,只能在心底说"就是凭借本能吧! 这是一种无法言说的感觉",这大概和当年老师的想法类似吧。

　　如何理论性地教导别人,让人容易理解,这大概是永远的难题。

　　从另一方面来说,学生学习老师的知识,进行模仿,进而发展,由此创造新的事物。这样也算是对老师的报答。这大概就相当于茶道中的"守、破、离"。这些年来,应该也算是到了"破"的阶段吧。

　　肝脏外科是一门深奥的学科啊。

开腹，切皮

天理**よろづ**相谈所医院腹部一般外科
待本贵文

前言

施行肝切除术时，必须针对术中意外出血做出迅速处理从而安全进行手术，那么确保良好的手术视野就显得非常重要。在京都大学肝切除的开腹方法中，除了左外叶切除时选择正中切口，其他基本都选择倒 T 形切口。倒 T 形切口能够保证肝门部操作的安全以及良好的手术视野。切口能够向左或向右进行延伸，并根据每个病例的不同从容应对获得最佳术野。在右侧肝切除时，一般不需要由正中向左侧切开，选择反 L 形或者 J 形切口即可，但也有时会稍微向左方切开一点，使得翻转肝脏的时候有一定的空间，保证右侧肝脏的翻转能够顺利进行。有时候为了肝右叶的游离翻转而进行开胸操作，我认为即使不开胸也能确保肝切除的顺利进行。

倒 T 形开腹

京都大学肝切除的开腹方法，原来采用的是距肋弓 2 横指弧形切口，也就是所谓的"奔驰"切口。近年来，多采用脐上三横指水平再加正中的切口，这种倒 T 形的切口逐渐多起来（图 1）。利用拉钩能够将术野展开，将腹壁在肋弓处向头侧反折。当腹壁较厚的时候，可能会出现拉钩无法钩住腹壁的情况，这时候可以考虑在肋弓附近开腹，便于使用拉钩。

左侧肝切除的时候，不需要翻转右肝。从左侧的腹直肌外缘，到右侧的腹直肌外缘或者至右侧数厘米，能够取得良好的术野。切开腹直肌前鞘后，腹直肌的小血管要用镊子一边把持一边烧灼，并用电刀小心切开腹直肌。开腹时要将腹膜上提，防止损伤腹腔内脏器，切开正中附近的后鞘进入腹腔。为了防止术后出现肌间血肿，要做好充分的止血。

正中切开时，上方切开要充分，对保证膈肌下方良好的手术视野非常重要。将剑突从根部切除可以获得更好的术野。将肝圆韧带在靠近肝的部位结扎、切断。用钳子把持肝脏一侧，用牵引线提拉的同时在紧靠肝表面的地方将肝镰状韧带切开，然后用拉钩牵引左右肋弓，直视下能够看到膈肌腹侧面和肝静脉汇入部，继续切开镰状韧带，肝切除时就是在这个时点充分暴露肝静脉汇入部。

右侧肝切除需要翻转肝右叶，将皮肤切口向右侧延伸，要考虑到有切至肋间的可能性，向上第 9 肋间方向延长切口（图 1），也就是所谓的"反 L 形切口"，进行肝门部操作时能够充分暴露术野。一般不需要从正中到左侧的切开。如何延长切口需要根据病例的特点进行相应的临床应变。

一般情况下，不需要进行开胸操作。但是，在右膈下巨大肿物时，切缘向第 9 肋间方向延伸，进行开胸。将左手伸入胸腔侧面，越过膈肌，将肝右叶抬起，能取得良好视野。此外，肿瘤向肝静脉或者下腔静脉浸润，伴有癌栓时，提前进行开胸操作，能够保障不会在胸腔内损伤下腔静脉。在实际操作中，要留意避免损伤肋间静脉。暴露第 10 肋上缘的同时，切除肋间肌群,切开膈肌,将肋弓向上抬起,展开视野。如果预想到会沿肋间切开进行开胸操作的话,最好提前将患者调至左侧倾斜位(图2)。

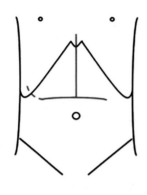

【图1】

脐上三横指水平切开,联合正中切开,呈倒T形(实线)。右侧肝切除时,可以追加向第9肋间的方向延伸切口(虚线)。

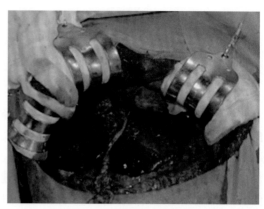

【图2】

在左右肋弓安装kent拉钩,通过牵拉,能够确保膈肌以及肝静脉汇入部良好的视野。

翻转，绕带，悬吊法，右肾上腺的剥离

京都大学肝胆胰·移植外科
秦浩一郎

前言

　　肝脏的游离和翻转，主要脉管的剥离和绕带，悬吊法（hanging maneuver，也称为提拉法），右肾上腺的剥离，这些操作是当今所有的肝脏外科都要面对的手术前半部分，也就是所谓的"开胃菜"。不能很好地完成这些步骤，就不能顺利完成手术的主体。在本章中，将围绕京都大学肝胆胰·移植外科的手术方法进行概述。

　　（1）肝后下腔静脉的解剖

　　肝后下腔静脉（IVC）被尾状叶所覆盖，该处下腔静脉的长度在标准日本成人相对要短，大概只有 5cm，下腔静脉两侧有左右下腔静脉韧带，分别将右半肝的背侧部分和 Spiegel 叶固定在背侧，该韧带是原来的肝实质萎缩后形成的纤维性结缔组织，多数情况下含有动静脉和淋巴管。偶尔会有尾状叶没有萎缩而将 IVC 包绕。关于尾状叶的静脉支，从 Spiegel 来的静脉汇入 IVC 左侧，从腔静脉旁部的静脉则不均匀地汇入 IVC 的右侧～中央部位[1]，需要注意的是，来自 Spiegel 叶的尾状叶静脉比较粗大，常位于肝中和肝左汇合部下方 2cm 左右的位置。

　　（2）肝上部下腔静脉 – 肝静脉汇入部的剥离

　　用电刀打开肝镰状韧带至冠状韧带，剥离并显露肝上部下腔静脉至肝静脉汇入部。术者右手持电刀将韧带和疏松的结缔组织进行剥离切开，左手将肝脏充分向尾侧牵引。根据患者的体型和肝脏形态的不同，在肥胖患者中，可以将左手指伸入右侧膈肌下。根据不同场合，第一助手也可以协助将左叶或左外叶向尾侧进行牵引（见视频，"悬吊法应用篇"），和其他的手术一样，肝切除术也要通过持续的反向张力进行术野展开。

　　随后剥离肝静脉汇入部，在不熟练的时候，经常会遇到肝静脉和 IVC 难以区分的状况，几乎所有的病例左右膈下静脉都是分别注入左右肝静脉的，所以可以成为左右肝静脉根部的标识。用剥离钳或剥离剪刀打开疏松结缔组织，向深处进行剥离显露肝上部下腔静脉的前壁为止（把握好解剖的深度，避免损伤重要结构），可以很顺利地进行剥离操作，将右叶 / 左外叶游离翻转之前，中间及内侧的剥离操作目标就是清晰显露出肝右 / 左静脉外侧缘，需要准确快速的手术技巧，无论是在腹腔镜手术还是开腹手术，这些操作都是一样的。

　　（3）肝右叶的游离和翻转

　　游离肝右叶时，向尾侧下压脾脏，形成左侧膈下的空间，便于左外叶的进入，将整个肝脏向左侧翻转，能保证充分良好的术野。这时要注意避免肝被膜撕裂导致的出血。尽可能地切开冠状韧带的右侧到右三角韧带，以及肝肾筋膜（后腹膜）。

　　在游离肝裸区的时候，无论是使用术者的左手把持肝脏，还是助手把持的方法，只有看清楚才是最重要的，通常肝切除的时候，都是助手把持肝脏，术者左手用镊子向外侧牵拉膈肌,保持足够的反向张力,切开疏松的结缔组织。而在肝移植受体手术、肿瘤受膈下动脉以及右肾上腺动脉滋养的病例、RFA治疗术后的病例等,都需要术者用左手把持肝脏,如果控制不好剥离部位的张力,很容易出血,需要特别注意。如果是第一助手把持肝脏(如果看不到操作区域,绝对不要向左过度牵拉肝脏)也要一边注意把持力度,一边进行游离,时刻把握肝脏的位置是否正确,这一点至关重要(图1)。另外,身体前后径比较厚的中心型肥胖男性病人,第二助手要将右肾上极向尾侧牵引,使得肝右叶的尾侧和背侧有足够的操作空间。

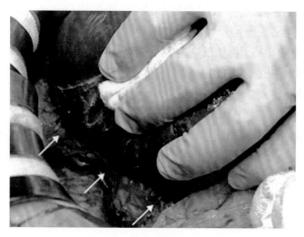

【图1】

从助手的角度往往看不到术野(箭头处)中保持张力的具体情况,需要术者控制反向张力。

此时,助手要注意保持前面所说的张力状态(虽然看不到但是要注意不要将肝脏向左过度牵拉),随着剥离的进行,要注意肝脏的位置是否正确。

另外,使用纱布把持肝脏,不会滑动,是保持术野不动的诀窍。

(4)右肾上腺的剥离

肾上腺是十分脆弱的器官,不熟练的剥离操作容易导致撕裂出血。在肝脏右叶向左侧、腹侧翻转的时候,第一助手把持肝脏,术者仔细剥离,将右侧肾上腺连同周围包绕的结缔组织一起向背侧剥离开来,但常会出现大的撕裂导致意外的出血,大多数情况是由于第一助手向左侧的过度牵拉导致,所以助手一定要注意应该是"不能牵拉而是保持住"的样子。当然也存在肾上腺镶嵌在肝脏后方比较固定的情况,这时不能从比较固定的右外侧开始,而是应该在内侧开始游离,也就是切开肝脏尾状叶和IVC前方相连的腹膜,结扎从尾状突注入IVC的数根肝短静脉,从右侧肾上腺的内侧至头侧用钳子通过。当肝右下静脉和肝短静脉从右侧肾上腺内侧走行的时候,将其与肾上腺剥离,将右侧肾上腺提前套带处理[2]。将血管套带保持适当的张力进行提拉,通过这样的导引将肝和肾上腺剥离,肾上腺剥离至背侧后要用4-0 Prolene线连续缝合止血。其要点就是用大的运针方式将肾上腺实质确切地缝合,不能使用Vicry等编织缝线而要使用单股缝线,将整个肾上腺实质"稳和准"(sowly and be carefully)的缝合确切。或者使用1-0或2-0粗的线,一根在肾上腺一侧提前结扎,提起另一根的同时,用电刀将肾上腺和肝脏离断,这种方法也非常有用(见视频,右侧肾上腺的剥离)。需要考虑到肾上腺的结扎线有滑脱的可能,所以,剥离结束以后,要按照前面所说的要领，用 4-0 Prolene 连续缝合。

通常实质性脏器的血管系统的流入/流出形成一个门即"hilus"，但是肾上腺有数根动脉在肾上腺表面形成动脉丛，然后分别分出动脉分支进入实质内，没有动脉门。静脉也存在非常多的变异，最长出现的情况是肾上腺中心静脉在最下肝短静脉的头侧进入 IVC，在其尾侧流入的病例约占 23.4%[3]。这些病例多数都可以通过合理的剥离操作将右侧肾上腺自然地游离至背侧（与肝的愈合比较轻的时候）。另外，当存在肝右下静脉和比较粗大的肝短静脉的时候，肾上腺中心静脉多数不是汇入 IVC 而是汇入至这些静脉内，这时候将右肾上腺中心静脉结扎切断后，会出现肝右下静脉/肝短静脉的断端比较长，此时一定要将其处理确切。

（5）肝短静脉、右侧下腔静脉韧带的处理

在肝短静脉的处理中，由于静脉血管都比较细一定要结扎切离确切。在进行肿瘤的肝切除和肝移植受体的全肝切除的时候，为了缩短时间，也可以在切除侧（肝侧）使用血管夹处理，但是在肝移植供体的肝切除中必须两侧都进行结扎。近年来，也常采用 IVC 侧结扎而切除侧使用 Enseal 和 LigaSure 等血管闭合设备。如果肝短静脉比较短且比较粗大的时候，常常会担心其滑脱后导致出血，这时候采用 5-0 Prolene 线连续缝合闭锁会比较安全。应该铭记于心的是一旦结扎线脱落，下腔静脉壁产生的裂孔会比肝短静脉的直径要大得多。结扎的时候尽量在肝短静脉上进行，如果 IVC 壁被结扎线包绕进去，应该在 IVC 一侧使用血管钳夹住，切离肝短静脉后进行缝合闭锁是最安全的。

下腔静脉韧带从其宽度和厚度上看，韧带非常结实，但有的时候却几乎不存在，总之存在很多类型。典型的韧带组织中包含有静脉（引流 S7 表面的 V7 分支）。剥离操作的时候，最初是肝右静脉外侧缘、尾侧开始剥离，将 IVC 韧带的头侧缘清晰可见之后，接下来转到尾侧处理，在韧带内侧缘（IVC 前方的右侧缘）形成隧道（tunneling）。在作者的科室，使用剥离剪刀（DeMarchi 或者弯剪刀）将 IVC 前方的疏松结缔组织从腹侧到背侧轻轻分离，以此向头侧进行游离。在此处剪刀不能打开，像剥离子一样操作，将剪刀的前端慢慢地向韧带的头侧缘游离（图 2）。在腹背侧方向上运动剪刀，确保足够空间基础上，用两把血管钳夹闭后在其间切断。如果韧带的宽度比较小，当然也可以选择结扎处理，但是 IVC 侧进行连续的缝合闭锁还是最安全的（图 3）。

（6）肝左叶/左外叶的游离

将小网膜 – 腹部食管 – 胃前方 – 左侧膈下用大的纱布覆盖，然后在肝左外叶头侧缘的背侧（左三角韧带背侧的空间）填入纱布。将左三角韧带从后方抬起，在肝左静脉的左侧缘到韧带的外侧缘之间填入纱布后，用电刀进行切离是操作的要点（见视频"Hanging Maneuver 应用篇"）。左外叶切除的时候的三角韧带虽不是必须结扎的，但将其结扎或者缝合会比较安全。近年来，随着超声刀和血管闭合系统的应用，术者可以将左手插入到左外叶的背侧，用手指前端放置在左外叶的头侧缘的腹侧（左三角韧带的背侧）形成一定的空间后再进行切离。倒 T 字形切口开腹的时候通常从外侧进行切开，正中切口以及腹腔镜辅助下的小切口游离的时候，从内侧开始切离比较容易。在左外叶头侧的表层存在所谓的浅静脉（superficial vein），有时候会与左膈下静脉在三角韧带内合流，此时处理的时候需要格外注意。

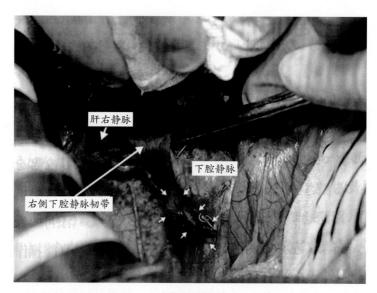

【图2】

右侧下腔静脉韧带的剥离。最开始要剥离肝右静脉的外侧缘，解剖出韧带的头侧，然后继续从尾侧用 DeMarchi 剪刀进行剥离。

在可能的病例中，将包绕肾上腺的疏松结缔组织一起剥离至背侧是最理想的（箭头所包围的部位）。

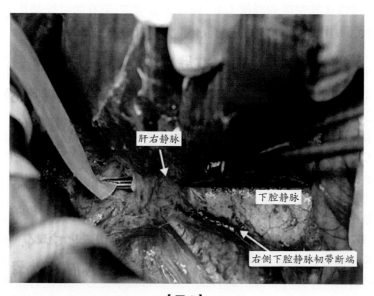

【图3】

切断右侧下腔静脉韧带，断端用 5-0 Prolene 连续缝合闭锁以后，继续将肝右静脉绕带。

绕肝悬吊法

绕肝悬吊法（liver hanging maneuver，LHM）是由 Belghiti 在 2001 年开始报道的，是指剥离肝和肝后下腔静脉之间，然后套带，一边将肝脏抬起，一边进行肝切除的手术技巧，本来是为了前入路右半肝切除的目的而开发的[4]，但现在已经不仅仅限于前入路手术了，例如：①容易控制肝实质切开过程中的静脉性出血；②作为肝实质切离的目标，更明确化；③将肝切除部位牵拉至面前；等等。经过之后的十年时间，在全世界范围内普及，至今仍被应用在肝切除当中[5],[6]。

1. 头侧（肝右、肝中静脉之间）的剥离

首先剥离冠状韧带，到达肝上部 IVC 前方与肝右、肝中静脉之间。重点是要将肝中肝右静脉之间的 IVC 前壁暴露清楚，在这个层次上进一步在 IVC 前方，向尾侧游离。通常这个地方没有肝短静脉，可以使用前端较钝的直角剥离钳慢慢地向没有阻力的地方插入，如果顺利的话，可以游离到从头侧开始 3cm 程度。即使遇到出血的情况发生，如果是正常肝脏，一般将抬起的肝脏放回原处，依靠肝脏自身重量多数可以自然止血。如果仍然出血不止可以使用止血纱布从肝右和肝中静脉之间充填进去，尝试压迫止血的同时，可以转到尾侧进行操作。

2. 从尾侧（肝后方 /IVC 前方）开始游离，形成隧道

尾侧的操作要从切开尾状叶和 IVC 之间的后腹膜开始，Belghiti 原来的方法是将肝后方和 IVC 之间进行最小限度的剥离，在无血管区将小弯 Kelly 钳向头侧插入，这种方法如果熟练的话很好用，如果不熟练的话，可以将尾状突注入 IVC 的数支肝短静脉结扎切断后，达到"扩大窗口"的目的，尽可能在直视下剥离会比较好，这时候，助手将肝脏向腹侧（稍微向头侧一点）抬起，使用弯剪刀或其他剥离器械显露 IVC 前壁，并维持该层次向头侧慢慢剥离。

尽可能地剥离之后，换成前端比较钝的钳子（作者的医院常用的是 LHM 专用的新田钳或者赤苍小弯钳子），将左手示指指尖插入到肝中和肝右静脉之间，一边确认目标的方向，一边谨慎地插入钳子。通常成人的体格，在肝后下腔静脉前方可以剥离的距离是 5～6cm 的程度，如果方向正确的话左手示指很快就能触摸到钳子的前端，能够感知到隔了一层膜性组织，此处的组织到底是真正意义的膜（广义的 Laennec 被膜的一部分）还是由于剥离压迫后出现的结缔组织一直也没有统一的共识，通常该处没有肝短静脉的存在，当可以看到钳子前端的时候，可以直视下用电刀稍微切开一点，便于钳子顺利通过。

不熟练的时候钳子插入的方向很容易向左侧偏离，所以应该把 IVC 横断面的 11 点方向作为目标，向着自己的示指尖方向进行，多数会成功。当有阻力的时候绝对不能强行继续前进，每次拔出钳子再次进入的时候，都要再次确认并调整插入的方向。另外，在进行右侧 Gisson 鞘一并处理的时候，提前将尾状突的肝实质切开会比较有用。在尾状叶的切离线两侧缝支持线然后向左右两边牵拉，将右肝门板后方至 IVC 之间的肝脏先行切离，右侧及右后叶的 Glisson 进行一并绕带不仅容易，而且还通过"扩大窗口"使得 IVC 前方剥离的盲操作距离较短。所使用的带子可以根据每个医院的不同习惯进行选择。

3. 应用篇

和前面所说的一样，LHM 无论在开腹还是腹腔镜（全腹腔镜、腹腔镜辅助等）的肝切除中都有应用[5],[6]。在腹腔镜辅助和小切口的肝切除术中，通过 LHM 可以将肝断面向面前（腹侧，尾侧）拉近数厘米，使得肝实质的切离能够安全且快速地完成，因此此项技术仍然是不可或缺的（图 4）。

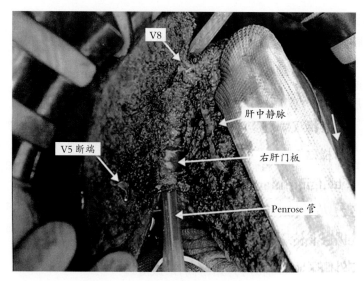

【图 4】

活体肝移植供体的手术（右叶移植肝切取术）。

尾侧和腹侧的肝实质切离到一定程度后，将脾脏向尾侧下压，获得左侧膈下空间便于肝左叶落入其中，使得断面成垂直（腹背侧）方向。

通过悬吊法将肝实质切离部位抬起至附近，同时术者左手放置在切除肝的右叶背侧，控制右侧断面使切离部左右方向保持一定的张力。

离断进展至下腔静脉旁部后，要注意 V8 和尾状叶 Glisson（术中胆道造影的时候，最好提前确认 B1r 的走行），同时进行肝实质切离。

在供体肝切除中，在肝断面上不需要全程显露肝中静脉，所以最好朝着 Penrose 管的方向完成肝切离。

右半肝切除和扩大左半肝切除的时候，都是正常的悬吊带位置，而针对肝门胆管癌和胆囊癌的右半肝尾状叶切除以及活体肝移植供体的左半肝切除（S2+3+4 并连带 MHV）（图 5）的时候，要沿着肝中肝右静脉间隙—肝中肝左静脉共干—Arantius 管这条线将残肝 / 移植肝的左叶的入肝血管的头侧绕带并悬吊（见视频，参照"悬吊法应用篇"）。此时的操作顺序是首先切开小网膜，剥离 Spiegel 叶的头侧，在肝左静脉的左侧结扎切断 Arantius 管，接下来解剖出肝左静脉左侧～背侧与 IVC 之间，从左侧用钳子向着事先已经剥离出来的肝中肝右静脉之间的空隙方向进行穿通。安全进行此处操作的重点是将左手示指插入到肝中肝左静脉之间，朝着这个方向沿着 IVC 的前壁进行游离（图 6 和图 7）。

作者行右后叶切除或者 S7 段切除的时候，先保留右侧下腔静脉韧带，在其与肝右静脉之间绕带并悬吊。在左外叶切除或者左外叶供体的手术中，先剥离肝中与肝左静脉之间，将肝左静脉绕带。如果两者在肝实质内汇合，可以在肝实质内仔细分离 Laennec 被膜，多数可以在肝实质外将其全周游离出来，当然也有完全在肝实质内汇合的情况，由于肝静脉壁非常薄，如果仍勉强进行剥离则可能发生出血的危险，可以用 CUSA 将汇合部腹侧的肝实质稍稍破碎吸引，就可以安全进行操作了。必须要看清楚肝脐裂静脉（umbilical fissure vein，UFV）的汇合部是进入其左侧还是右侧。

当然不可能在所有的病例上都使用 LHM，Ohata 等仔细研究并报道了 200 例中约

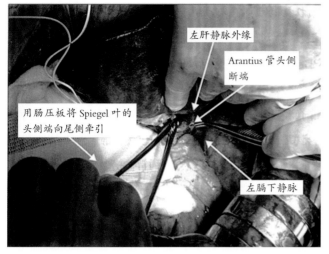

左肝静脉外缘

Arantius 管头侧断端

用肠压板将 Spiegel 叶的头侧端向尾侧牵引

左膈下静脉

【图5】

活体肝移植供体的肝切除（左叶移植：连同 MHV 的 S2+3+4 切除术）。

首先切开小网膜，剥离 Spiegel 叶的头侧，在肝左静脉的左侧结扎并切断 Arantius 管。

在该病例中，由于仅采用上腹正中切口，在此处术者换到患者左侧的位置（为了确保手术视野及操作空间）。

接下来解剖出肝左静脉左侧～背侧与 IVC 之间，从左侧用钳子向着事先已经剥离出来的肝中肝右静脉之间的空隙方向进行穿通，助手需要把持肝左外叶并向腹侧抬起。

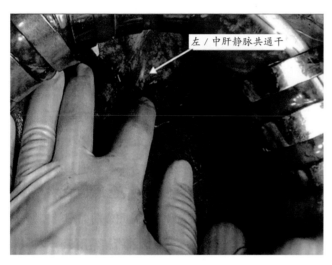

左/中肝静脉共通干

【图6】

与图5同一病例。

安全进行此处操作的重点是将左手示指插入到肝中肝左静脉之间的空隙，朝着这个方向沿着 IVC 的前壁进行游离。

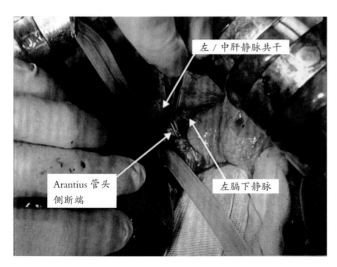

左/中肝静脉共干

Arantius 管头侧断端

左膈下静脉

【图7】

与图5和图6同一病例。

之后，沿着肝中肝右静脉间隙—肝中肝左静脉共干—Arantius 管这条线将移植肝的左叶的入肝血管的头侧绕带并悬吊。

12% 的病例不能完成 LHM[7]。在巨大肿瘤压迫 IVC 的时候，例如 HCC，助手将肝脏抬起并准确将钳子顺利通过，多数可以实施 LHM，但是在 IVC 癌栓、怀疑侵犯 IVC 的肝内胆管癌或转移性肝癌的病例中，就要慎重选择适应证，另外再次肝切除（IVC-尾状叶之间曾经被剥离过的病例）和针对尾状叶 HCC 进行过数次 TACE、RFA 等治疗的病例，不能过于拘泥于尾侧开始的盲操作，可以在外侧开始进行右叶的游离翻转，然后将肝右静脉绕带会比较安全（图 3）。肝实质-IVC 之间严重的慢性炎症粘连的病例也是相对的禁忌证，在右后叶胆管的难治性肝内结石导致反复的肝脓肿和胆管炎病例中，作者也放弃了处理 IVC 前方的剥离转而选择外侧开始的手术入路。

参考文献

1) Sato TJ, et al: An anatomical study of short hepatic veins, with special reference to delineation of the caudate lobe for hanging maneuver of the liver without the usual mobilization. J Hepatobiliary Pancreat Surg. 9(1):55-60, 2002.

2) 久米 真, 他：【肝胆膵手術　術中トラブル回避法・対処法　こんなときどうする】肝臓手術　右副腎からの出血　回避と対処. 手術 62 1207-1211, 2008.

3) 佐藤達夫：泌尿器手術に必要な局所解剖 23 副腎(1), 24 副腎(2), 25 副腎(3). 臨泌 45, p319-330, 388-394, 470-480. 1991.

4) Belghiti J, et al: Liver hanging maneuver: a safe approach to right hepatectomy without liver mobilization. J Am Coll Surg. Jul;193(1):109-11, 2001.

5) Shindoh J, et al: Significance of liver hanging maneuvers for invasive liver lesions in no-routine anterior approach policy. J Gastrointest Surg. Jun; 15(6):988-95, 2011.

6) Kim SH, et al: Various liver resections using hanging maneuver by three glisson's pedicles and three hepatic veins. Ann Surg. Feb; 245(2):201-5, 2007.

7) Ogata S, et al: Two hundred liver hanging maneuvers for major hepatectomy: a single-center experience. Ann Surg. Jan; 245(1):31-5, 2007.

肝门部操作 1：分别处理法

京都大学肝胆胰·移植外科
海道利实

前言

肝门部的脉管处理方法，通常分为两种，一种是将 Glisson 系统的动脉、门静脉、胆管逐一处理的分别处理法，另一种是将动脉、门静脉、胆管一起处理的 Glisson 一并处理法。活体肝移植的供体手术以及肝门胆管癌胆管重建的肝切除常采用分别处理法。其他类型的肝切除，两种都可以选择。本章中，将详细讲述前者的操作方法、要点及重点。

1. 肝门区脉管的走行变异

肝门部的脉管系统常常存在很多的变异，术前要根据 CT 的三维构建及 MRCP 成像，准确把握每个病例的脉管走行。

门静脉：根据 couinaud 的报告，主要的变异分为以下几种：肝门部分出左支和右支的普通分支型最多，约占 77%；先分出右后叶支然后再分出右前叶支和左支的右后叶先行分支型约占 10%；肝门部同时分出右前叶支和右后叶支以及左支的 3 分支型约占 8%[1]。

动脉：动脉的走行变异最多，肝固有动脉在肝十二指肠韧带左侧走行，分为肝动脉的左支和右支，是最常见的分支方式，不超过 67%[2]；最具有代表性的变异是由肠系膜上动脉分出肝右动脉，在肝十二指肠韧带背侧和右侧走行（17%）。胃左动脉分出肝左动脉，在小网膜内走行（16%）。

胆管：胆管的变异也很多，尤其要注意肝门区的变异。右后叶胆管与左肝管汇合，或者右后叶胆管在门静脉右支的腹侧尾侧走行。这些胆管变异都是胆管副损伤的原因，也是胆管癌决定手术方式的重点。术前一定要准备把握影像信息，术中最好做胆管造影进行再次确认。

2. 从右侧开始的肝门部剥离操作

(1) 胆囊切除术

首先，将胆囊从胆囊床完整剥除，结扎切断胆囊动脉后，剥离胆囊管。将胆囊管稍微切开，用蚊式钳打开胆囊管，确认胆汁能够逆流。将胆管造影管插入，固定，在插入部位的远端将胆囊管切断，切除胆囊。

要点①：避免损伤 calot 三角中走行的肝右动脉。

要点②：避免造成胆总管和肝总管的损伤及狭窄，切除胆囊时，胆囊管残端不要留得过短。

(2) 剥离肝右动脉

用 De Bakey 镊子将胆囊管和造影管一起把持住，向腹侧左侧牵引。沿着肝门方向切开肝十二指肠韧带的浆膜层，确认胆总管背侧走行的肝右动脉。将肝右动脉周围走行的神经丛及淋巴管全部剥离,切除。进行绕带处理,轻轻牵拉绕带,沿着动脉的走行进行剥离。

右半肝切除的时候,不必向末梢端剥离得过多,而右后叶切除、右前叶切除、肝中叶切除、左三叶切除等需要确定二级分支的时候,则要一直游离到右前支和右后支的分叉部。

另外,肝右动脉来自肠系膜上动脉的时候,由于走行在门静脉的右后方,确认其动脉波动以后,将其绕带处理。

要点③:充分牵拉胆囊管,可以扩大胆总管与门静脉主干的间隙,更容易确认肝右动脉。

要点④:活体肝移植供体手术的时候,进行绕带处理容易造成动脉内膜的损伤和挛缩,最好不进行绕带处理,或者即使进行绕带处理也要谨慎地牵拉。不要直接牵拉动脉,而是牵拉动脉周围的神经丛等结缔组织。

要点⑤:在肝细胞癌及转移性肝癌中,活体肝移植右半肝移植的肝切除术时,在肝总管右侧剥离肝右动脉,不需要在肝总管的背侧剥离。

(3)剥离门静脉右支

剥离至肝右动脉背侧的时候,能够透过浆膜看到门静脉主干,切开浆膜,暴露门静脉壁(这个水平是门静脉主干)。沿着门静脉前方的层次向肝门方向剥离,确认门静脉的左右分支的起始部,全周剥除门静脉右支的头侧和背侧。此时用 De Bakey 镊子把持门静脉壁进行剥离操作会比较容易。在门静脉背侧有尾状叶的数支分支,剥离时要注意不要将其损伤,必要时可将其结扎切断。

完成门静脉右支的全周剥离后,将其绕带处理(图 1),根据病例不同,有的可以提前剥离至门静脉右前支和右后支。

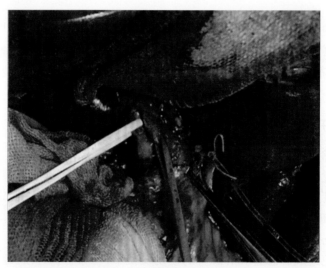

【图 1】 肝右动脉(红色套带)和门静脉右支(白色套带)的分别处理结束时

要点⑥:因为会将门静脉主干误认为门静脉右支,所以一定要确认左右分叉部以后,再进行门静脉右支的剥离。

要点⑦：切开门静脉表面浆膜，剥离结缔组织暴露门静脉壁后，才能安全确实地进行绕带处理。

（4）切断肝右动脉及门静脉右支

进行活体肝移植右半肝移植肝切除术时，在肝实质离断完成后进行肝右动脉和门静脉右支的切断。而在通常的肝切除手术中，血管要在离断肝实质之前进行处理。肝右动脉要进行双重结扎（一根为缝扎）后进行切断。如果尾状叶支处理后有足够的距离，则进行门静脉右支双重结扎，切断（一根缝扎并用 5-0 Prolene 连续缝合闭锁），如果不能保证足够的距离，可仅仅结扎处理，离断肝实质后再进行门静脉右支的切断。

在二级分支以远的肝动脉和门静脉分支切断的时候，常常会出现支配区域不明的情况，可以采用杉田夹或者阻断钳进行阻断实验，确认颜色变化区域或者通过超声确认血流情况后再进行切断。

（5）右肝管的处理

如前文所述，胆管系统的变异非常多，在肝实质离断后取得肝门部良好视野，再进行胆管的处理最为安全。虽说是分别处理，也不必将右肝管从 Glisson 鞘中剥离出来，只需要将其与肝门板一起进行绕带处理。如果能够游离至距离左右肝管分叉部 1cm 以上部位，不用胆管造影，在末梢端足够远的距离上处理即可，当然，在胆管预定切断线的头侧和尾侧分别使用杉田夹夹闭后，通过胆管造影确认后再进行处理更为安全。为了降低断端胆汁漏的风险，最好还是要进行双重结扎（其中一根使用缝扎）。

对于肝内胆管癌，断面的胆管断端进行快速病理诊断，确保断端阴性后，用 5-0 或 6-0 PDS 进行连续缝合。

手术结束前，要再次进行胆管造影，确认没有造成左肝管的狭窄。

要点⑧：确认右肝管断端及针眼有胆汁漏的时候，如果通过胆管造影判断右肝管的残端没有足够的长度，过多地追加缝合会造成左肝管的狭窄，因此，这时候不要勉强进行追加缝合，可以从胆囊管向胆总管内留置 C 管，等待其自然愈合。

3. 从左侧开始的肝门部剥离操作

（1）胆囊切除术

与右侧开始的肝门部剥离操作一样。

（2）肝左动脉的剥离

剥离肝十二指肠韧带的左侧缘，暴露肝左动脉，沿着头尾方向进行剥离，确认左右肝动脉的分叉及肝中动脉的根部。进行绕带处理（图 2）。

肝左动脉难以辨认时，首先在肝十二指肠韧带左缘，通过视诊和触诊，确定肝固有动脉。切开表面的浆膜层，暴露肝固有动脉，向肝门区进行剥离。明确左、右肝动脉的分叉部后，对肝左及肝中动脉进行绕带处理。

当肝左动脉分支于胃左动脉时，在小网膜内辨认胃左动脉，进行全周剥离。进行活体移植左半肝切除术的时候，将胃左动脉的分支处理 2~3 根，尽可能地确保足够长的肝左动脉。

要点⑨：助手向上方牵拉肝圆韧带，使门静脉矢状部与左支形成一条直线，并保持一定的张力，更容易分辨肝左动脉。

（3）门静脉左支的剥离

在肝左动脉及肝总管之间的背侧进行剥离，暴露门静脉前壁，确认左右分叉部，将门静脉左支进行全周剥离，并绕带处理，必要时，可以将尾状叶的分支结扎切断（图2）。

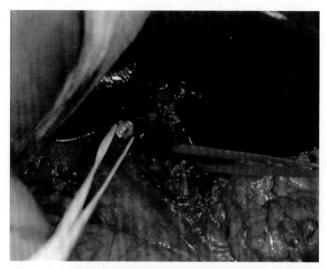

【图2】 肝左动脉（红色套带）和门静脉左支（白色套带）的分别处理结束时

（4）切断肝左动脉及门静脉左支

进行活体肝移植的左半肝移植肝切除术时，在肝实质离断后再进行肝左动脉和门静脉左支的处理。而在通常的肝切除手术中，要在肝实质离断之前对其进行处理。肝左动脉要进行双重结扎（一根要进行缝扎）后进行切断，尾状叶支处理后门静脉左支如果有足够距离就进行双重结扎切断（一根缝扎并用5～0 Prolene 连续缝合闭锁），如果不能保证足够的距离，可以考虑离断肝实质后再进行门静脉左支的结扎切断。

（5）左肝管的处理

与右肝管的处理相同。

参考文献

1) Couinaud, C: Surgical anatomy of the liver revisited. 1st ed, Couinaud, C, Paris, 109-110, 1989.

2) 鈴木英明：肝門部近傍におけるグリソン系脈管群の相関と異常—肝胆道外科の立場から. 日外宝函 51: 713-731, 1982.

肝门部操作 2:Glisson 一并处理法

国立医院机构京都医疗中心外科
猪饲伊和夫

1. 前言

在肝切除术中,切除区域及其相邻区域的流入血管的确定和血流阻断是控制出血和确定肝切离线最基本的手术操作之一。Couinaud 介绍了 3 种到达肝门部门静脉的方法 [1]:①鞘内到达法;②鞘外到达法;③在鞘外进入肝裂的到达法。鞘内到达法正像前面章节中讲述的那样,在肝门或者 Glisson 鞘内打开肝门板或者脐静脉板,然后确定肝动脉、门静脉并且分别进行处理的方法。鞘外到达法是将剥离子穿过门静脉的鞘周围的方法,只有该鞘流入的所属脉管可以切离。高崎等将这种方法定义为 Glisson 鞘一并处理法并进行了报道 [2]。在鞘外进入肝裂的到达法是在主门静脉裂或者脐静脉裂切开肝实质,从肝门板或者脐静脉板分出的部位确定鞘的方法,冈本等对此方法进行了报道 [3]。

本章将对使用鞘外到达法的 Glisson 鞘一并处理进行讲述。肝门部的手术入路方法包括以下两种:①施行包含胆囊板的全层胆囊切除术,将胆囊向左尾侧牵引展开术野,将右前叶和右后叶的 Glisson 支分别进行一并绕带操作;②在肝门部中央将左右 Glisson 支一并绕带,然后再将右前叶和右后叶 Glisson 支绕带。

2. 从包含胆囊板的全层胆囊切除术到 Glisson 一并处理

(1)胆囊切除术

在包含胆囊板的胆囊全层和肝被膜之间的层次剥离。与普通的胆囊切除术剥离层(胆囊浆膜下层)比较,这个剥离操作的层次更靠近肝脏侧。虽然没有贯穿胆囊板的动脉但是会有汇入肝脏的静脉,在剥离操作过程中的渗血会妨碍术野。从胆囊底部开始剥离,到达确切的层次后用滴水双极电凝通电·止血,将胆囊板从肝被膜上钝性剥离,能够控制肝脏侧及胆囊侧的出血,也能确保良好的手术视野。将胆囊的剥离进展至肝门部附近(图 1)。

将胆囊向左尾侧牵引,在胆囊板的延长线上,能够找到从肝门部开始在肝内呈帐篷状紧张的部位。此处的肝脏侧有右前叶支(图 2)。在肝门部,将胆囊向右侧牵引,肝十二指肠韧带向尾侧牵引,在右前叶支根部的左侧能够清楚地显示肝被膜和肝门板的界限。在这个界限上钝性显露肝被膜,将肝门板的剥离进展至脐静脉板右侧附近。在这个操作过程中一定不要进入肝门板内,这一点非常重要。同样的,右前叶支右侧朝着 Rouvirere 沟钝性剥离。

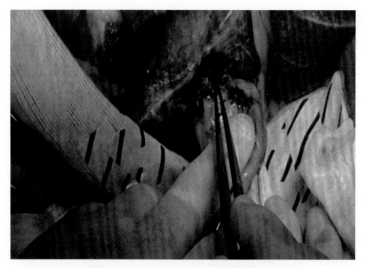

【图1】 包含胆囊板的全层胆囊剥离

在包含胆囊板的胆囊全层和肝被膜之间的层次，将胆囊从肝脏上剥离。使用滴水双极电凝控制肝脏侧和胆囊侧的出血，能够保证良好的术野。

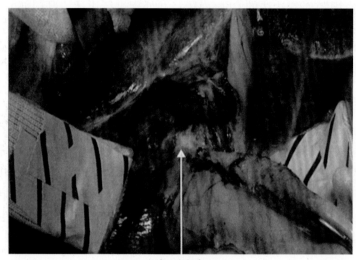

右前叶支根部

【图2】 右前叶支的辨认

将胆囊向左尾侧牵引的时候，在胆囊板的延长线上，从肝门部开始在肝内呈帐篷状紧张的部位就是右前叶支的根部。

（2）右前叶支的绕带

在右前叶支根部的肝门侧和右侧常常会有小Glisson分支，如果能够找到这些小分支，仔细结扎和切断（图3）。通过对肝门侧小分支的处理，能够将肝门板从肝被膜上向尾侧比较大地展开。在肝被膜和肝门板的间隙内插入两个剪刀，将间隙稍微打开，在肝门板的头侧制作出比较大的操作空间。同样的，处理完右前叶支右侧的小分支后，可以将右前叶和右后叶分叉部的术野展开，在右前叶和右后叶分叉部与肝被膜之间制作出操作空间。从右前叶支两侧的操作空间将右前叶支全周剥离后,在右前叶支背侧可以安全地插入钳子(图4)。如果在插入钳子时有抵抗感,则可以判断剥离得不充分,必须返回来再次从左右进行剥离操作。

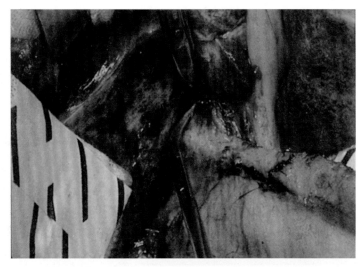

【图3】 右前叶支根部两侧的小 Glisson 分支处理

在右前叶支根部的肝门侧和右侧常常会有小 Glisson 分支,如果能够找到这些小分支,仔细结扎和切断。

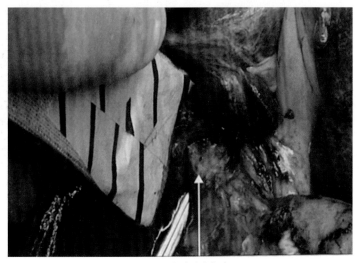

右前叶支根部

【图4】 右前叶支的游离绕带

通过细小 Glisson 支的处理使得右前叶支的左右术野展开良好,确认右前叶支背侧后,能够安全插入钳子。

(3)右后叶支的剥离绕带

将右前叶支向左腹侧牵拉,能够在右后叶支头侧游离出比较大的操作空间,朝右后叶支的背侧剥离。接下来将肝十二指肠韧带向腹侧展开,确认右尾状叶支(图5)。在右后叶支和右尾状叶支之间沿着肝被膜钝性剥离,与头侧的剥离相连续,将右后叶支全周剥离并绕带(图6)。与上面所记录的一样,在这个操作中一定不要强行插入钳子。

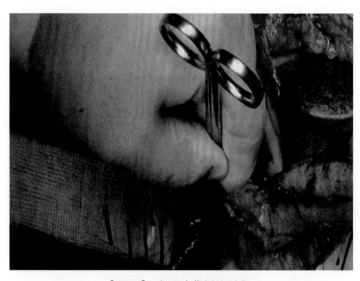

【图5】 右后叶背侧的剥离

将肝十二指肠韧带向腹侧展开,确认右尾状叶支,在其右侧开始剥离右后叶支背侧。

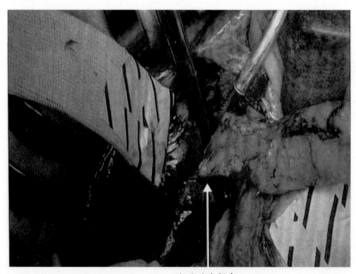

右后叶支根部

【图6】 右后叶支的游离绕带

在右后叶支和右尾状叶支之间沿着肝被膜钝性剥离,与头侧的剥离相连续,将右后叶支全周剥离并绕带。

按照上述操作,当遇到右后叶支绕带困难的时候,在肝门部中央将右 Glisson 一级分支绕带,通过减去右前叶支能够将右后叶支绕带。在右前叶支提前绕带的情况下,右

Glisson 一级分支比较容易绕带。这时候右尾状叶支和右后叶支一起被绕带处理。

（4）Glisson 三级分支

将右前叶支和右后叶支向左尾侧牵引,能够从肝门部找到三级分支。由于三级分支的解剖学变异非常多,在每个病例中都要从术前影像中进行手术操作的模拟。

3. 从肝门部中央开始的 Glisson 一并处理

在胆囊切除术后或者肿瘤侵犯胆囊的病例上述操作就会比较困难。这样的病例可以直接从肝门部中央将 Glisson 一级分支绕带。

（1）肝门部中央的肝被膜和肝门板的剥离

肝十二指肠韧带向尾侧牵引,可以看到肝门板的肝被膜附着部。在胆囊切除术后的病人左内叶下面与肝十二指肠韧带会有粘连,肝被膜附着部位于肝脏侧相对靠上的位置,所以要特殊注意。在肝门部中央的肝被膜与肝门板之间用两把剪刀钝性剥离(图7)。两把剪刀在间隙内剥离的时候,一边确认肝被膜一边下降肝门板,一点一点地向前剥离。该操作一定不要进入肝门板内,即使稍稍进入一点肝实质也没问题。剪刀在没有抵抗感的状态下向背侧剥离,越过肝门板以后,在剥离底部能够确认肝实质的地方就是剥离的终点。

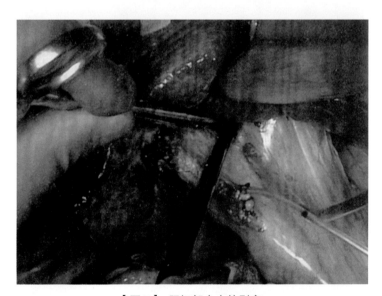

【图7】 肝门部中央的剥离

肝十二指肠韧带向尾侧牵引, 可以看到肝门板的肝被膜附着部。在肝门部中央的肝被膜与肝门板之间用两把剪刀钝性剥离。

（2）肝十二指肠韧带背侧的剥离和右侧 Glisson 一级分支的绕带

在肝十二指肠韧带的背侧左右尾状叶支之间最凹陷的部位就是肝门板背侧中央部,在这个部位提前将肝门板和肝被膜之间剥离好。

将肝门板的腹侧中央部用剪刀向下牵拉,从其头侧用钳子向肝门板背侧剥离部方向前进(图8)。由于这个操作是盲操作所以需要特别注意。为了避免肝门板的损伤,使用弯度小的大钳子,心里要有"钳子的前端可以插入尾状叶肝实质中"的打算,从肝门板的头侧向背侧前进。另外,即使钳子打算在肝门部中央操作,钳子的前端也会有向右偏离的倾向,所以插入操作的时候有意识地稍稍向左侧一点比较好。接下来将钳子整体向腹侧提拉向上,钳子的前端就可以在肝门部背侧中央的剥离部看到。在肝门板背侧无法直接看到钳子前端的时候,多数是钳子前端进入到尾状叶的肝实质内。这种情况下,用左手示指在肝门板背侧中央触诊,确认向腹侧提拉抬起的钳子前端后进行引导。这样,右侧一级分支就能够绕带处理(图9)。

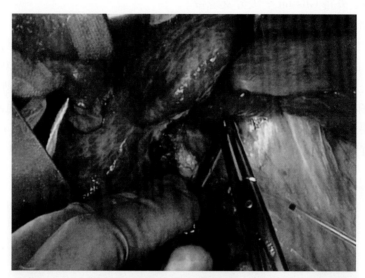

【图8】 向肝门部中央背侧插入钳子

将肝门部腹侧中央的肝门板用剪刀向下牵拉,从剪刀的头侧用钳子向背侧剥离部方向前进。钳子要使用弯度比较小的钳子。

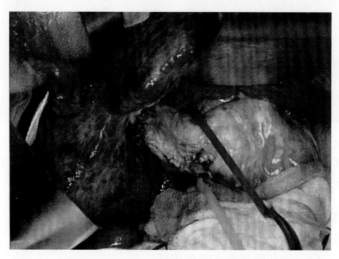

【图9】 右侧 Glisson 一级分支的绕带

钳子向肝门板背侧中央前进,通过视诊及触诊确认钳子的前端,将右侧一级分支绕带。

（3）胆囊板右侧的剥离

在 Rouviere 沟腹侧确认肝被膜的同时剥离胆囊板右侧。在此部位，如果能找到细小的 Glisson 支则将其结扎切断。找到并确认右前叶支和右后叶支的分叉部，将右前叶支绕带处理。

4. Glisson 一并处理的注意点

（1）肝门板的剥离要点

本操作最重要的一点是绝对不能进入肝门板内进行剥离。剥离层一旦进入肝门板内就有可能损伤门静脉和胆管。相反，如果钳子超过肝被膜插入到肝实质内，虽然会带来肝实质少量出血但是不会损伤门静脉和胆管。肝实质的出血通过压迫很容易止血。当钝性剥离操作无法前进的时候，就能够判断出可能已经进入到肝门板内，必须向肝实质侧变更剥离层次。

（2）右前叶 Glisson 支处理的要点

由于右前叶支根部有时候会有北绕的右后叶胆管走行，需要注意。在 Glisson 一并处理中切断右前叶支的时候，切断前通过胆管造影确认右后叶胆管，或者处理一支右前叶 Glisson 三级分支后，在其肝脏侧处理右前叶主干，这样就不会损伤右后叶胆管。

5. 结语

Glisson 一并处理操作是解剖性肝切除术的基本手术技巧。但是，在肝门板背侧操作中包含了无法直视下操作的部分，绝对不能勉强操作。

参考文献

1）Couinaud C：Surgical Anatomy of the Liver Rivised　二村雄次訳，肝臓の外科解剖　医学書院 1996.

2）Takasaki K, et al：Highly anatomically systematized hepatic resection with Glissonean sheath cord transaction at the hepatic hilus Int Surg 75: 73-77, 1990.

3）岡本英三：肝癌に対する肝切除術−グリソン系脈管処理を先行する系統的区域・亜区域切除の提唱−．消外セミナー 23：229-241,1986.

肝实质切离:CUSA+ 双极电凝

北野医院消化中心外科

寺嶋宏明

前言

安全的肝实质切离原则可以归纳为 4 点:①确切把握肝脏的目标断面;②断面上出现的条索样结构要知道是 Glisson 鞘分支还是肝静脉分支,并进一步明确属于切除侧还是残肝侧;③尽量减少出血;④切除后不要引起胆汁漏。

在京都大学及关联医院,20 世纪 90 年代开始一直使用 CUSA 将肝组织破碎并吸引,断面上出现的条索样结构则用滴水双极电凝(water bipolar)烧灼和切断。理由是:①切断的条索样组织都能在直视下确认;②对于术者不必来回更换器械;③因为是可以再次使用的设备,降低了运营成本等。当然,在这个手术技巧的操作中,术者和第一助手最好都使用外科放大镜(surgical loupe)(×2.5 倍左右),这样就具有了腹腔镜手术同样的扩大效果以及同一视野的共有概念。

关于 CUSA 和滴水双极电凝的原理和构造等,参照其他章节(总论:手术器械)。

1. 肝切离前的准备

CUSA 可以通过调整线路的长度使得手柄前端向前伸出剑突头侧约 10cm 长度,固定在患者的尾侧。以便导线的弯曲不会影响术中操。

术者(患者右侧)与患者平行并面向头侧,断面位于从尾侧能够俯视的位置。肝被膜用电刀提前标记出切离线并凝固切开被膜,最近,使用 LCS 切开切离线表层的肝实质。

切离线两侧缝合支持线(stay suture)(例如,残肝侧 -3-0 Prolene,切除侧 -3-0 薇乔),结合 CUSA 的操作方向可以将肝断面自由展开,并保持肝断面方向。为了避免过度的牵拉导致肝实质撕裂,支持线可以分别选择水平褥式缝合、结扎或者 Z 字缝合、无结扎(正常肝脏比较容易撕裂所以后者更有利)。

通过支持线的牵拉保持肝切离线的适度紧张,并且通过提拉断面可以压迫肝静脉系统,能够减少出血量。

第二助手将切离线左侧支持线和肝圆韧带断端的结扎线一起向尾侧牵拉,使得肝脏从肋弓拉出来,在断面的正上方能够直视。术者用左手向尾侧·右侧牵拉断面右侧的支持线,将断面展开。调整牵拉的力度,不要撕裂细小的 Glisson 分支和肝静脉分支(图 1)。

2. 基本操作和要点

CUSA 不仅能够用前端向前挖掘,更重要的是能够将肝实质内的条索组织通过前端的振动能量将其挖掘出来,使用 5mm 以内的振幅轻柔地运动。但是在一个点上集中连续操作会导致脉管损伤。

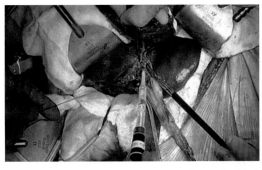
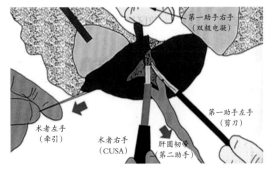

【图1】 通过支持线牵引肝脏

通过支持线能将肝断面自由展开。加上肝圆韧带断端的牵引（第二助手）能够在术野的正上方直视下操作。

CUSA在切离线平行的方向上运动操作（纵向运动）可以快速且顺利地进行肝切除，但总是在纵向运动会损伤横行的Glisson鞘和肝静脉，所以遇到比较粗大的条索样结构时，确认其走行的同时可以在适合的切离线上与横向运动并用（图2）。横向运动的时候会减少条索样组织的损伤风险，但是切离会比较费时，并且切离线的宽度会比较大，在肿瘤附近的时候会有暴露肿瘤的风险。如果以横向运动为主的话，振幅尽量减小，并且保持从残肝侧向切除侧的方向上运动CUSA前端（将断面的残肝侧肝实质破碎吸引），肝切离的时候要注意外侧切缘。

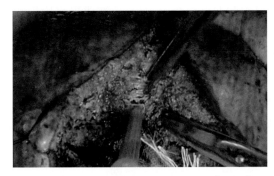
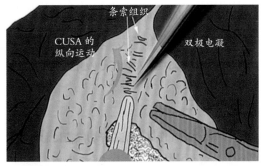

【图2】 CUSA的运动

CUSA原则上在断面线平行的方向上纵向运动。遇到比较粗大的条索样结构时，确认其走行的同时可以在适合的切离线上与横向运动并用。

当然，根据肝实质的纤维化程度及部位（实质内、沿肝静脉、肝门部Glisson鞘周围等），调整前端的接触时间和CUSA的功率增减非常重要。正常肝、脂肪肝和硬化肝在破碎程度上完全不同，脂肪肝比较脆，很容易过度破碎，很难维持平滑的肝断面，硬化肝通过CUSA的振动时破碎相对比较困难，要借助前端本身的力量进行切离。

CUSA显露出来的条索样组织，第一助手用右手的滴水双极电凝烧灼，用左手的剪刀锐性剪断。滴水速度维持在1～2滴/s，调整双极电凝的能量，前端靠近组织以后能够产生煮沸的功率（40～60W；可以听到煮沸的声音）。根据相应的条索组织可以调整前端的间隔距离，通过手腕的旋转和手指的运动可以自由控制双极电凝的手柄，通过刀柄前端进行烧灼。这时候,不要将刀柄的近端接触到附近的肝组织形成短路,并且调整双极电凝的位置使供水侧的刀柄在比较高的位置。然而,用不习惯的左手使用剪刀进行离断操作会比较困难,只能通过训练才能习惯并熟练(图3)。

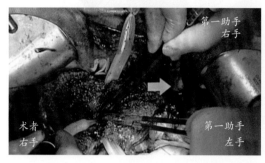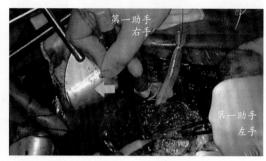

【图3】 双极电凝的操作

第一助手通过手腕的旋转和手指的运动可以自由控制双极电凝的手柄,通过刀柄前端进行烧灼。但是,用不习惯的左手用剪刀进行离断操作会比较困难,只能通过训练才能习惯并熟练。

细小的条索组织仅用滴水双极电凝烧灼就可以,1.5～2mm以上的粗大条索组织则用3-0或者4-0可吸收线结扎,切除侧为了节约时间可以使用钛夹。如果结扎部位比较短,担心残肝侧的结扎线脱落,可以在结扎线的外侧上夹,然后再将切除肝侧切断。

要点1 "术野的吸引":在用滴水双击电凝进行烧灼的时候,第二助手用吸引器将术野中的生理盐水和血液除去,防止结痂附着的组织和双极电凝粘连以后,造成未烧灼组织的牵拉出血。

要点2 "第一助手的剪刀的角色":CUSA操作时以及条索组织烧灼的时候,可以代替肠压板压排将肝断面展开(图4左),另外,在条索组织切离的时候,将剪刀前端打开向附近压排肝断面,保持条索组织的紧张,并且左手可以稳定地进行离断操作(图4右)。

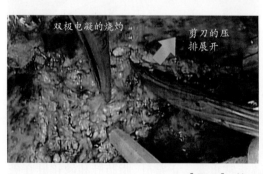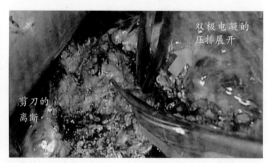

【图4】 第一助手剪刀的角色

CUSA操作时以及条索组织烧灼的时候,可以代替肠压板的压排将肝断面展开(图4左),在条索组织切离的时候,将剪刀前端打开向附近压排肝断面,保持条索组织的紧张(图4右)。

要点3 "肝断面出血的处置":肝断面渗血的时候,将滴水双极电凝前端稍稍分开大一点,稍微用力压迫的同时通电烧灼。用刀柄的中间部在出血部位进行烧灼,就像是在煮沸的生理盐水中将组织烧灼一样,使得蛋白凝固完成闭锁操作。这时候,将滴水双极电凝在附近一边滑动一边通电,能够在比较大的范围内烧灼,并且避免与组织粘连(图5)。

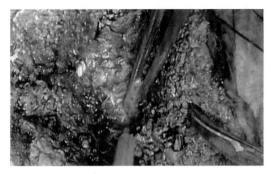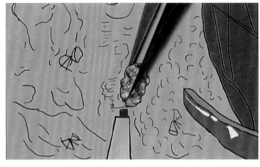

【图5】 肝断面出血的处置

　　将滴水双极电凝的前端稍稍分开大一点,用刀柄的中间部在出血部位进行烧灼,就像是在煮沸的生理盐水中将组织烧灼一样,使得蛋白凝固完成闭锁操作。

　　要点4 "肝静脉末梢小分支的处理":肝切离线上出现肝静脉小分支横穿的时候,不能一味地"先用双极电凝灼烧"(过度灼烧有时候会引起肝静脉壁损伤),先用剪刀切断,之后再按照肝断面出血的处理进行止血。如果有肝静脉主干的小孔,将滴水双极电凝通电在其前端的生理盐水煮沸同时,在孔的周围静脉壁上滑动,能够止血。

　　要点5 "CUSA破碎中遇到肝静脉出血的处理":"暂时用手指压迫"是通常的手段,但是压迫有时候反而会使损伤部位扩大。在一点上轻轻压迫使得出血的势头降下来,然后用前端比较细的剥离钳与肝静脉走行成直角的部位比较深的地方将肝实质一起夹住,暂时控制出血。剥离钳放置在术野中,注意手和手术器械不要触碰到剥离钳,用CUSA将夹住部位近端和远端肝实质稍稍破碎吸引,显露出肝静脉走行的全貌。针对脉管的粗细,采用双极电凝烧灼/止血夹/缝合闭锁等进行止血(图6)。

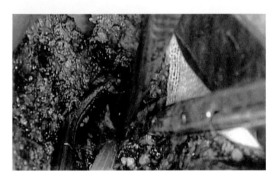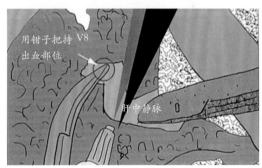

【图6】 CUSA破碎中遇到肝静脉出血的处理

　　(右前叶切除中显露肝中静脉操作中V8出血)用前端比较细的剥离钳与肝静脉走行成直角的部位比较深的地方将肝实质一起夹住,暂时控制出血。用CUSA将夹住部位近端和远端肝实质稍稍破碎吸引,显露出肝静脉走行的全貌。

3. 肝断面设定和维持的重要性

切离至一定程度以后,通过左右的支持线,以切离线为底边形成左右对称的三角形,将这个三角形的底边(=切离线)均等地向上下方向延长下去,肝实质切离的目标就是将这个三角形逐渐变大。这样做以后,切离线就会变成一条直线并且断面平滑,也能够维持切离的方向(图7左)。在切离的前方部位继续追加支持线进行左右均等的牵拉,断面会从三角形变为四边形,底边的切离线直线化,并维持断面的方向性(图7右)。进行右侧肝实质切离的时候,肝脏膈面逐渐向背侧进展,提拉切离线腹侧的支持线,观察肝脏下面的同时根据肝门部和肝静脉根部的相对位置关系决定断面的角度,逐渐改变之前所说的三角形的底边方向。在肝右静脉根部附近术野比较深的时候,术者左手掌把持肝脏,左手拇指将肝脏向背侧方向推挤,对侧肝缘用支持线和剪刀/肠压板压排,能够维持断面(图8)。

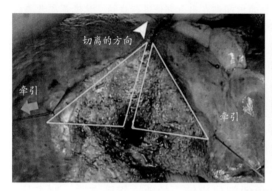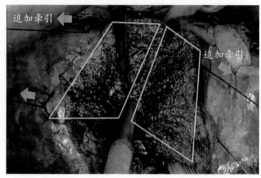

【图7】 肝断面的设定和维持

(扩大左半肝切除的肝切离)通过左右的支持线,以切离线为底边形成左右对称的三角形(图7左)。一边扩大左右对称的断面,一边维持断面的方向性(图7右)。

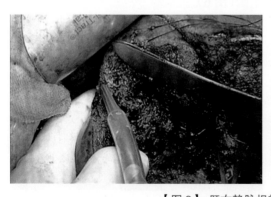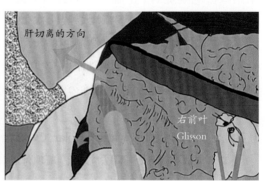

【图8】 肝右静脉根部附近的肝断面展开

(肝中叶切除术中右前-右后叶之间的肝实质切离)术者左手掌把持肝脏,左手拇指将肝脏向背侧方向推挤,对侧肝缘用支持线和剪刀/肠压板压排,能够维持断面。

主要肝静脉作为肝脏区域之间的界线要仔细辨认,并向中心侧游离。肝静脉显露的要点是对脉管尽可能地在切线方向上用 CUSA 处理,将肝静脉壁周围的肝实质仔细地从末梢向中心一条一条地进行削落(图9)。如果用CUSA的前端强行剥离的话,势必会造成肝静脉壁的裂孔,术野瞬间就会变成血海。

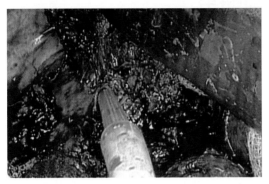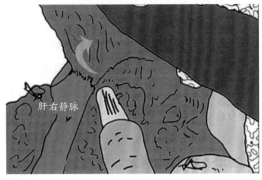

肝右静脉

【图9】 主要肝静脉的显露和剥离

(肝中叶切除术中肝右静脉的显露)对于脉管尽可能地在切线方向上用CUSA处理,将肝静脉壁周围的肝实质仔细地从末梢向中心一条一条地进行削落。

结语

通过CUSA+双极电凝的肝实质切离是术者和助手的协同操作,术者用CUSA在宽阔的位置显露条索组织,助手处理起来也非常容易,另一方面,助手通常追随CUSA的前端进行操作,条索组织显露后马上用滴水双极电凝烧灼。如果助手随意在术者分开的其他部位进行止血操作的话,肝切除的节奏就会打乱并且浪费时间,而且会成为新出血点的火种。两个人要追求没有停滞的默契操作。

参考文献

1) 山本雄造,他:CUSAとバイポーラ電気メスを用いた肝切離法. 手術56: 2031-2035, 2002.
2) 寺嶋宏明,他:超音波外科吸引装置(CUSA)-肝実質離断操作の基本操作とそのコツ-. 臨床外科64: 149-154, 2009.

肝实质离断的随机对照研究

京都大学肝胆胰·移植外科　海道利实

　　活体肝移植手术中供体的安全性是第一位的。从这个观点出发,供体手术的出血量最好要少。在我们科室,传统的肝实质离断是采用 CUSA 和滴水双极电凝进行的。但是,滴水双极电凝的使用方法是有诀窍的,不用说年轻医生,即便是中坚外科医生也需要一定程度的熟练。

　　近年来,各种各样的止血器械被开发并销售出来。其中就包括微波凝固装置的组织凝固装置用电极(TissueLink DS3.0^{TM},现在的 Medtronic Advanced Energy 公司,美国)(图 1),前端是圆柱形的单极,使用方法简单,有报道称能够减少肝断面中的出血量[2]。因此,在活体肝移植供体手术中,我们假定"Tissue Link DS3.0^{TM} 与滴水双极电凝比较能够更简单快速止血,减少出血量",并且为了探讨这个假说进行了随机对照试验。

　　以 2007 年 5 月至 11 月在本科室接受活体肝移植供体手术的 24 例患者(为了肝断面统一,仅采用右半肝移

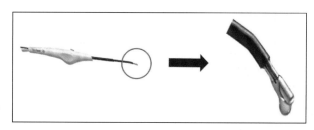

图 1　TissueLink DS3.0^{TM}

植病例、左半肝移植病例,除外左外叶移植病例)为研究对象,通过术前随机分成 CUSA+ 双极电凝组(BP 组)和 CUSA+ 微波凝固设备组(TL 组)的两组。为了不产生各组特定医生的偏倚,术者也从几名术者中随机分配。

　　将肝实质离断中的出血量和单位面积的肝离断速度作为主要终点。肝离断面积是在肝切除结束时在肝断面覆上清洁的纸,用 Visitrak^{TM}(Smith & Nephew 公司,澳大利亚)计算。二次终点是:①手术因素:术中出血量,肝断面的单位面积的出血量,肝离断中的结扎次数;②血液生化学检查:供体术后肝损害(AST、ALT、T-Bil 和 LDH 最高值),WBC 和 CRP 最高值,血小板和血红蛋白最低值;③术后并发症发生率。

　　随机分组后每组 12 例。两组间的年龄、性别、移植种类、移植肝重量没有统计学差别。肝实质切离中的出血量 TL 组明显减少(BP 组 353.3±198.4ml,TL 组 195.2±84.5ml,P=0.023)。两组间肝断面面积几乎相同。

　　单位面积的肝离断的速度(cm^2/min),BP 组是 0.5±0.2 cm^2/min,TL 组是 0.7±0.2 cm^2/min,TL 组明显较快(P=0.048)。并且,在单位面积的出血量和肝切离中的结扎次数方面,TL 组与 BP 组比较也稍微减少(分别是 P=0.032,P=0.023)。

全部病例无输血。术后供体肝功能以及 WBC·CRP 最高值、血小板·血红蛋白最低值,两组无明显差别。

术后并发症方面,BP 组 2 例(右侧胸腔积液和肝断面积液),TL 组 3 例(右侧胸腔积液、右侧肝管断端胆汁漏、切口感染),两组间的发生率没有明显差别(P=0.615)。

使用组织凝固装置用电极明显减少肝断面中的出血量,单位面积的肝离断的速度也更快。实际上,笔者也尝试了使用,由于组织凝固装置用电极的前端是球状膨大,在处理细小的 Glisson 和肝静脉的时候很容易凝固血管,肝实质出血及出血周围可以用画圆的方法进行止血,非常简便。但是新的止血设备基本上都有一个问题,就是非常昂贵。组织凝固装置用电极一个的费用是数万日元,而且还是单个收费。这个数万元不管是贵也好便宜也罢,即使在 BP 组离断中的出血量平均只有343ml,术后最低血红蛋白值是 10.9g/L,而且临床上滴水双极电凝也得到了被充分认可的成绩。因此,在年轻外科医生作第一助手的时候使用组织凝固装置用电极,中坚外科医生作为第一助手的时候使用滴水双极电凝,这样分开使用可能更好。

参考文献

1) EL Moghazy Walid, et al: Two different techniques for donor transection: CUSA with Bipolar cautery versus CUSA with TissueLink. A randomized controlled trial. Liver Transplant 15(1):102-105, 2009.

2) Weber JC, et al: New technique for liver resection using heat coagulative necrosis. Ann Surg 236(5): 560-563, 2002.

Ante-situm 法肝切除（半离体肝切除术）

秋田大学医学系研究科消化外科教授
山本雄造

前言

肝脏外科医生所遇到的解剖学因素导致切除困难的肿瘤多数是肝门部的严重脉管侵犯病例及肝静脉和下腔静脉汇合部的侵犯病例。在肝门侧的肿瘤病例，除了胆管细胞癌，左右两侧脉管被肿瘤包绕的情况很少见。而另一方面，在肝静脉侧，会遇到无论从左右哪一侧进行三叶切除都很难保留引流肝脏的肝静脉。Ante-situm 法肝切除就是针对这样的病例而选择的术式。

针对上述的肿瘤进行安全的手术入路要具备以下 3 个重点要素：①能够直视肿瘤和浸润血管的位置关系；②可以从多个方向操作；③长时间的血流阻断后能够保护肝功能。这就意味着离体（ex situ）肝切除比较合理，但是离体切除手术必须进行肝动脉和胆管的重建，术后并发症的危险度也很大[1]。针对此项，Ante-situm 法不需要在肝门部切断肝动脉和胆管，能够将肝脏整体拿出体外一半的程度，具有肝脏冷却保护及视野和操作性的灵活度上升的优点，而这些也都是离体肝切除的优点。而且，回避了离体手术中无法避免的肝动脉和胆管的重建（图 1）[2,3]。

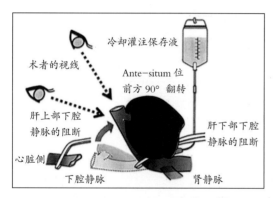
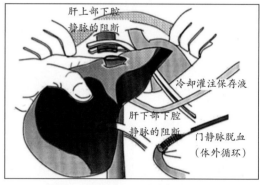

【图 1】 Ante-situm 法的概念

在肝脏的头侧和尾侧将下腔静脉阻断，通过切断肝上部下腔静脉，将肝脏全体和肝后下腔静脉一起向前方翻转 90°，可以直视肝脏的背侧及肝静脉的下腔静脉汇合部。

1. 切皮，开腹

仰卧位，进行从颈部至两侧大腿以及左侧腋下的消毒，上腹部"梅赛德斯（奔驰标志）"切口开腹。大腿部和左侧腋下是用来进行体外循环插管的部位。如果计划行纵隔切开则不用消毒左侧腋下。

2. 肝门部整理

在肝十二指肠韧带内分别剥离肝动脉、门静脉和胆管并进行整理,预定切除侧的分支进行结扎切断。由于门静脉要进行体外循环插管,所以要提前剥离出足够的长度。

3. 肝脏的翻转和下腔静脉的游离

将肝脏全体从后腹膜上游离开,使得其能够向前方翻转90°。首先,从患者右侧游离,进行通常的右半肝翻转,由于胰头部也要翻转所以也要显露肝下部下腔静脉,以此部位作为起点从膈肌的腔静脉孔至肾静脉水平将肝后下腔静脉完全与后腹膜游离。接下来,切断肝左三角韧带、左膈下静脉、Arantius管,腔静脉孔正下方的下腔静脉左缘游离后,在肝上部下腔静脉绕带。在左尾状叶的外侧切开后腹膜,绕至下腔静脉背侧进行剥离,与右侧剥离面相连续。通过这些操作,如果肝后下腔静脉的上下能够安全阻断的话就可以变成Ante-situm位(图2)。

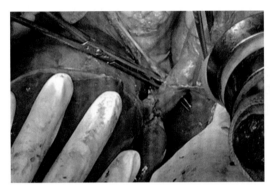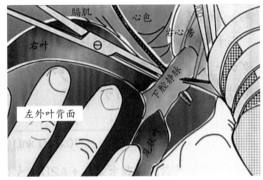

【图2】 肝上部下腔静脉的剥离

在腔静脉孔的尾侧充分剥离肝上部下腔静脉。右半肝翻转后,将肝后下腔静脉全程的背侧剥离,然后从左侧尾状叶(Spiegel叶)外侧开始,剥离下腔静脉背侧绕至对侧,使得肝上部下腔静脉和肝后下腔静脉一起从后腹膜上游离下来。图中所示是将膈肌切开。

根据肿瘤的侵犯的情况,如果认为有必要进行腔静脉孔附近的膈肌合并切除,不要在肝上部下腔静脉强行剥离,而应该切开纵隔,在心包内阻断下腔静脉会比较安全。打开纵隔的方法如果是切开胸骨的话可以应对各种状况,但是创伤也比较大,所以要考虑肿瘤的进展程度,有时候仅切开膈肌中心腱到达心包就足够操作。最重要的是,如果在此周边强行手术操作会导致大出血或者肿瘤残留的时候,不要拘泥于此处,而应该选择最大的攻关手段。

4. 先进行肝实质离断

在本术式中,针对长时间的肝缺血虽然进行了冷却保护,但是也要尽量减少缺血时间。在肿瘤占据部位附近的肝实质离断之前,我们都是放在体外循环建立前进行。但是,这是在京大式的不阻断残肝血流前提下进行的肝实质离断,采用残肝热缺血条件下进行离断的方法,提前离断是否有意义目前还不明确。根据具体情况,选择在体外循环和冷却保护下一气呵成将实质离断可能也能够减轻损伤。要综合考虑手术团队的肝实质离断技能水平及患者的肝功能储备能力,进行设计选择。

5. 体外循环

仅在腹部操作建立 Ante-situm 位的时候,无法利用右心耳作为体外循环的回血路,可以将导管插入左腋下静脉作为体外循环回血通路。如果将胸骨纵行切开可以充分打开心包,将送血用的导管插入右心耳。来自下半身的体循环脱血路,从股静脉插入脱血用导管。门静脉系统的脱血是从门静脉主干的中央部向肠系膜上静脉的方向逆行插入导管。考虑到之后进行的门静脉重建,这个插入部最好是在门静脉主干的中点附近。这 3 个导管准备完成后,连接生物泵开始体外循环。体外循环的导管都使用肝素涂层,不必进行全身肝素化。肝素化是非常危险的,因为会妨碍冷却保存后再灌注时断面止血。仅全身给予少量萘莫司他甲磺酸盐(Nafamostat mesylate CAS)就不会发生血栓等问题。

6. 冷却灌流

在门静脉肝侧断端插入导管进行肝冷却液灌流。我们一般使用冰冷的 HTK 液(histidine-trypyophan-ketoglutarate)作为肝冷却保存液。因为灌流的时候胆管和肝动脉周围与身体保持连续性的状态,担心万一灌流液进入患者体内的可能性,所以选择了钙含量低且黏稠性低的灌流液,很容易快速且均匀的灌流。

在肝动脉、胆管上用阻断钳对入肝血流进行阻断。接下来,将下腔静脉按照肝下部、肝上部的顺序进行阻断(图3),就是所谓的全肝血流阻断(total hepatic vascular exclusion,THVC),开始用 HTK 液经门静脉持续冷却灌注。灌流开始后,将肝上部阻断的下腔静脉在肝侧完全离断。为了灌流开始之后实现快速冷却。使用压力约 $80cmH_2O$ 的最大流量进行灌流。为了确保灌流的流出道通常,要注意下腔静脉的切离不能太迟。如果在流出道梗阻(outflow block)的状态下给予过大的灌注压力,术后会有肝衰竭的危险。肝脏变色就说明已经冷却下来,但是仍要随时测定肝脏中心的温度,等待温度到达 20℃ 前后。之后减慢灌流速度,调整流量将肝脏温度保持在 20℃ 前后。门静脉屈曲等原因会导致流量下降,肝脏温度上升,所以灌流负责人要时刻注意灌流液的滴下速度。通过这个方法使用的 HTK 液基本量约 1L/h。冷却灌流中为了预防患者的低体温必须进行全身加温。

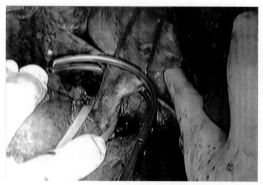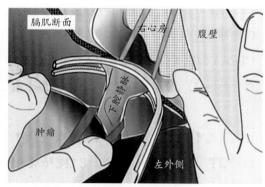

【图3】 肝上部下腔静脉的阻断

由于钳子一旦滑脱会招致大事故,所以钳子要和下腔静脉切断部位保证一定的距离。下腔静脉切断后会收缩变短,需要提前想到滑脱的可能。图中所示的钳子位于头侧几乎夹在膈肌上(切开膈肌的情况下,钳夹的时候会有足够的距离)。

7. Ante-situm 位

离断肝上部下腔静脉后,如果以肝下部下腔静脉的阻断部为支点,能够将全肝和下腔静脉一起向前翻转 90°,以及完全游离后腹膜。这个位置就被叫作 Ante-situm 位(图 4)。为了应对不同的情况,也可以进一步将肝下部下腔静脉离断。如果从肿瘤浸润部位的关系上看能够保留下腔静脉,则进行肝静脉流出道的重建就可以,将离断的肝上部下腔静脉吻合重建后,手术结束。如果合并下腔静脉切除则需要进行人工血管置换,在肝静脉重建上就会需要更多的时间和技巧[4),5)]。从这个意义上讲,与其说 Ante-situm 法是一种术式,不如说是一种战略更好。要点是在肝十二指肠韧带还和患者保持着连续性,并且可以从肝脏的背面和血管内腔观察到肿瘤和解剖学构造的位置关系(图 5)。可以进行与备用手术台手术相同的复杂性切离和重建。

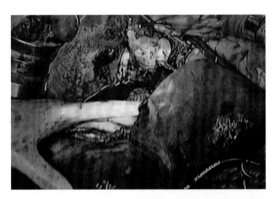
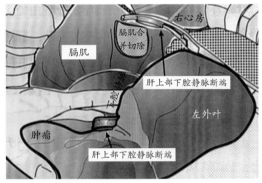

【图 4】 肝上部下腔静脉的切断和 Ante-situm 位

肝上部下腔静脉被切断后,肝脏全体向前翻转 90°。变成能够观察到下腔静脉内腔和肝脏背侧的状态。

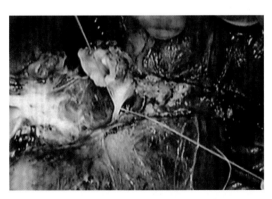
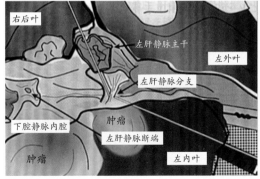

【图 5】 肝左静脉根部肿瘤的剥离

在根部将肝左静脉从下腔静脉上切离,通过无血操作,将附近的肿瘤部分与正常血管分离开。与肿瘤从血管上剥离相比较,变成了将应该保留的血管从肿瘤上剥离开。

8. 肝断面的处理

肿瘤切除结束后,在进行肝上部下腔静脉吻合之前要充分处理肝断面。断面上的灌注液漏出部位就是以后的出血点,仔细缝合闭锁后,贴附纤维蛋白黏着剂放置在灌注后的出血。

9. 肝上部下腔静脉的再吻合(自身移植)

肝上部下腔静脉再吻合的后壁缝合结束后,将 HTK 液换成室温下的等渗溶液,在进行前壁缝合的这段时间,将肝内的保存液洗出的同时开始复温。大约 250ml 可以结束洗净,去除血管内空气完成前壁缝合。当肝下部下腔静脉也离断的时候,完成肝上部下腔静脉再吻合后,去除空气的步骤最好在下方进行。图中所示的是血管重建的实际情况(图6~图8)。

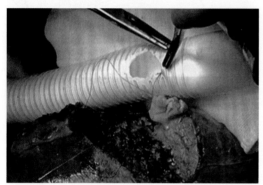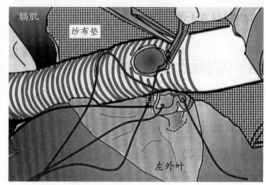

【图6】 肝左静脉流出道的重建

在这个病例中,由于进行了肝右三叶切除加下腔静脉合并切除,在人工血管的侧壁上进行肝左静脉断端的重建。由于人工血管比较硬所以缝合比较困难,但是在 Ante-situm 位的状态下,术者的缝合就容易很多,能够很好地配置脏器。

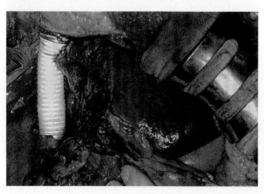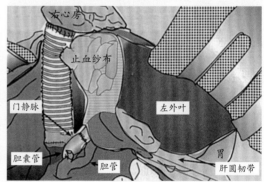

【图7】 肝右三叶切除和肝部下腔静脉人工血管置换术的手术结束图

肝左静脉与人工血管侧壁直接吻合。门静脉通过端端吻合进行重建,由于肝动脉和胆管没有离断,所以不需要重建并且合并症的风险也降低很多。

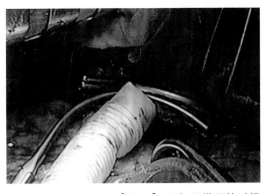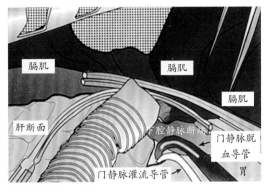

【图8】 不切开纵隔的时候，肝上部下腔静脉的双重阻断

　　常常会无法取得足够长的肝上部下腔静脉的断端，可以将膈肌的腔静脉孔一起用钳子夹闭，但是，这种情况下，随着膈肌的运动，术中会导致下腔静脉断端与钳子滑脱。因此，我们通常在将膈肌一起夹闭的时候采用双重阻断。图中是左三叶切除中进行人工血管置换，在肝上部进行下腔静脉再吻合之前的状态。

10. 再灌注

　　下腔静脉的重建结束后，只解除肝动脉的血流阻断，再次开放残肝的血流。断面的出血全部控制后脱离体外循环。门静脉通过端端吻合进行重建，结束手术（图9）。在合并切除下腔静脉的时候，肝上部下腔静脉的再吻合结束之后，不进行肝下部的重建，而是将人工血管的下方保持阻断状态，先进行残肝的血流再灌注，这样可以缩短缺血时间。

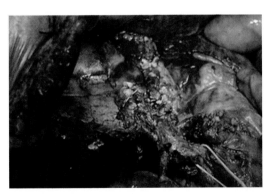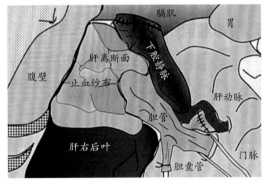

【图9】 保留下腔静脉的左三叶切除的手术结束图

　　肝脏的断面覆盖纤维蛋白黏着剂后，通过纤维糊进行涂层。进行门静脉重建，但肝动脉和胆管全部保留。下腔静脉在肝下部被离断的时候，在相同部位进行重建。

结语

　　Ante-situm 法是针对那些肿瘤位于解剖学上视野很难展开的位置或者需要在肝静脉系进行手工重建的病例。但是，在我们所经历的病例中，如果"紧贴边缘"进行普通手术的话，可能可以切除，但一定会有意料之外的大出血或者其他事故发生。Ante-situm 法由于需要体外循环，而且手术技巧缺乏简便性，所以不能成为标准的术式，但是在所谓的"紧贴边缘"病例中，可以回避意料之外的麻烦，完成安全且切除范围足够的手术，作为一个战略性的选择，是非常有用的术式。

参考文献

1) Oldhafer K, et al：Long-term experience after ex situ liver surgery. Surgery 127(5)：520-527,2000.

2) Yamamoto Y：Ante-situm hepatic resection for tumors involving the confluence of hepatic veins and IVC. J Hepatobiliary Pancreat Sci 20(3)：313-23, 2013.

3) 寺嶋宏明, 他：Ante-situm 肝切除による進行肝癌の治療. 外科 64(11):1300-1304,2002.

4) 山本雄造, 他：肝静脈・下大静脈再建を伴う肝切除術；体内肝冷却灌流とante-situm法. 消化器外科 27(10):1489-1500,2004.

5) Yamamoto Y, et al：In situ pedicle resection in left trisegmentectomy of the liver combined with reconstruction of the right hepatic vein to an inferior vena caval segment transpositioned from the infrahepatic portion. J Am Coll Surg 192(1):137-41, 2001.

三维仿真图像,你还委托给他人么?

京都大学肝胆胰·移植外科　田浦康二朗

制作三维图像的工作,是将原来的二维图像抽取出必要的信息,然后制作出比较容易理解的三维画面。为了抽取出必要的信息,必须要掌握哪些是必要的哪些是不必要的。仅仅通过看一眼"委托给技师""委托给年轻医生"制作出来的三维图像,那么等待你的很可能是预料之外的陷阱。

例如,肝动脉的描绘如果是从不是最适合的图像中制作出动脉三维图像,那么比较细的分支就很容易遗漏。左外叶分支的一部分(A2)从胃左动脉分出的变异情况经常遇到,肝门部胆管癌施行右三叶切除的时候,即使很细的分支也应该予以保留,需要特别注意。理解手术过程的外科医生本人制作三维图像的时候,提取出来的动脉一定是能在二维图像中显示,即使未被提取的动脉也能注意到其存在。仅仅看到已经完成的三维图像是无法注意到这些差异。

自己反复制作三维图像,实际上是将二维图像变成三维图像构建在自己的头脑中的一个训练。我们经常听到"过于依赖三维图像的话,就没有了从二维的 CT 建立起立体感印象的训练了"这样的声音。如果只是阅读别人已经完成的三维图像确实如此。但是,制作很多的三维图像后,二维图像上的"所见",制作成三维图像的"所示",这样的模式慢慢积攒训练,自然而然就会在三维图像完成之前,头脑中就已经很快构建出其三维的印象。

在我是研修医的时代,还没有三维图像,不得不从胶片 CT 图像中联想三维图像,这是解答"没有答案的问题集"的感觉。实际上即使抱着错误的印象,大概在不经意间就这样过去了。已经完成的三维图像能够结合答案一起呈现,这样省力且效率高的方法像是喂到嘴里的食物一样。最重要的是,在解题之前就看到答案,没有了原来解题的感觉了。

三维分析软件已经在世界上应用很久了。也许有人现在正理所当然地享受这个恩惠。但是,到现在为止还没有品位过自己制作三维图像的那种辛苦的人,一定要做一次让自己品味一下制作图像的辛苦和乐趣。

前入路：概念及实际操作

京都大学肝胆胰·移植外科
波多野悦朗

前言

1980 年 Startzl 在 *Right trisegmentectomy for hepatic neoplasma* 的章节中报告[1]了 "Parehchymal dissection prior to combined resection of the diaphragm"。也就是,介绍了针对侵犯膈肌的右半肝巨大肿瘤,不能够进行右半肝翻转游离,而先进行肝实质切离的方法。另外,对于前入路(anterior approach)的概念明确记载的是 1984 年的高崎[2]。

高崎是这样描述的:

"我们针对这样的病例,为了做到不接触的隔离,尽可能不进行压迫肝脏的翻转游离,而是首先在前面进行肝切除的方法,也就是施行前入路方法。"

"前入路包括初始流入控制和右肝活动前实质横切,是一种大型肝细胞癌的非接触式技术。"

所谓的前入路,是在翻转含有巨大肿瘤的右肝时,防止肿瘤破裂以及肿瘤细胞进入体循环,尽量不触碰含有巨大肿瘤的右肝,处理右肝的入肝血流,在肝脏前面切离肝实质,处理肝静脉以后再将右半肝从膈肌和后腹膜上剥离的方法。Ozawa 等介绍了不先行肝右叶翻转的方法能够维持术中酮体比(ketone body ratio),在维持了伴有肝硬化的肝细胞癌患者肝功能的同时,进行安全的肝切除[3]。

进一步的决定性成果是 ST Fan 等发表的随机对照试验结果[4]。将 5cm 以上的右肝的肝细胞癌患者随机分成前入路组和传统入路(conventional approach)组,对术中所见和长期预后进行前瞻性比较。前入路组的大出血发生率明显较少(2L 以上的出血,8.3% vs 28.3%),输血的必要性减少。无复发中位生存时间的比较无明显统计学意义(15.5 个月 vs 13.9 个月),累积中位生存时间是 <68.1 个月 vs 22.6 个月,具有明显改善预后的作用(P=0.006)。在我们科室,以肝右叶的 7cm 以上的巨大肿瘤为对象回顾性研究了传统入路组 90 例和前入路组 36 例。无复发中位生存时间分别是 11 个月和 46 个月,前入路组明显好于对照组,手术方式(传统入路 / 前入路)以及外科切缘(surgical margin)(+/−)是无复发生存和累计生存的独立预后因素[5]。并且,术后肺转移中,前入路组显著性减少(23.3% vs 8.3%)。通过以上研究,针对位于右半肝的巨大肿瘤,我们认为前入路是作为肿瘤学入路(oncological approach)必须掌握的手术技巧。

适应证

位于右半肝直径在 5～7cm 以上的巨大肿瘤是比较好的适应证。特别是在肝硬化的病例中,术前进行 CT 体积测定,计算预留肝体积,探讨是否可以安全肝切除。虽然肿瘤巨大,如果切除侧的非癌组织的体积很小,也不会有太大的问题,如果 CT 测定的预留肝体积小的时候,利用 ^{99m}Tc–GSA 测定功能性残肝体积,作为参考。

另外,不只是右半肝,预留的左半肝也有肿瘤的时候,也就是两侧多发肿瘤病例的手术适应证必须慎重。EOB-MRI 显示残肝肿瘤个数在 3 个以内,并可以同时切除或者消融的时候,可以考虑手术。当残肝肿瘤数超过 3 个的时候,针对残肝肿瘤采取非外科治疗控制良好后再考虑手术,但是在现阶段还没有良好的预后。

手术技巧

占据右肝的巨大肿瘤通过前入路进行右半肝(扩大右半肝)切除的手术技巧在以下进行阐述。手术技巧的要点是:最小限度地游离右半肝周围韧带,肝门部操作,Glisson 右支的阻断,肝下部下腔静脉的绕带,Belghiti 悬吊法,肝实质切离,Glisson 右支的切断,肝短静脉及肝右静脉的切断,从膈肌和后腹膜的切离。

1. 切皮,开腹

选择倒 T 形切口开腹,上腹部正中加左右横切开(左侧到腹直肌外缘,右侧到腋前线水平)。适合前入路的病例多数是巨大肿瘤,需要大的切口,通常不采用开胸手术。在前入路的肝门部操作和肝实质切离方面追加开胸并没有好处。原来手术方式的肝游离中,通过开胸容易将术野展开,但是开胸带来的术后疼痛也很明显。仅在避免开胸方面前入路也是有优势的。但是,当伴有大范围的膈肌侵犯的时候,还是需要追加开胸。

2. 最小限度地游离右半肝周围韧带

开腹后,进行腹腔探查,包括术中超声检查。

切断的肝圆韧带由助手向尾侧牵引,同时切断肝镰状韧带然后移行至裸区,显露右、中和左侧肝静脉的下腔静脉汇入部。然后,将肝下面向头侧轻轻抬起,将肝实质与后腹膜之间的浆膜轻轻切开,确认下腔静脉的位置。不需要再过多的肝游离了。

3. 肝门部操作及绕带处理

胆囊切除以后从胆囊管插入造影管,为之后的胆管造影做准备。Glisson 一并处理法的详细操作可以参考其他章节(总论"肝门部操作")。肝十二指肠韧带绕带。Glisson 右支绕带。左右分叉部的肝实质(Laennec 被膜)和 Glisson 鞘之间用剪刀(Laminek 剪刀和 Metzenbaum 剪刀)剥离。在背侧的尾状叶支左侧制作出空间。使用剪刀制作空间,用钳子沿着 Glisson 鞘侧的 Laennec 外侧通过,注意保留 Laennec。在套带上使用阻血带可以阻断右侧的入肝血流。右肝巨大肿瘤的时候,多数会压迫肝门部,不仅要掌握按照右前叶套带、右后叶绕带的顺序进行绕带处理,还要掌握上述的绕带方法。因为切除右尾状叶,所以该方法是更合理的绕带方法。

通过 Glisson 右支的阻断带将血流阻断,能够明确右半肝和左半肝之间的缺血线,用电刀描绘出切除线(图 1)。

然后,肝下部下腔静脉的绕带,在下腔静脉前方通过的 Penrose 管(Belghiti 悬吊法)。如果掌握这些手术技巧,可以数分钟内完成操作,常规施行。笔者在肝细胞癌中都能进行 Belghiti 悬吊法,目前还没有失败的经验。也就是说,即使是巨大肿瘤也基本上能全部安全实施操作。

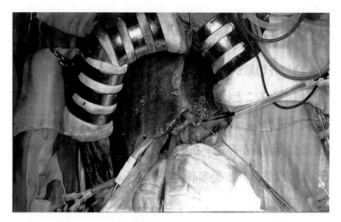

【图 1】 肝切离前

肝十二指肠韧带及肝右侧 Glisson 绕带，阻断右侧 Glisson 后肝表面能够看到缺血线，然后，在肝下部下腔静脉绕带，在下腔静脉前方准备 Belghiti 悬吊法使用的 Penrose 管。

4. 肝实质切离和 Glisson 右支的切离

切除线的两侧缝合支持线（我们在残肝侧使用 3-0 薇乔，切除侧使用 1-0 丝线），牵拉展开肝断面。肝实质切离沿着缺血线进行。使用 CUSA 和滴水双极电凝切肝。肝表面的线、肝门部的右侧 Glisson 支、肝右肝中静脉之间（Penrose）、下腔静脉此四处标志自然决定了肝断面。术者和第二助手均等力量牵引支持线将断面展开。术者左手基本不触碰肝脏。一旦术者左手操作断面很容易造成断面层次混乱。另外，由于前入路不进行肝脏的游离，所以术者的左手不能插入到肝脏的背侧（图 2）。

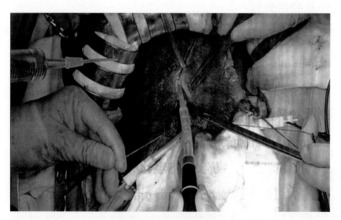

【图 2】 肝实质切离

术者右手 CUSA，左手肝脏切除侧的支持线，第一助手的右手是滴水双极电凝，左手是 Laminek 剪刀。第二助手的右手持残肝侧的支持线，左手吸引管。以断面方向为中心将肝脏向左右均等的牵引，获得良好的手术视野。

为了减少出血量在肝下部下腔静脉常规进行半阻断（half clamp）。这样术者可以控制血压和中心静脉压。如果血压没有下降，半阻断状态可以一直持续到肝切除结束。如果有出血的时候，可以和 Pringle 法（15 分钟阻断，5 分钟间隔）联合应用。

肝实质切离向肝门部进展，到达右侧 Glisson，将其末梢侧的肝门板显露后能够确认 Glisson 的后支和前支。在后支及前支水平的末梢，通过 2-0 丝线双重结扎以及 3-0 薇乔缝扎来处理近端 Glisson 鞘。末梢侧用钳子夹闭后切断。可以使用 4-0 Prolene 线连续缝合（图 3）。

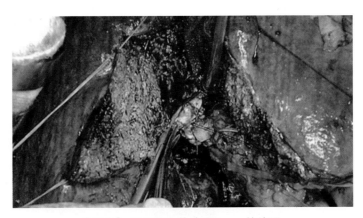

【图 3】 肝门部右前叶 Glisson 的处理

肝实质切离向肝门部进展，到达右侧 Glisson，将其末梢侧的肝门板显露后能够确认 Glisson 的后支和前支。在后支及前支水平的末梢，通过 2-0 丝线双重结扎以及 3-0 薇乔缝扎来处理近端 Glisson。末梢侧用钳子夹闭后切断。可以使用 4-0 Prolene 线连续缝合。

右侧 Glisson 处理完后，将尾状叶在下腔静脉右侧缘的线上切离，然后牵引 Belghiti 悬吊法的 Penrose 至下腔静脉前面（图 4）。在右半肝切除的时候，断面上会看到比较粗的 V8，将其切断。在合并肝中静脉切除的扩大右半肝切除的时候，在下腔静脉附近将肝中静脉切断。Penrose 的前面有尾状叶的胆管和跨过 Penrose 的肝短静脉，所以很容易切断后会导致出血及胆汁漏，因此要结扎切断。

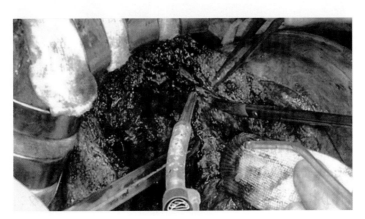

【图 4】 肝实质切离

利用 Belghiti 悬吊法的 Penrose 将断面向腹侧拉起。这样肝断面的视野就会变好，能够减少出血。断面上可以看到 V8。

5. 肝短静脉以及肝右静脉的切断

　　良好视野的基础上,从下腔静脉上剥离肝右叶。不要害怕下腔静脉壁,处理肝短静脉后能够显露下腔静脉。将下腔静脉侧结扎,肝脏侧用夹子处理,粗的肝右下静脉用小 Potts 钳子夹持后切断,下腔静脉侧用 5-0 Prolene 连续缝合。根据静脉的直径不同,可以选择 Small Jaw 的缝合,单纯结扎、缝扎、连续缝合等分开使用。每一种方法在良好视野下都能安全实施。处理从尾侧开始向头侧进展,一直到肝右静脉。有时候由于肿瘤压迫造成肝右静脉的头侧缘难以辨认。那样的话,也要显露下腔静脉壁,与膈肌之间剥离开。将肝右静脉绕带,使用自动缝合器(endo GIA™ 白色),切断肝右静脉(图 5)。然后,切断下腔静脉韧带(图 6),完全将肝右叶与下腔静脉分开。

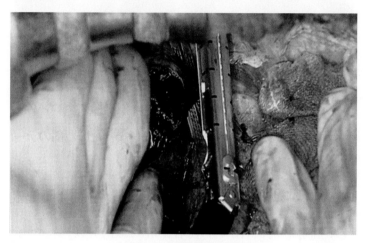

【图 5】肝右静脉切断

肝右静脉绕带后, 用自动缝合器 (endo GIA™ 白色), 切断肝右静脉。在头侧注意不要卷入膈肌。

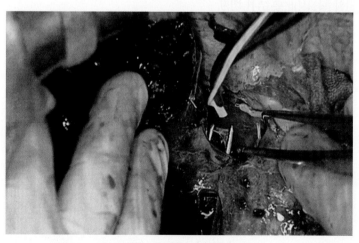

【图 6】 下腔静脉韧带的绕带

在良好的视野下, 从腹侧能够将下腔静脉韧带绕带。

6. 从膈肌以及后腹膜上剥离

之后可以很平稳地从膈肌(图7)及后腹膜上将右半肝剥离并切除。但是也有巨大肿瘤导致视野不好的时候,可以从不同的角度进行剥离,中途有粘连的地方,可以从背侧绕带,将其提拉至面前,用电刀或者止血设备进行切断。与肾上腺的粘连也可以用电刀切断,如果有出血最好在肿瘤切除后用 4-0 Prolene 连续缝合止血(图8)。

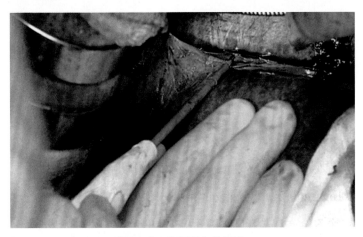

【图7】 从膈肌上的剥离

由于已经将入肝、出肝的血流都阻断,所以有足够的时间进行剥离。在先行肝脏游离的原来方法中,剥离的时候一旦出血,出血的控制就非常困难。

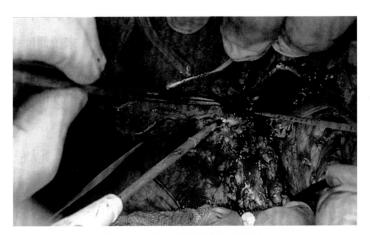

【图8】 从右侧肾上腺上的剥离

剥离进行到一定程度后,在肝脏背侧后面通过悬吊法能够有很好的视野。即使有肾上腺的出血,在将肝脏摘出后仍能有足够的时间止血。

肝切除结束后(图9),通过胆囊管留置的造影管进行胆汁漏测试。通常不留置引流管。少量切除膈肌的时候不需要留置胸腔引流。当然,如果右侧胸腔积液容易潴留,根据症状再考虑留置胸腔引流。

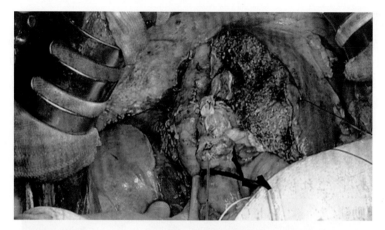

【图9】 肝切除后

通过利用悬吊法的前入路手术，肝断面上看不到凹凸不平。

7. 盲点

肿瘤巨大的时候，常常会接受来自膈下动脉的血流供应。即使是巨大肿瘤也可以提前将右侧膈下动脉绕带并阻断，能够进一步控制入肝血流。最近能够从多排螺旋 CT 上很容易确认膈下动脉的走行。术中，在肝下部下腔静脉绕带的水平上，位于下腔静脉和腹主动脉之间能够找到右侧膈下动脉。可以将其绕带并阻断。肝切除后解除阻断确认膈肌的剥离面是否有出血。

另外，位于左半肝的巨大肿瘤，关于对其进行前入路切除是否有效目前仍然存有争议。在左半肝中，通过不解除的入肝血流阻断进行肝切除的理论背景虽然能够理解，但是现阶段，在出血量减少、无复发生存时间的延长方面，前入路的优势并不明显。

参考文献

1）Starzl TE, et al : Surgery, Gynecology & Obsterics 150:208-214, 1980.

2）高崎 健，他：巨大右葉肝癌に対する拡大肝右葉切除術 – non touch isolation を目指して – 消化器外科 第7巻第10号 1984.

3）Ozawa K. Hepatic function and liver resection. J Gastroenterol Hepatol. 5:296–309, 1990.

4）Liu CL, et al : Anterior approach versus conventional approach right hepatic resection for large hepatocellular carcinoma: a prospective randomized controlled study. Ann Surg. 244(2):194-203, 2006.

5）Jabir MA, et al : Oncologic Surgical Approach for large hepatocellular carcinoma. 6th International Liver Cancer Association Annual Conference. Berlin, Germany, Sep 15 2012.

北风与太阳

癌·感染症中心都立马驹入医院外科
本田五郎

"气腹压再升高,就不行了啊……""先生,还是降低气道内压吧?"每周五都会从某大学过来的麻醉科医生仔细地看着术野。"啊,啊,那就拜托了。"一下子显示器上的术野就清晰了。用 CUSA 的尖端按压出血点,凝固 2～3 秒。"哎,很容易血就止住了。""呼吸功能不怎么好的话,受气腹压压迫,换气量会不足,所以这边也很努力了。"

控制肝静脉系统出血的手段有好几种。虽然 Pringle 法也有效,但是基本上都是通过降低中心静脉压来完成的,为此限制输液量、调整头高位、向上提拉肝脏、阻断肝下部下腔静脉,也可以通过各种手段来降低气道内压。此外,腹腔镜下肝切除的时候,提倡升高气道内压的方法也逐渐流行起来。

的确,因为二氧化碳易溶于水且吸收十分迅速,即使大量吸入心房也基本不会出现生命体征异常。虽说如此,就真的随时都有效吗?大概没有人知道真实情况。视野放大是腹腔镜手术的优点,但是这也有不利的一面。眼前从肝静脉的开口及肝静脉开口处如同海浪般涌来的血液,近距离观看这些的话,通常会让人轻易地以为通过气腹压将这些血液送入肝静脉开口的话就万事大吉了。然而,实际上要比这更复杂一些。腹腔和胸腔之间有一层叫作横膈膜的软壁,气腹下腹腔镜手术的时候,腹腔内压和胸腔内压经常互相推挤。而位于这两者之间的就是中心静脉压。也就是说,想知道上调气腹压能否控制肝静脉出血的话,如果不看胸腔内压是无法得出结论的。

升高气腹压之前先降低气道内压会怎么样呢。北风和太阳,与推挤比较,牵拉应该更安全。至少,考虑对患者的侵袭时,安全是第一位的。当然,与麻醉科医生的沟通也十分重要。

癌栓

国立医院机构京都医疗中心外科
猪饲伊和夫

1. 前言

随着肝细胞癌的进展,门静脉、肝静脉及胆管内形成癌栓是其特征,在第 18 次日本全国原发性肝癌调查报告里,报道了影像诊断考虑癌栓的比例分别是门静脉 13.1%,肝静脉 4.4%,胆管 2.4%[1]。另外,门静脉癌栓是肝细胞癌的最重要预后因素[2]。

癌栓到达门静脉一级分支的时候,在一级分支根部切断施行定型的半肝切除手术,而肝静脉癌栓则在肝静脉的根部切断施行定型的半肝切除手术。癌栓进展至肝总管的时候则最好在定型手术的基础上切开肝总管取出癌栓[3]。但是,对于合并有门静脉主干及下腔静脉和右心房内癌栓的肝细胞癌,施行定型手术切除就比较难。另外,癌栓一旦进展到门静脉主干,有时候会由于门静脉高压症导致致死性食管静脉曲张破裂。肝静脉癌栓进展至下腔静脉和右心房后会造成肝脏淤血以及下腔静脉回流不全。在本章中,针对合并有门静脉主干及下腔静脉和右心房内癌栓的肝细胞癌切除进行阐述。

2. 肝切除的适应证

肝细胞癌多数有慢性肝炎和肝硬化的肝脏背景,所以手术适应证受到肝脏储备功能的制约。一般 Vp3 及 V$_v$2 以上的病例都需要半肝以上的切除,肝功能 A 级作为手术适应证。另外,作为肿瘤因素包括以下几点:

1)能够肉眼下根治性切除的病例。

2)预留肝脏内有肝内转移的时候,通过术前肝动脉栓塞化疗或者术前·术中局部疗法能够得到有效控制的病例。

3)致死性食管静脉曲张破裂的风险高,能够通过肿瘤和门静脉癌栓的同时切除回避该风险的病例。

3. 右侧门静脉 – 门静脉主干癌栓取出

(1)皮肤切开,开腹

倒 T 形切口开腹。横行切口要向头侧切开,即在锁骨中线处向肋弓下 2 横指方向切开,右侧缘在腋中线与肋弓接近,这样对于右后方的术野展开相对比较容易。

(2)肝门部处理

在门静脉主干癌栓病例中,必须特别注意肝十二指肠韧带内的侧支循环。癌栓导致右侧门静脉闭塞,在胆囊周围的门静脉主干闭塞,肝十二指肠韧带的侧支循环多数都非常发达。门静脉主干闭塞以后门静脉压力会极高,侧支循环一旦出血就会很难止血,这样的病例并不少见。因此,胆囊切除术和肝十二指肠韧带的剥离都必须慎重进行。剥离胆总管的时候要注意尽量不损伤周围的侧支循环,和结缔组织一起游离绕带。接下来结扎切断肝右动脉。侧支循环特别发达的时候,将肝圆韧带再次疏通,通过肠系膜上静脉末梢支至脐静脉的外分流可以有效降低门静脉压力。

(3)门静脉的游离绕带

将胆总管绕带以后,切断肝右动脉后,能够找到填满癌栓的门静脉主干和右侧门静脉一级分支,首先将门静脉游离绕带(图1)。通过触诊及术中超声对肿瘤的位置和活动度进行确认,要确保能够在癌栓的十二指肠侧进行血流阻断操作。接下来,将左右门静脉一级分支游离并绕带(图2)。如果癌栓进展至肠系膜上静脉和脾静脉汇合部的时候,必须在胰腺下方将肠系膜上静脉和脾静脉游离并绕带。

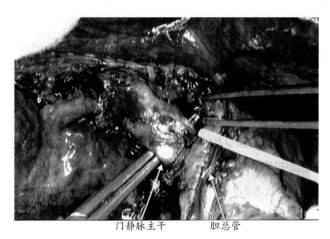

门静脉主干　　　胆总管

【图1】 门静脉主干的游离绕带

保留侧支循环将胆管及周围结缔组织剥离并绕带,然后胆管向左侧牵引的同时将门静脉主干游离并绕带。

右侧门静脉一级分支　　　　　　　　　　左侧门静脉一级分支

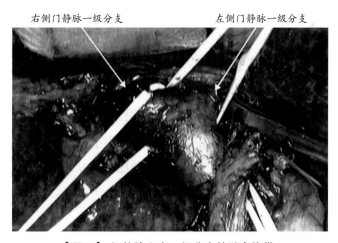

【图2】 门静脉左右一级分支的游离绕带

门静脉主干处理完之后,将左右门脉一级分支游离绕带,向下游离使得癌栓的十二指肠侧能够进行血流阻断。

（4）癌栓取出

阻断门静脉主干及右侧门静脉一级分支以后，在右侧门静脉根部将门静脉切开，取出癌栓（图3）。考虑到缝合问题，右侧门静脉应该在分叉部稍稍偏右的部位切开，这样缝合闭锁的时候能够与长轴平行，当癌栓进展至对侧门静脉的时候，一旦对侧门静脉一级分支进行血流阻断的话，可能会造成癌栓断裂栓塞门脉末梢，所以不用血管钳进行血流阻断，仅使用带子绕带即可。通常癌栓很少会浸润脉管内膜，很容易从门脉壁上剥离，不必合并切除门静脉。

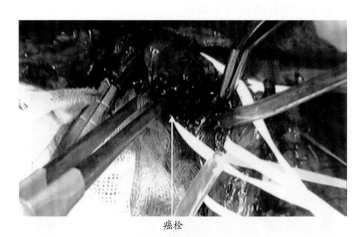

癌栓

【图3】 门脉癌栓的取出

阻断门静脉主干以及右侧门脉一级分支，在右侧门静脉根部切开右侧门静脉，取出癌栓。为了避免癌栓的离断，左侧门静脉一级分支不使用阻断钳进行阻断。

（5）右侧门静脉的缝合闭锁

门静脉癌栓取出后解除门脉阻断，检查并确认没有癌栓残留。如果怀疑门脉内有癌栓的残留，可以延长肝侧和十二指肠侧的门脉切口确认门静脉内情况。癌栓全部取出后将切开部位缝合闭锁，恢复门脉血流后，可以按照通常的肝切除进行操作（图4）。

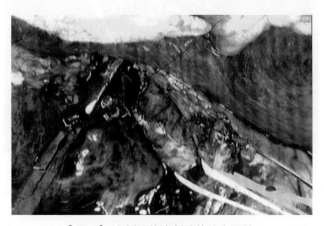

【图4】 右侧门静脉断端的缝合闭锁

解除门静脉阻断，确认没有癌栓残留，将右侧门静脉断端缝合闭锁。

（6）癌栓进展至对侧门静脉二级分支的病例

癌栓进展至对侧门静脉二级分支的时候必须在肝门部术野展开比较大，所以最好先进行肝切除。通常，在癌栓取出过程中维持肝动脉血流可以避免肝脏缺血，但是癌栓进展至二级分支的门脉末梢的时候，阻断肝动脉血流能够控制门脉血的倒流，容易检查并确认门静脉内腔。

4. 针对伴有肝中静脉－下腔静脉和右心房癌栓的肝细胞癌

联合应用人工心肺的体外循环进行左三叶切除。

（1）皮肤切开，开腹，胸骨纵向切开

倒 T 形切口开腹，其中的正中切口是两侧肋弓下切开至剑突。进行腹腔内全面探查，如果判断有切除可能再追加胸骨纵行切开（图5）。将胸骨纵行切开后，肝上部下腔静脉的视野会变得非常好。另外，如果能够在肝上部下腔静脉和纵隔内下腔静脉进行血流阻断，则不需要胸骨纵行切开。食管超声对于术中的癌栓检测非常有用。

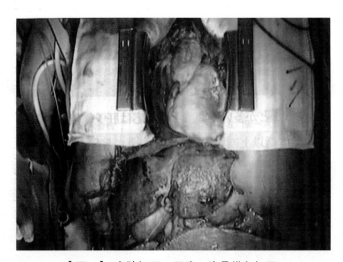

【图5】 皮肤切开，开腹，胸骨纵向切开

倒 T 形切口开腹，其中的正中切口是两侧肋弓下切开至剑突。进行腹腔内全面探查，如果判断有切除可能再追加胸骨纵行切开。将胸骨纵行切开后，肝上部下腔静脉的视野会变得非常好。

（2）肝门部处理，肝脏游离，肝实质切离

肝门部处理、肝脏游离均按常规进行。肝短静脉全部处理，将肝右静脉提前游离并绕带。肝右下静脉如果很粗则应该保留。在癌栓进展至右心房的病例，由于肝上下腔静脉中充满癌栓导致肝静脉压力上升，所以肝实质切离过程中来自断面的出血很难控制。

肝实质切离的时候采用 Pringle 法进行入肝血流阻断，当肝静脉回血导致肝断面出血难以控制的时候，联合应用肝右静脉和肝右下静脉的阻断。肝实质切离一直到下腔静脉前壁，确认癌栓位置的同时在肾静脉头侧将下腔静脉绕带。肝切离结束后显露出下腔静脉前方从右心房至肾静脉上部（图6）。

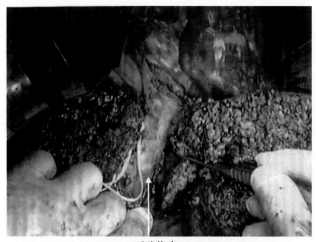

下腔静脉

【图6】 肝实质切离

肝实质切离一直到下腔静脉前壁，显露出下腔静脉前方从右心房至肾静脉上部。

（3）体外循环通路的血管套带以及人工心肺的安装

心脏血管外科团队将供血管道插入升主动脉上，回收血液管道插入至上腔静脉或者从右侧股静脉至深静脉附近的下腔静脉插管，安装人工心肺（图7）。另外，不经过门静脉回收血液。

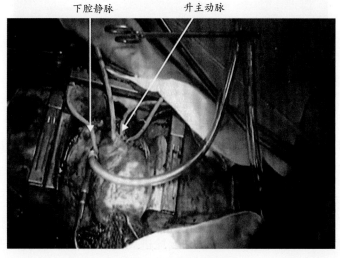

下腔静脉   升主动脉

【图7】 人工心肺的安装

心脏血管外科团队将供血管道插入升主动脉上，回收血液管道插入至上腔静脉或者从右侧股静脉至深静脉附近的下腔静脉插管，安装人工心肺。

（4）体外循环下的右心房癌栓取出

按照300U/kg注射肝素后开始体外循环，确认其正常工作。在肝十二指肠韧带、肝右及肝右下静脉、肾静脉头侧下腔静脉、上腔静脉进行血流阻断后，从右心耳至右心房切开检查并确认右心房内的癌栓(图8)。右心耳切开延长至下腔静脉,将癌栓占据的下腔静脉大范围切开。从右心房、下腔静脉壁上剥离癌栓,最后,在下腔静脉侧切断肝中肝左静脉根部并将含有癌栓的肝脏摘出(图9)。为了避免下腔静脉狭窄,肝中肝左静脉根部的缝合要与下腔静脉长轴垂直,然后单独闭合右心耳、下腔静脉切开处。缝合结束后,解除血流阻断。

右心房

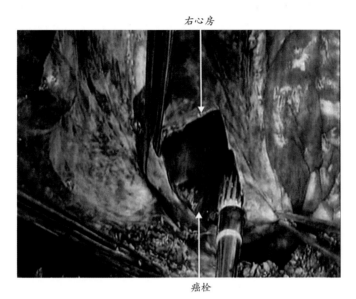

癌栓

【图8】 右心房的切开和癌栓的检查确认

血流阻断后,从右心耳至右心房切开检查并确认右心房内的癌栓。

肝右后叶　　　右心房内癌栓

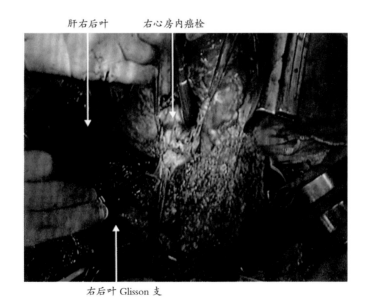

右后叶 Glisson 支

【图9】 下腔静脉癌栓取出

右心耳切开延长至下腔静脉,将癌栓占据的下腔静脉大范围切开。从右心房、下腔静脉壁上剥离癌栓,最后,从下腔静脉上切断肝中肝左静脉根部并将含有癌栓的肝脏摘出。

（5）体外循环回路的闭锁，引流管的放置和关腹

停止人工心肺拔除回收血和送血管道，缝合闭锁以后用鱼精蛋白中和肝素。纵隔、肝断面留置引流管，并关腹。

5. 结语

合并门静脉癌栓和下腔静脉癌栓的肝细胞癌仅通过外科治疗很难提高长期生存[4),5)]。因此肝动脉栓塞化疗、局部治疗、肝动脉灌注化疗以及分子靶向治疗的多学科综合治疗仍然是提高治疗效果的重要手段。

参考文献

1) 日本肝癌研究会：第18回全国原発性肝癌追跡調査報告 2009.

2) Ikai I, et al : Re-evaluation of prognostic factors for survival after liver resection in patients with hepatocellular carcinoma in a Japanese nationwide survey. Cancer 101:796-802;2004.

3) Satoh S, et al : Clinico-pathological evaluation of hepatocellular carcinoma with bile duct thrombi. Surgery 128(5):779-83;2000.

4) Ikai I, et al : Surgical intervention for patients with Stage IV-A hepatocellular carcinoma without lymph node metastasis. Ann Surg 227: 433-439;1998.

5) Ikai I, et al : Results of hepatic resection for hepatocellular carcinoma invading major portal and/or hepatic veins. Surg Oncol Clin N Am 12:65-75;2003.

各论

右3叶切除

京都大学肝胆胰•移植外科
安近健太郎

前言

右3叶切除术适用于肝右叶至左内叶的巨大肝细胞癌或伴有肝门浸润的肝内胆管癌、肝内广泛转移性肝癌以及右侧肝门部胆管癌累及到左内叶胆管（B4）汇合部等情况。对于肝门部胆管癌及肝内胆管癌时，因尾状叶胆管解剖学汇合的位置关系，需要进行尾状叶的切除。上述部分的体积会达到肝脏整体体积的 75%～85%，所以在各种肝切除手术中肝切除量是最大的。因此，术前对门静脉右支及左内叶支进行门静脉塞栓术（PVE），使预留残肝体积增大是有必要的。另外，有些巨大肝细胞癌病例中，切除肝脏的大部分是肿瘤，实际切除肝组织并不多，可以不需要进行 PVE。无论选择哪种方法，与其他肝切除手术相比较，右3叶切除术的特点是切除标本体积是最大的，但是切除后的断面面积又是最小的。本文基于手术记录的素描，主要讲述针对肝细胞癌的肝右3叶切除术。

1. 切开皮肤和开腹

通常采用倒 T 形切口，如果是巨大肿瘤，有时候还需要进行开胸操作。此时，将肝圆韧带结扎切断，保留 5cm 左右的断端结扎线，用蚊式钳进行固定，便于随后进行的牵拉。

2. 显露肝上间隙，游离翻转右半肝

将肝圆韧带向下牵拉，从肝脏附着处切断肝镰状韧带，暴露出肝上下腔静脉的前壁，辨认肝中静脉（MHV）和肝左静脉（LHV）共干以及肝右静脉（RHV）的根部。从肝脏附着处离断右三角韧带后，让第一助手将右半肝向腹侧牵拉，切断肝下后腹膜附着处，翻转右半肝。内侧离断至下腔静脉右缘，外侧离断至右三角韧带离断线，然后让助手将右半肝向左侧腹侧进一步牵拉，把右冠状韧带从肝脏附着处离断。此时，将右侧膈肌从肝脏表面反向牵拉，能够显露肝裸区的疏松结缔组织。离断该区域时，注意不要损伤膈肌。进一步游离肝上间隙至镰状韧带离断处，能够清晰地暴露 RHV 的根部。同时将周围浆膜组织从肝表面切离后，能够将右半肝进一步向左侧腹侧翻转，后腹膜脂肪组织中右肾上腺便会显露。右肾上腺往往附着在肝表面上，当助手过度牵拉时容易引起肾上腺撕裂而导致出血。当右肾上腺与右半肝粘连致密，或肾上腺撕裂出血时，向肝下下腔静脉右缘与右侧肾上腺间隙绕带悬吊，并用电刀朝着绕带的方向，将右侧肾上腺从肝脏表面离断。离断后，用 4-0 Prolene 线对右肾上腺进行连续缝合，出血可以得到有效控制。当右肾上腺从肝表面离断后，肝下下腔静脉右侧壁就可以显露出来。将肝脏向左侧头侧抬起的同时，对途中显露的肝短静脉（SHV）进行结扎切断，显露下腔静脉前壁。对于直径超过 5mm 的较粗 SHV 需要在下腔静脉侧双重结扎（一根为 5-0 Prolene 线缝扎），对于超过 10mm 的 SHV 用血管钳钳夹后切断，断端用 5-0 Prolene 线连续缝合。这样一步一步从尾侧向头侧离断 SHV，到达

RHV 的根部。有时右侧下腔静脉韧带内含有静脉,用血管钳钳夹后进行离断,断端用 4-0 或 5-0 Prolene 进行连续缝合。当离断右侧下腔静脉韧带后,RHV 根部会完全显露和展开,这时放置血管绕带将其悬吊。然后在肝脏附着处切断小网膜,游离出左侧尾状叶(Spiegel 叶)。再对 Arantius 管进行结扎切断后,游离肝左静脉背侧,对 LHV–MHV 共干使用血管绕带进行悬吊。但是,术前 PVE 的影响引起肝左外叶增生肥大时,显露尾状叶头侧的术野可能变得比较困难。此时先进行肝实质离断,从离断面右侧切断 Arantius 管是相对安全的。另外,继续离断肝后腹膜至肝下下腔静脉前壁左侧,沿着尾状叶左侧缘向头侧游离,准备翻转尾状叶。

然而,对于巨大肝细胞癌(图 1),有时候难以翻转右半肝。此时,应该进行下列操作,首先进行肝实质的离断,再阻断 S4 段的 Glisson 支,以缩小血流丰富的肝细胞癌的肿瘤体积。结扎右侧膈下动脉也有可能缩小肿瘤体积。这样充分显露术野后,再处理 SHV 和肝静脉,最终从膈肌和后腹膜游离出右半肝,摘出标本。

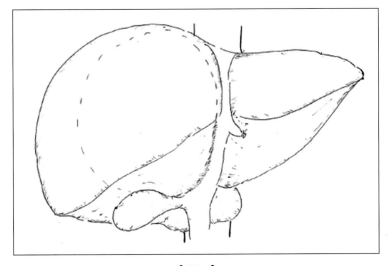

【图 1】

占据肝右叶的巨大肝细胞癌病例。右前叶肿瘤已经累及到左内叶和尾状叶(红色虚线范围内)。除了广泛压迫肝门部外,还严重压迫了肝静脉(肝中静脉和肝右静脉)的根部。

3. 肝门部处理

肝细胞癌病例中淋巴结转移情况较少,而且多数伴随肝病背景,为了维持残肝血流,保留肝十二指肠韧带内的侧支循环,不应进行肝十二指肠韧带内淋巴结廓清,游离也尽可能控制在较小的范围之内。切除胆囊后,在胆囊管内留置术中胆管造影用的软管,再对右前叶和右后叶 Glisson 支分别放置血管套带。对右前叶和右后叶 Glisson 支进行一并处理,并对保留侧进行三重结扎(其中一重为缝扎)。另外,在必须进行右 3 叶切除的肝细胞癌病例中,多数为巨大肿瘤并容易压迫肝门部,此时必须对肝右叶各脉管系统分别进行处理。首先,对肝十二指肠韧带预置套带,并放置阻断套管,进行 Pringle 法阻断准备。从肝十二指肠韧带右侧缘寻找肝右动脉进行结扎切断(图 2,①)。进一步对肝十二指肠韧带右侧缘进行游离,确定门静脉左右分支,确认不会导致左支狭窄的情况下对右支进行结扎切断(图2,②)。为了尽量保留通往肝左叶的侧支循环,注意尽量不要游离肝十二指肠韧带左侧。经过以上处理,切断进入肝右叶的入肝血流,仅右肝管与肝右叶相连。此时,对右肝管拟行切断处进行标记(杉田夹等),进行术中胆管造影检查(图2,③)。在确保左肝管不会狭窄的情况下对右肝管进行结扎切断(图2,④)。将右肝管断端处向左下方牵拉,从肝门板到脐静脉板进行剥离,操作中要注意避免损伤胆管。对于膨胀性生长的肝细胞癌,虽然肝门板没有受到侵犯,但巨大肿瘤严重压迫肝门板,游离过程中务必注意损伤胆管的可能。由于肿瘤巨大,将肝门板向右侧展开往往比较困难。如上所示,切断右肝管后,将肝门板向左侧尾侧牵拉,从肝门板与肿瘤间隙进行游离是最佳方法。然而,肿瘤严重压迫导致无法确定右肝管时,先进行肝实质的离断,然后从左侧(脐静脉板至肝门板方向)游离肿瘤。

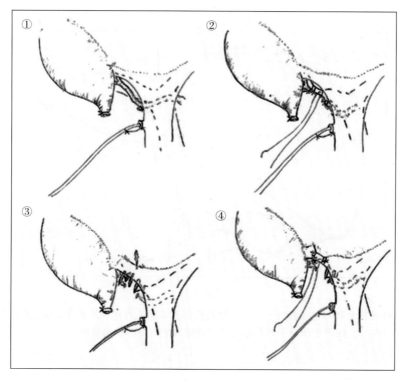

【图2】

肝门部处理:切断胆囊管和胆囊动脉后,游离Calot三角,从肝十二指肠韧带右侧缘寻找RHA(①)。对肝右动脉进行结扎切断后,确定门静脉左右分支,在不会导致左支狭窄的情况下对右支进行结扎切断(②)。对胆管拟行切断位置用杉田夹进行标记,通过术中胆管造影进行确认(③)。对确定左肝管不会导致狭窄的情况下对右肝管进行切断(④)。

4. 肝实质离断

沿着设定好的肝实质切离线,使用CUSA及滴水双极电凝对肝实质进行离断。一般沿着肝镰状韧带附着处向腹侧背侧切离,形成断面(图3)。在此过程中,当看到汇入LHV

或 MHV 根部的肝裂静脉（fissure vein）的时候，将要其结扎切断，这些通过术前影像检查可以事先确定。从 MHV-LHV 共干和 RHV 之间导入 10mm Penrose 引流管至尾状叶腹侧面，通过牵拉使得肝实质很容易从背面悬吊，切离实质比较容易，但如上所述 Arantius 管的切离困难以及 MHV-LHV 之间导入 Penrose 引流管困难时，应该从 LHV 左侧经过尾状叶腹侧把 Penrose 引流管导入至左肝管的头侧，这样也能够充分利用悬吊的优势（图 3）。这种情况下，肝实质切离的最上方（头侧）的 LHV 同样被拉起，应注意对其造成损伤。当右肝管已经被切断时，将断端向左下方牵拉，游离肿瘤和肝门板之间间隙，切断尾状叶支，就能够把悬吊的 Penrose 引流管的一端（尾侧端）引至肝门板头侧。通过以上操作，肝门板上方的肝实质被完全悬吊，容易进行肝实质切离。肝实质切离到达最上方 LHV-MHV 之间时，在不导致 LHV 狭窄的情况下，从根部切断 MHV（结扎切断或者用 5-0 Prolene 线进行连续缝合）。

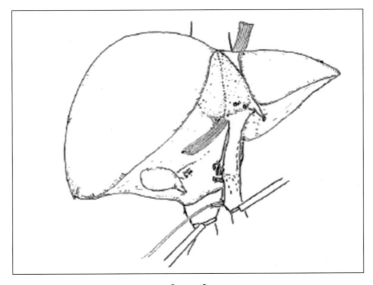

【图 3】

肝实质离断。用 10mm 阻断带（Penrose 引流管）进行悬吊（本图是从 LHV 左侧导入阻断带至肝门板头侧）的同时，用 CUSA 及滴水双极电凝对肝实质进行离断。为了控制入肝血流，采用了 Pringle 法阻断，为了控制肝静脉反流性出血，用血管夹夹闭肝下下腔静脉。

5. 尾状叶游离翻转、肝右静脉离断

上述 2 中已经说明，翻转右半肝后，可以从右侧翻转尾状叶，当离断肝右叶入肝脉管系统后，可以先切断 RHV。巨大肿瘤时，难以从右侧翻转，这时可以从左侧把 Spiegel 叶从下腔静脉翻转。从尾侧向头侧依次处理 SHV（结扎切断或缝合结扎），到达 RHV 的根部后，放置血管绕带进行悬吊，确认离断位置后再进行离断（用血管钳钳夹后，用 5-0 Prolene 线连续缝合或使用自动闭合器）（图 4）。

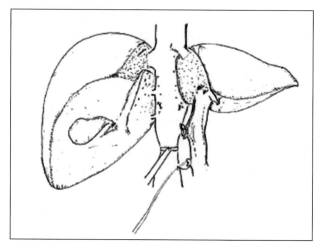

【图 4】

　　肝实质离断结束并翻转尾状叶后。从左侧游离翻转尾状叶，显露下腔静脉的前面。从尾侧依次处理的右侧 SHV（结扎切断或缝合），显露出 RHV 的根部。

　　此外，肝门部胆管癌中必须把尾状叶切除，而有些肝细胞癌中可以把左尾状叶（Spiegel 叶）保留。此时，采用 Belghiti 绕肝悬吊法把阻断带导入下腔静脉前间隙进行悬吊，离断肝实质。显露下腔静脉前面后，将汇入下腔静脉右侧壁的 SHV 从尾侧向头侧依次处理，确保 RHV 根部的显露。

6. 标本摘出

　　游离翻转右半肝的前提下，离断 RHV，能够将肝右 3 叶和尾状叶一并摘出。巨大肿瘤引起右半肝翻转困难时，离断 RHV 后切离右侧下腔静脉韧带，然后从右侧膈肌、后腹膜、右侧肾上腺剥离肝右叶，摘出标本（图 5）。

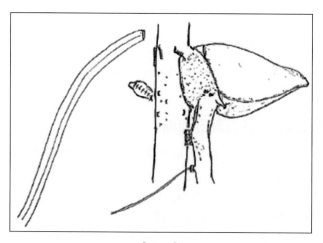

【图 5】

　　标本摘出后。MHV 和 RHV 从根部被切断。残留的 Glisson 鞘中有尾状叶支（门静脉和胆管）的结扎断端。由于游离导致胆管壁变薄，考虑可能出现胆汁漏时，可将 C 管留置于胆囊管内，进行胆汁引流。对于游离导致的右肾上腺撕裂出血，用 4-0 Prolene 线进行缝合止血。在右侧膈下间隙留置封闭式引流管。

7. 留置引流管和关腹

将封闭式引流管置于右侧膈下间隙，经右侧腹壁引出。逐层缝合腹壁，结束手术。

参考文献

1) Nagino M, et al : Right trisegment portal vein embolization for biliary tract carcinoma : technique and clinical utility. Surgery 127 (2): 155-160, 2000.

2) Starzl TE, et al : Right trisegmentectomy for hepatic neoplasms. Surg Gynecol Obstet 150(2): 208-214, 1980.

左 3 叶切除

京都大学肝胆胰・移植外科
安近健太郎

前言

左 3 叶切除术适应于左侧肝门部胆管癌及肝巨大肿瘤(肝细胞癌、肝内胆管癌等)。其技术性特征包括:①对于肝门部胆管癌,必然需要进行胆管切除和胆管重建,仔细游离肝脏侧胆管切缘附近的胆管和肝动脉、门静脉非常重要,因此必须充分地了解各脉管的走行和位置关系;②对于巨大肿瘤,可以采用 Glisson 鞘一并处理法进行肝门部处理,但是避免导致右后叶胆管狭窄或受损,必须要充分暴露右前叶的 Glisson 支;③肝实质切离过程中,断面会显露出肝右静脉,但是肝右后下静脉和肝中静脉发达的病例,必须仔细辨认肝右静脉。本文主要描述了左侧为主的肝门部胆管癌的左 3 叶切除术。

1. 切开皮肤和开腹

参考各论"右 3 叶切除"。

2. 肝上间隙显露

将肝圆韧带向下牵拉,紧贴肝脏游离肝镰状韧带,显露出肝上下腔静脉前壁,辨认肝左、中静脉共干(LHV–MHV 共干)以及肝右静脉(RHV)根部。切断左冠状韧带和左三角韧带时,在左外叶后方胃贲门前放置无菌纱布,充分显露左侧膈下间隙,把肝左外叶向下牵拉,用电刀切开左冠状韧带。这样在后方纱布的衬托下,避免了膈肌、胃以及脾脏的损伤,轻松离断冠状韧带和三角韧带。紧贴肝脏切断小网膜,显露出左侧尾状叶(Spiegel 叶)。结扎切断其上方的 Arantius 管,剥离肝左静脉后方,LHV–MHV 共干放置血管套带。

3. 肝门部处理

采用 Kocher 法把十二指肠从后腹膜游离,对 16b1 组淋巴结进行病理活检。然后用小镊子剥离胰头后方纤维薄膜组织廓清 13 组淋巴结。进一步廓清肝十二指肠韧带,辨认并保护肝固有动脉、门静脉主干及胆总管。同时进行胰腺上缘 8 组淋巴结的廓清。辨认肝左右动脉分支,并对肝左动脉放置血管套带。在 Rouviere 沟中辨认肝右动脉前叶支 – 后叶支分叉处,分别放置套带进行悬吊(图 1)。此外,肝右动脉被肿瘤侵犯时,廓清上述淋巴结之前,确保在 Rouviere 沟中肝右动脉右后叶支安全。在同样位置,由于肝右动脉右后叶支受到肿瘤侵犯而无法保留时,后叶支动脉将无法重建,确定为无手术适应证。如果能够保留肝右动脉右后叶支,则考虑为具备手术适应证,进而处理肝门部,首先将肝左动脉和肝中动脉结扎切断。然后将门静脉左支在根部位置结扎切断。胰腺上缘离断胆总管。断端进行术中快速病理检查,确认有无癌组织残留。十二指肠侧胆总管断端进行缝扎和多重结扎(2–0 丝线 +3–0 Vicyl 缝扎等)或者连续缝合(4–0 Prolene)闭合断端。此时,需要拔出术前减黄而放置的胆管支撑管（EBS 或 ENBD 软管），通过导丝引入软管取代减黄支撑管，将术中引流胆汁收集在专用无菌袋内（无菌手套也可以）。

将离断后的胆总管和周围淋巴组织一并向腹侧、头侧牵拉，全程游离肝右动脉（图1）。这样容易辨认右前叶支的根部，进而在根部位置将其结扎切断。切断肝右动脉右前叶支后，处理门静脉右前叶支–后叶支分叉部就变得容易（图2），进而在根部位置结扎切断门静脉右前叶支。此时，如果术前进行过门静脉塞栓术（PVE），用血管钳子分别将门静脉右支和右后叶支钳夹后，切开右后叶支根部确认腔内有无塞栓物质。确认后保留端用 6-0 Prolene 进行连续缝合（缝合应垂直于血管长轴）。通过上述操作，阻断了预定摘除肝脏的入肝血流，肝脏表面出现了右前叶–右后叶之间的缺血线（demarcation line），以此作为肝实质切离线。

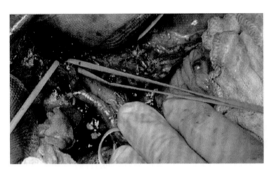
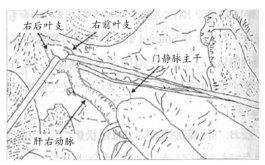

【图1】

剥离肝十二指肠韧带后：对肝右动脉主干、右前叶支、右后叶支放置套带（都是红色的）。胆总管已被离断。

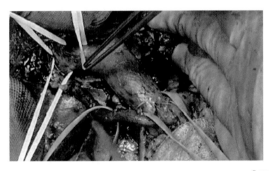
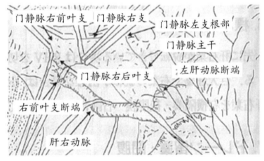

【图2】

结扎切断肝右动脉右前叶支后：通过套带分别标记门静脉主干（蓝色）、门静脉右支、右前叶支、右后叶支（白）。

4. 尾状叶游离翻转

首先从 Spiegle 叶下缘开始切开外侧浆膜，从下腔静脉（IVC）开始游离、游离翻转 Spiegle 叶。离断左侧下腔静脉韧带后，能够从左下向上，依次结扎切断 Spoegel 叶和 IVC 之间的肝短静脉（SHV），从左侧开始游离和翻转 Spiegle 叶。但是，有些病例腹腔深度问题以及 Spiegle 叶包绕下腔静脉等解剖学原因导致在 Speigle 叶和 IVC 之间难以获得良好的术野。尤其是，Spiegle 叶的上方紧贴并存在较粗的 SHV，在无法获得良好术野的情况下进行粗暴的剥离，就会引起 IVC 的大出血。如果存在这种情况，应先进行肝脏实质（后述）的离断，直视下到达 IVC 前壁，从内向左外依次结扎切断 SHV，将 Speigle 叶从 IVC 安全游离。

5. 肝实质切离

经过上述操作，能够清晰地显露出肝下下腔静脉前壁以及肝上下腔静脉和 MHV-RHV 之间间隙，然后从肝后隧道导入 10mm Penrose 引流管进行 Belghiti 绕肝悬吊。在肝下下腔静脉上预置套带，根据实际情况阻断下腔静脉可以有效控制肝静脉反流性出血。用 CUSA 及滴水双极电凝对肝实质进行离断。沿着上述的缺血线（demarcation line）用电刀切开肝脏浆膜，在肝下缘切离线的两侧缝合支持线，牵引支持线使得断面保持一定的张力并开始切离肝实质。将肝下缘作为山的顶点，肝表面和肝下面的预定切除方向则看成是山坡，像是从顶点向山坡方向将山展平的感觉，进行肝实质切离，如果山体一旦展平可以将山坡继续向切离线的方向延长，就可以形成新的顶点，继续将其展平。这样一来，断面上通常会向腹侧、尾侧凸出，做成断面后使得肝实质内的脉管显露在山的顶点，脉管处理就会更容易一些。在切离过程中，会碰到肝右静脉（RHV）的末梢支，沿着末梢支就能够显露和辨认出 RHV 主干。继续切离肝实质，断面上露出的 RHV 为底边，肝门部切断终点（右后叶胆管支预定切断点）为顶点的三角形离断面（图 3）。在部分病例中，右前叶背侧区域较大，导致右前叶支配区域的肝组织进入到右后叶的区域。这时，RHV 像山峰一样突起，形成向腹侧凸起的屋顶型断面，如果从肝表面的预定切离线向肝门部方向直线切断，断面就会到达 RHV 的后方，RHV 易被包含在切除一侧。预防出现上述问题，肝实质切离时尽早辨认断面上的 RHV，对于 MHV 发达的病例及 MHV-RHV 之间存在交通静脉的病例中，容易误认汇入 MHV 的 V5 末梢支为 RHV 的末梢支，这样断面有可能向右前叶方向发生偏移。为了减少出现错误的判断，术前仔细的影像阅读非常必要。由于尾状叶右侧缘与肝右叶之间没有明显的解剖学标记，但是肝门部后方尾状叶突起的右缘可以作为一个标记，向头侧放置上述的 Penrose 引流管（Belghiti 绕肝悬吊法）（图 3），继续切离肝实质到达 IVC 前壁。如果存在汇入 IVC 右缘的右后下肝静脉时，则需要保留。

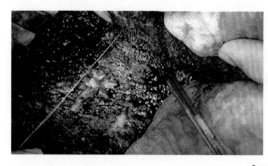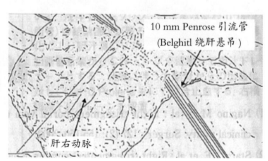

10 mm Penrose 引流管
(Belghitl 绕肝悬吊）

肝右动脉

【图 3】

离断肝实质后：使用 10mm Penrose 引流管进行 Belghiti 绕肝悬吊后，进行肝实质切离。本图中 10mm Penrose 引流管的尾侧一端已经被导入至右后叶胆管的头侧。断面上显露出肝右静脉（RHV）。

6. 标本摘出

肝实质切离结束后,右后叶胆管支上放置血管绕带进行悬吊(图4),在不损伤动脉和门静脉的前提下,切断右后叶胆管支并对断端进行术中快速病理检查。然后,用血管钳钳夹 MHV–LHV 共干并切断(或自动缝合器进行离断)(图5),将肝左3叶和周围淋巴结组织整块摘出。肝静脉断端用 5-0 Prolene 线进行连续缝合。对于无法先进行 Speigel 叶和 IVC 游离的病例,肝实质切离结束后,可以从右下方对 Speigel 叶和 IVC 之间的肝短静脉进行依次结扎切断(图6),取出标本。标本摘出后的术野如图7所示。

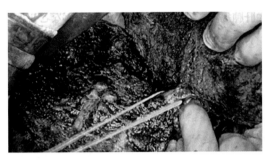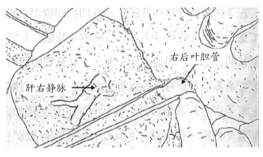

【图4】

肝实质切离结束后:残肝和摘出肝之间仅通过右后叶的胆管相连,胆管上导入血管套带进行悬吊。

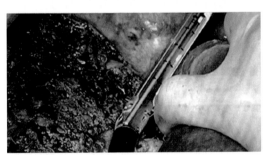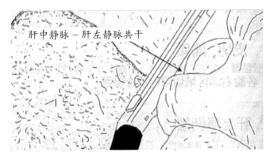

【图5】

LHV–MHV 共干的离断:摘出肝仅通过 LHV–MHV 共干与残肝相连,术者用右手将摘出肝向上托起,通过自动缝合器进行离断。

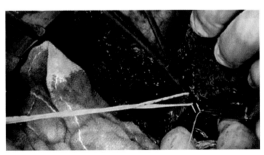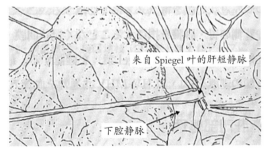

【图6】

离断右后叶胆管后,显露出下腔静脉前壁,依次离断左侧的肝短静脉。本图中较粗的 SHV 上放置血管套带,切除端用丝线结扎,保留端用血管钳钳夹后切断,用 5-0 Prolene 线缝合。

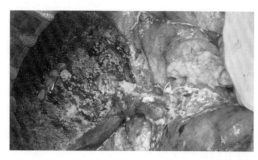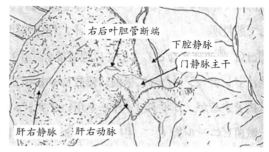

【图7】

摘出标本后：廓清肝十二指肠韧带内淋巴脂肪组织，并整块切除。随后进行胆管空肠吻合术。离断后的右后叶胆管位于门静脉和肝动脉右后叶支的右上方，被纤维结缔组织包裹。

7. 胆管重建

术中确认快速病理检查结果后，再进行胆管重建。用自动缝合器对 Treiz 韧带15～20cm 左右处的空肠进行离断。远侧的断端用 3-0 Vicryl 线补充缝合浆膜层，由结肠后上提至肝门部。胆管断端的形态每个病例各有不同，有一个孔（B6+B7）的，也有 B6 和 B7 在一个平面如猪鼻样紧贴的两个孔的，甚至还有 B6 和 B7 完全分开的两个孔的情况。根据各个形态的特点进行胆肠吻合，对每一个确认的胆管开口均要留置支撑管（4～6F 胰管专用软管）。用 6-0 PDS 线进行结节缝合吻合口前后壁，并在管腔外结扎（有时吻合口后壁可进行连续缝合）。具体来说，在空肠预定吻合口插入胆管支撑管流出段，并从上提空肠侧壁引出。然后在吻合口的 0 点和 6 点的位置（接近 6 点的地方加 2 针，共计 3 根支撑线）缝合支撑线，进行胆肠吻合口（0 点—3 点—6 点方向：后壁）半周缝合。当 0 点—3 点—6 点方向缝合结束时，将胆管支撑管的前端插入胆管内，胆管支撑管肝内插入端的 2～4cm（取决于具体插入的长度）处，用 6-0 PDS 线缝合固定用。将支撑管插入胆管内时，在吻合口处形成了小环状形态（图 8）。当拉出支撑管流出段时，为了确保支撑管前端不会脱落，在吻合口处形成的环状形态就会变成一条直线，支撑管被收纳在吻合口内。当支撑管被收纳在吻合口内，结扎固定用的缝合线，将支撑管固定在吻合口前壁。之后进行余下半周（6 点—9 点—12 点方向：前壁）的结节缝合。从上提空肠侧壁引出的支撑管用 3-0 Vicryl 线进行 Witzel 法缝合。胆肠吻合结束后的术野如图 9 所示。从胆管空肠吻合口远端约40cm 处，进行空肠 – 空肠吻合。

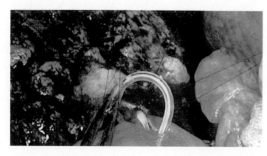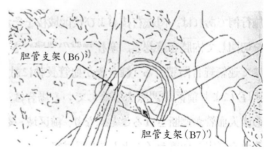

【图8】

胆管空腔吻合术中：该病例右后叶胆管存在 B6 和 B7 两个断端，分别留置了胆管支撑管。

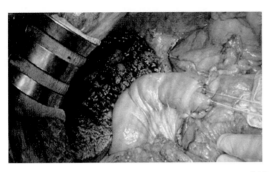
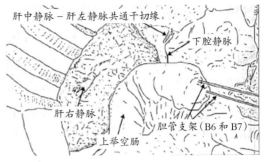

肝中静脉－肝左静脉共通干切缘

下腔静脉

肝右静脉

胆管支架（B6和B7）

上举空肠

【图9】

胆肠吻合术后：将 B6 和 B7 内的胆管支撑管采用 Witzel 法从上提的空肠断端引出。

8. 空肠造瘘和引流管留置

从上述空肠－空肠吻合口远端约 15cm 处，留置空肠造瘘管，采用 Witzel 法固定后引出体外。此外，营养管也可留置在上提空肠断端。封闭式引流管留置在左侧膈下间隙，经胆管空肠吻合口后方从右侧腹壁引出。逐层缝合腹壁，结束手术。

参考文献

1) Starzl TE, et al : Hepatic trisegmentectomy and other liver resections. Surg Gynecol Obstet 141 : 429-437, 1975.

2) Nimura Y, et al : Hepatic segmentectomy with caudate lobe resection for bile duct carcinoma of the hepatic hilus. World J Surg 14 : 535-544, 1990.

3) Nagino M, et al : Left or right trisegment portal vein embolization before hepatic trisegmentectomy for hilar bile duct carcinoma. Surgery 117 : 677-681, 1995.

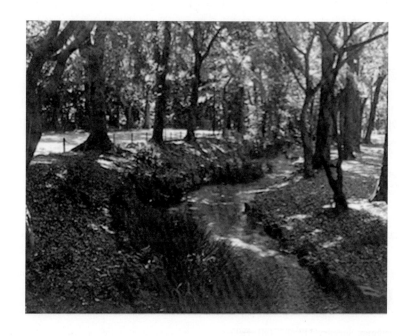

右半肝切除

神户市立医疗中心中央市民医院外科·移植外科
贝原聪

前言

右半肝切除的断面是平面,并且显露的主要血管为肝中静脉,所以与肝中叶切除相比较断面更加平整。但是另一方面,必须仔细对下腔静脉(IVC)周围进行处理,否则可能导致大出血,是非常危险的术式之一。

手术顺序为,处理完肝门部后,进行右半肝翻转以及肝短静脉的离断,最后进行肝实质的切离,摘出右半肝,这是标准的手术方式。本章主要叙述上述手术流程。近年来肝门部处理后于 IVC 前放置悬吊带,不进行翻转,直接切离肝实质的前入路右半肝切除也比较普及,最后也会叙述该方法。

1. 切开皮肤和开腹

通常采用反 L 形切口,对于巨大肿瘤和腹部隆起的体型,预计 IVC 周围操作比较困难的病例,也可以采用第 9 肋间开胸的 J 形切口。

2. 肝静脉根部的游离

将肝圆韧带向下牵拉,把肝左叶向后按压,并切开肝镰状韧带。对于合并有肝硬化的病例,侧支循环细小血管丰富,必须认真凝固后切断。因为需要显露肝静脉汇入 IVC 的主干,右半肝切除需从肝左肝中静脉共干的右侧进行剥离。术者用左手将肝向背侧向下按压,可以使该部分施以适当的张力,切开肝表面的浆膜,显露疏松结缔组织,才能够安全地进行肝静脉周围的游离。另外,当肿瘤位于肝静脉根部,既往治疗后该部位的显露困难时,右侧膈下静脉就成为辨认肝右静脉的标志。确认肝右静脉的位置后,继续沿其右缘剥离,同时与肝左肝中静脉共干之间尽可能向尾侧方向游离,充分显露 IVC 前面,以后的操作就会更加容易。

3. 肝门部处理

切除胆囊,在胆囊管内放置 C 管。肝门部处理方法包括:Glisson 鞘一并处理法和脉管分别处理法 2 种,术者可以选择自己熟练的方式,笔者认为 Glisson 鞘一并处理法操作简便易行,但要求熟练操作。肿瘤位于右前右后分叉部到肝门部,以及门静脉癌栓累及 2 级分支时,应选择脉管分别处理法。

(1)Glisson 鞘一并处理法

用宽钩向上按压肝脏,第二助手用左手将胰头十二指肠向尾侧稍偏左轻轻牵拉,适度张力展开肝十二指肠韧带,充分显露肝门部操作术野。术者用 2 把解剖剪刀在 Glisson 鞘外膜和肝被膜之间进行剥离(图 1)。此时,在肝脏侧紧贴肝被膜层的外侧进行剥离是重点,开始剥离时进入正确的层次,之后的剥离就会变得容易。当术区出血时,由第一助手适度吸引,确保术野清晰。从前方充分剥离之后,同法从背侧进行剥离,剥离到一定程度后,前方或背侧剥离部位能够无阻力插入钳子,就能轻松的辨认和预置阻断带(图2)。右侧Glisson支在该部位只进行阻断血流,当肝实质切离到达肝门部时,右前和右后Glisson支分别进行双重结扎切断。

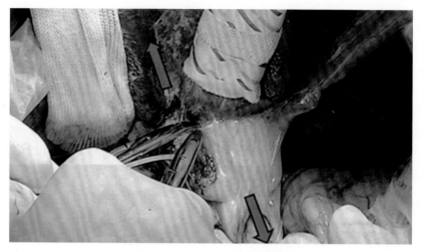

【图1】 Glisson右支的剥离

用宽钩向上压排肝脏,第二助手用左手将胰头十二指肠向尾侧稍偏左方向轻轻牵拉,适度张力展开肝十二指肠韧带(箭头)。术者用2把解剖剪在Glisson鞘外膜和肝被膜之间进行剥离。此时,肝脏侧紧贴肝被膜层的外面进行剥离是重点,开始剥离时进入正确的层次,之后的剥离就会变得容易。

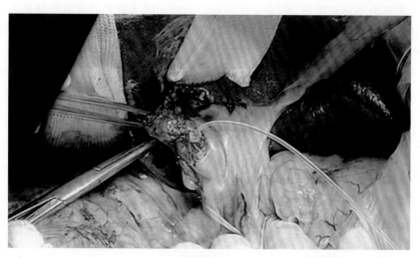

【图2】

前面充分剥离之后,从Glisson鞘的背面同样进行剥离,前方或背侧剥离部位能够无阻力插入钳子,就能轻松的绕带悬吊。如果存在阻力,可再次剥离后插入钳子。如果强行插入,就会导致胆管和细小Glisson末梢支的损伤。

该操作的重点在于：①剥离 Glisson 鞘时，术者不熟练可能会沿着长轴方向斜行剥离，要始终意识到沿着短轴方向剥离，才能实现最短距离的剥离；②插入用于导入阻断带的钳子时，如果存在阻力，可再次剥离后插入钳子；③当无法确认剥离层时，绝对不能随意插入 Glisson 鞘内，而插入肝实质内虽然有少量出血，但是更加安全。

（2）脉管分别处理法

肝右动脉通常从胆管和门静脉主干之间向右斜行，但是解剖学存在多种变异，术前应充分确认影像学图像。以下叙述无解剖变异情况下的脉管分别处理法。

用宽钩向上压排肝脏，第二助手用左手将胰头十二指肠向尾侧稍偏左轻轻牵拉，适度张力展开肝十二指肠韧带，充分显露肝门部操作术野。第一助手将胆囊管向前牵拉，从胆总管向肝总管方向的右后侧沿长轴少许剥离，在剥离区轻易显露门静脉（图3）。沿着门静脉前方继续向肝门侧游离，就能显露门静脉左右支的分叉。游离到此处，肝右动脉的走行容易被确认。如果无法确定肝右动脉，游离胆囊动脉会有一定帮助。试夹闭肝右动脉，用超声确认左半肝的血流后，在试夹闭处对肝右动脉进行双重结扎切断。

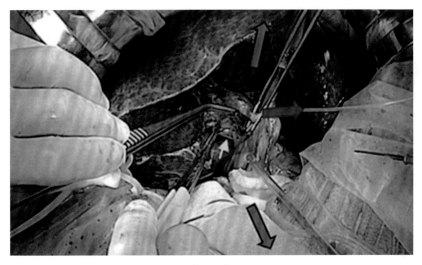

【图3】

将肝圆韧带向头侧牵拉按压肝脏，第二助手用左手将胰头十二指肠向尾侧稍偏左轻轻牵拉，适度张力展开肝十二指肠韧带（蓝色箭头）。第一助手将胆囊管向前牵拉（红色箭头），从胆总管向肝总管方向的右后侧沿长轴少许剥离，在剥离区深面很容易找到门静脉（黄色箭头）。

从门静脉分叉处开始，继续游离门静脉右支前方。从门静脉右支的前后方纵向剥离，右支放置阻断带。该操作的重点是，紧贴门静脉外膜层进行剥离，沿着该层剥离，就能够轻易地显露门静脉，并能够安全地放置阻断带。同时容易处理流入尾状叶的门静脉细小分支（图4）。如果担心损伤门静脉，在该剥离层外（浅层）进行游离，反而难以辨认门静脉壁和细小门静脉分支，容易损伤而出血。如果能对门静脉右支放置阻断带，在门静脉左右支分叉右侧的一定距离处，双重结扎切断门静脉右支。如果没有一定的距离，结扎很容易引起门静脉左支的狭窄和变形。此时，用血管钳钳夹后切断，断端用 6-0 Prolene 线进行缝合。

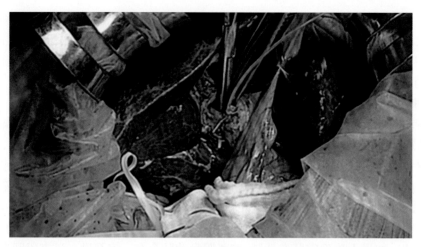

【图4】

从门静脉右支的前后方纵向剥离，右支放置阻断带。该操作的重点是，紧贴门静脉外膜层进行剥离，沿着该层剥离，就能够轻易地显露门静脉，并能够安全地放置阻断带。同时容易处理流入尾状叶的门静脉细小分支。

4. 右半肝的翻转

翻转时需要剥离右肾上腺以及离断 IVC 周围的血管,有时可能出现意料之外的出血,应仔细谨慎进行操作。

（1）右肾上腺的剥离

右肾上腺常常与肝背侧紧密相连,强行翻转右半肝容易导致肾上腺撕裂出血,因此必须耐心仔细操作。剥离右侧肾上腺,首先从下向上游离与 IVC 之间的疏松结缔组织,并在肾上腺与 IVC 之间放置阻断带。上提阻断带的同时,用电刀或超声刀离断与肝脏之间的间隙。有时来自肝脏的肝短静脉与肾上腺静脉共同汇入 IVC,将其结扎切断。如果肾上腺出血,用 4-0 Prolene 线对合组织并缝合止血。

（2）肝短静脉的处理

从 IVC 的下方依次处理肝短静脉,向肝右静脉根部将肝脏从 IVC 右前壁剥离。以上处理有 4 个要点:①将 IVC 尾侧尽可能宽敞地剥离,越靠近头侧逐渐收拢剥离的宽度。②不急于处理剥离线内的肝短静脉,当它出现在切离线上后再处理。这时,即使损伤了肝短静脉,处理更加容易。③紧贴 IVC 外膜进行剥离,才能轻易辨认肝短静脉。如果担心损伤 IVC 而贴近肝脏侧进行游离,反而难以辨认肝短静脉。有时候突破肝被膜导致出血,术野变得不清晰。④对于较粗的肝短静脉多次核实辨认后再处理。

切断下腔静脉韧带后,肝右静脉根部清晰露出,将肝右静脉左侧向上剥离,到达先前剥离的 IVC 前方,放置阻断带,悬吊肝右静脉。最后把用于悬吊法的阻断带从肝右静脉和肝中静脉之间导入 IVC 前方,完成绕肝悬吊操作。

5. 肝实质切离

阻断肝右叶入肝血流就会出现缺血线,沿着该分界线对肝实质进行切离。肝实质切离时使用 CUSA 和滴水双极电凝,近年来笔者等也使用了 VIO 高频电外科系统,在 SOFT COAG 模式下进行预凝固。操作时,第一助手先用 IO 电刀对预定切离线进行软凝固,术者用 CUSA 切离肝实质,就能够达到无血切割目的。另外,IO 电刀的前端形状呈球形,即使经验少的医生也能够顺利完成以上操作。

在切离线的两侧缝合固定支撑线,牵引支撑线展开断面切离肝实质。从胆囊床开始切离,逐步向头侧进行,沿着缺血线通常不会遇到较粗的 Glisson 支,但需要处理肝中静脉及其分支。右半肝切除术中,肝中静脉是重要的标志,在 V4a 汇入肝中静脉的末梢侧切断肝中静脉,显露出肝中静脉的右侧壁,向其根部的方向即是右半肝预定切离线。

当切离线上出现肝中静脉后,用 CUSA 对其周围肝实质进行充分处理并悬吊。没有进行充分的处理,急于放置悬吊带,容易引起肝静脉的出血,甚至导致大出血。如果肝中静脉游离长度足够,可以进行双重结扎切断(一重为缝扎),如果没有足够的游离长度,用血管钳钳夹切断后,用 5-0 Prolene 线连续缝合。进一步切离肝实质后,到达肝门板。用 Glisson 鞘一并处理法时,牵拉右侧 Glisson 鞘向右叶方向剥离,显露出右前、右后叶 Glisson 支分叉后,对右前、右后叶 Glisson 支进行双重结扎切断(一重为缝扎)。用脉管分别处理法时,到达肝门板后,沿着切离线进一步将尾状叶的尾侧切开,对肝门板上的右肝管放置悬吊带(图 5)。对左肝管不造成狭窄的情况下,对肝门板上右肝管进行双重结扎切断(一重为缝扎)。

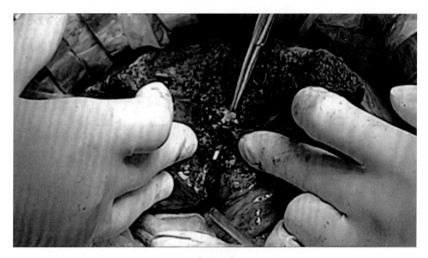

【图 5】

肝实质切离到达肝门板后,沿着切离线进一步将尾状叶的尾侧切开,肝门板全程露出,对肝门板上的右肝管放置悬吊带。

随后,用之前导入的下腔静脉前的悬吊带(悬吊法)悬吊肝脏,以此为目标对肝实质进行切离。此时,残肝侧切离面上显露出肝中静脉的右侧壁。处理汇入肝中静脉的右叶血管的同时,进一步向根部切离,双重结扎切断汇入肝中静脉根部的 V8,便可发现悬吊用的悬吊带,方可完成肝实质的切离(图 6)。如果先前完成了右半肝的翻转,用血管钳钳夹后切断肝右静脉,摘出肝右叶。肝右静脉断端用 5-0 Prolene 线进行连续缝合。

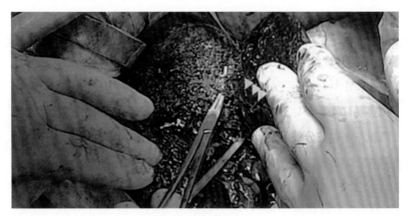

【图6】

IVC前方隧道内导入悬吊带，上提肝脏（悬吊法），以悬吊带为目标进行肝实质的切离。此时，残肝的切离面上显露出肝中静脉的右侧壁（黄色箭头）。同时结扎切断汇入肝中静脉的右叶 V8（蓝色箭头）。

6. 前入路法

2001年Belghiti等报道了对右半肝不进行游离翻转，IVC前壁与肝脏之间放置悬吊带，上提悬吊带对肝实质进行切离的前入路（anterior approach）肝切除法[1]。对于右半肝翻转困难的巨大肿瘤等情况下具有较好的效果，并且肝实质离断后对肝短静脉以及肾上腺血管的处理能够在直视下进行，所以众多医院将其视为标准术式引入。近年来发展迅速的腹腔镜（辅助）下肝切除，也是需要掌握该手法。

①尽可能剥离肝右静脉根部和肝左中静脉共干之间的间隙；②从尾侧尽可能剥离IVC的前面，缩短肝后隧道的盲探距离（图7）；③需要确认IVC前方10点至11点之间无血管区（avascular area）。不确定其方向的同时，向头侧进一步进行剥离，术者用左手示指从肝右静脉根部和肝左中静脉共干之间对 Kelly 钳前端进行确认诱导（图8），以上为主要的操作要点。

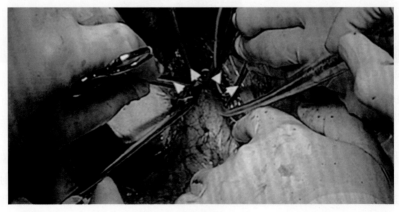

【图7】

前入路肝切除时，从尾侧剥离IVC的前面，为了缩短肝后隧道的盲探距离，尽可能将尾状叶从IVC上向头侧剥离（箭头）。

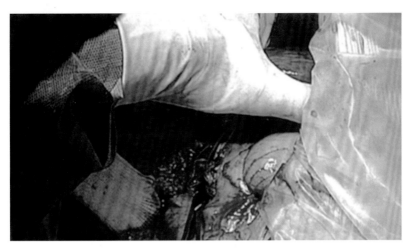

【图 8】

　　向头侧剥离一定程度后，术者用左手示指从肝右静脉根部和肝左中静脉共干之间对 Kelly 钳前端进行确认并诱导。

　　通过以上操作，离断肝实质后，切除肝（右半肝）会向右迁移，IVC 前壁直视下显现。此时，术者从左向右侧压排肝实质离断面，展开术野，从下方依次结扎切断肝短静脉（图9）。从 IVC 侧处理肾上腺更为容易，最后结扎切断 IVC 韧带以及肝右静脉，完成右半肝的切除。

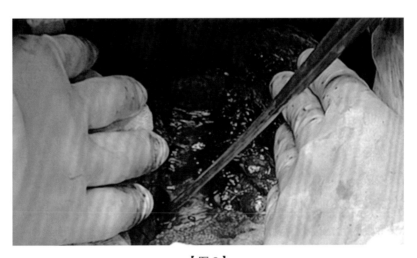

【图 9】

　　通过以上操作，离断肝实质后，切除肝（右半肝）会向右迁移，IVC 前壁直视下显现。此时，术者从左向右侧压排肝实质离断面，展开术野，从下方依次结扎切断肝短静脉。

7. 肝摘出后的关腹

　　我们对所有的患者从胆囊管插入 C 管并注入染料进行胆瘘试验。一般情况下，右半肝切除术患者肝脏离断面不会出现较粗的 Glisson 支，所以离断面发生胆瘘的风险较低。

通常情况下，右半肝切除不会留置引流管。担心出现胆瘘或术后出血时，为了方便术后观察，右侧膈下可以放置引流管。当引流液颜色、引流量正常时，术后第一天拔出引流管。将大网膜和结肠引至右侧膈下，尽量减少无效腔的形成，逐层缝合关腹。

参考文献

1）Belghiti J, et al: Liver hanging maneuver: a safe approach to right hepatectomy without liver mobilization. J Am Coll Surg 193(1): 109-111, 2001.

左半肝切除

三菱京都医院消化外科
尾池文隆

前言

左叶

肝脏被 Rex-Cantile 线分成左叶和右叶。切除肝左叶的手术称为左半肝切除。但有些外科医生所说的 "left lobe（左叶）" 这个词，也可能指 S2+S3 的 left lateral section。Left lobectomy 的含义是左叶切除，而左外叶切除有时候用 left lateral sectionectomy。上述表达比较混乱，笔者建议统一为 left hepatectomy 或者 left hemihepatectomy，而不应该使用 left lobectomy 这一词 [1]。

左半肝切除

肝癌的规则性肝切除中，为了保护残肝功能尽量保留走行在区域（section）间的静脉。左半肝切除，通常是指切除 S2、S3、S4 而保留肝中静脉的手术方式（图 1a）。适合于肝细胞肝癌、结直肠癌伴肝转移等情况。

对于肝门部胆管癌的手术，即使称呼为左半肝切除，除了切除 S2、S3、S4 之外，还需要切除肝门板及 S1 尾状叶。正确来说应该表述为左半肝切除 + 尾状叶切除（图 1b）。

对于活体肝移植的供体手术，左半肝切除通常是指供肝包含肝中静脉的手术方式。移植肝分为不包含左侧尾状叶的供肝（图 1c）和包含左侧尾状叶的供肝（图 1d）。

本章节中，主要叙述不包括肝中静脉及尾状叶切除的左半肝切除术。

手术步骤

1. 术前与麻醉科的讨论

术前，必须与麻醉科人员进行充分的讨论与沟通。肝实质切离时，为了减少来自肝静脉的出血，需要让麻醉师限制输液量、降低潮气量，维持较低的中心静脉压。肝实质切离结束后，解除输液限制。为了降低肝静脉压，虽然夹闭肝下部下腔静脉有效，但与麻醉科配合不当时，夹闭肝下部下腔静脉导致的血压降低后反而增加输液量，最终即使夹闭也无法使肝静脉压下降。

2. 开腹

通常采用倒 T 形切口，或者向右横切的反 L 形切口。

3. 切断镰状韧带，游离右肝

切断肝圆韧带，为方便牵拉，用钳子夹持结扎线。向头侧切断肝镰状韧带，靠近肝上部下腔静脉时，腹膜向左右分开，其间显露出疏松结缔组织。切开腹膜后，可以浮现出里面的静脉壁，继续剥离疏松结缔组后，就能够显露出肝静脉根部和下腔静脉的前壁。为了避免损伤静脉，将肝脏向下牵拉，展开术野，均匀一致地剥离，不要在一处进入得过深。显

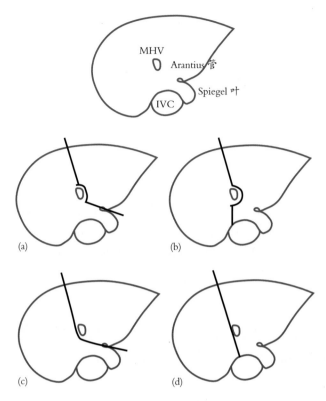

【图 1】 左半肝切除

（a）肝细胞癌和结直肠癌伴肝转移的左半肝切除。（b）肝门部胆管癌的左半肝切除。（c）活体肝移植的供体左半肝切除，不包含左侧尾状叶。（d）活体肝移植的供体左半肝切除，包含左侧尾状叶。

露出肝右静脉和肝中静脉之间的 IVC 前壁后，继续剥离肝右静脉和肝中静脉的静脉壁。此时，左右膈下静脉成为辨认肝静脉的标志。

　　左右半肝分界面非常靠右。虽然不需要完全剥离右肾上腺，但是还是有必要游离到一定程度，在右侧膈下填塞大纱布垫，使肝断面保持垂直，肝实质切离会变得容易。

　　4. 左外叶的游离

　　切断左三角韧带（图 2）。为了避免损伤后方的脏器，在脾脏和胃体部的前面放置纱布垫，跨越左外叶肝实质背侧的突起，在其上方将纱布放置到左三角韧带的背侧。从前方将左外叶向下牵拉，这样就会使得三角韧带与膈肌之间展开，使用电刀进行切开，注意不要损伤膈静脉。由于左三角韧带和冠状韧带相连续，所以分为前后两层，到内侧的时候注意不要切入肝左静脉中，前方一旦进入到肝左静脉根部附近的时候就要提前停止操作，将左外叶向右侧翻转，切开小网膜。如果有来自胃左动脉的副肝左动脉，要将其切断。

　　5. 肝左静脉根部的剥离

　　把握了左三角韧带与膈肌以及小网膜（Arantius 管）的立体关系后，可以显露肝左静脉根部（图 3）。

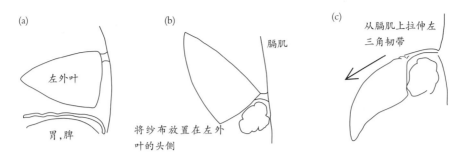

（a）

左外叶

胃,脾

（b）

膈肌

将纱布放置在左外
叶的头侧

（c）

从膈肌上拉伸左
三角韧带

【图2】 左三角韧带的切离

（a）将纱布垫放在胃、脾的前方。（b）跨越左外叶肝实质背侧的突起，在其上方将纱布放置到左三角韧带的背侧。（c）将左外叶向下牵拉，使得三角韧带与膈肌之间展开。

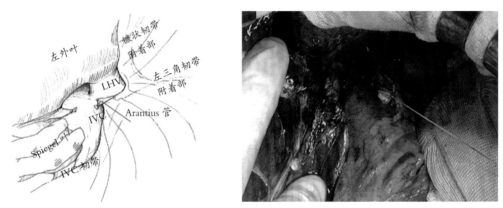

【图3】 肝左静脉根部周围的解剖

　　切开小网膜后在肝脏一侧的附着部会看到比较厚的条索样组织,这就是所谓的Arantius管。紧靠肝左静脉背侧的附着处将Arantius管切断,用镊子夹持小网膜切离端使得其与肝实质反方向保持一定的张力、切断其与左外叶肝实质之间的腹侧膜样组织,同样方法在其背侧切断小网膜切离端与尾状叶之间的膜样组织,这样就可以将小网膜切离端的条索样组织（Arantius管）提起来,并将其结扎切断或者使用电刀切断。其实Arantius管与其说成是条索样组织不如说是膜样组织（Arantius板）更贴切,一直扩展到肝中静脉的背侧。

　　左手将Spiegel叶的头侧端向下牵拉,Spiegel叶与横膈之间被脂肪组织覆盖,去除这些脂肪后就能看到下腔静脉壁（图3）。在Spiegel叶的头侧,IVC的前方,左外叶肝实质的后方,肝左静脉的后下方,剥离以后可以进入到一个空隙。通过肝上下腔静脉的上方入路,剥离肝中肝左静脉的后方并切离Arantius管后,可以达到该空隙。由于肝中肝左静脉共干与下腔静脉轴向左偏离得比较多,肝中静脉的右侧与下腔静脉的左侧比想象的距离要近（图4）。通过此处的操作能够将肝中肝左静脉共干进行绕带处理,如果共干比较短可以只将肝左静脉绕带,如果其汇合部在肝实质内,不切开肝实质仅仅在肝外进行操作是无法进行绕带处理的。

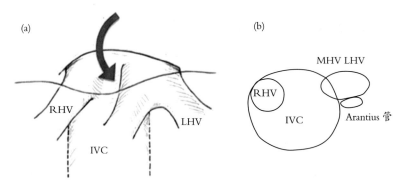

【图4】

（a）通过肝上部下腔静脉头侧入路，将肝中静脉和肝左静脉背侧剥离后再将静脉韧带导管（Arantius管）切断，就形成了可以通过的空间。（b）肝中静脉肝左静脉的共干与下腔静脉纵轴是分离开的。

　　如上所述，下腔静脉和肝中肝左静脉共干的轴存在较大的错位。肝右静脉直接汇入下腔静脉，肝中肝左静脉共干虽说也是汇入下腔静脉，但是看上去像是和下腔静脉并行穿过膈肌后一起注入心房，其解剖关系稍稍有一点奇怪的感觉，如果考虑到原来在胚胎期的时候，Arantius管是作为静脉血管运送大量血液，就会明白其实这是很自然的事，腹部下腔静脉是由肝中肝左静脉和Arantius管汇合以后变成胸部下腔静脉，这样就会更容易理解此处的位置关系。

　　6. 肝门部和肝十二指肠韧带操作

　　在进入肝十二指肠韧带剥离操作之前，要习惯于制订其全面的总体把握。图5a看到的肝十二指肠韧带是经过剥离以后所有脉管解剖位置都明朗的情况，而在肝十二指肠韧带剥离之前，对各个脉管的大概位置还能非常自信的指出来么？（图5b）。没弄清楚肝十二指肠韧带左缘的位置就进行操作，是肝脏外科初学者很容易陷入的误区。肝十二指肠韧带右侧缘是游离缘，而左缘与小网膜相连续，脂肪组织多的时候其边界完全不清楚。如果韧带左侧看不清楚地话，就不会知道韧带宽度，从而也无法弄清楚韧带内各个脉管的位置。所以此处的关键目标点就是肝圆韧带（门静脉脐部），它几乎就是在肝十二指肠韧带左缘，肝左动脉进入的位置。

　　7. 肝十二指肠韧带的标志——S，U，R，E

　　胆囊切除的时候当然是胆囊管的位置最为重要，但是仅仅注意该部位的话，由于对解剖关系无法整体把握很容易引起大的错误，甚至出现胆总管损伤的情况。即使在左半肝切除的肝门部操作中，开始的时候着眼于肝十二指肠韧带整体非常重要。

　　避免在肝十二指肠韧带中迷失方向，"S，U，R，E"可以作为准确把握脉管位置并进行剥离的目标标志（图5c）。从胆囊颈部沿着肝十二指肠韧带右缘走行可以划出S形，这个S形的凹槽部分指的是Hartman囊至胆囊管移行部的位置。胆囊床左缘－左内叶肝实质下缘－门静脉矢状部（肝圆韧带）的连线形成的U形，在其底边正中偏右的地方是门静脉裂的基底部，此处正对着肝总管的纵轴。U形的末端是位于肝十二指肠韧带左侧缘的门静脉矢状部（肝圆韧带）的线，其中走行肝固有动脉—肝左动脉。在看到Rouviere沟的地方就能够确认右后叶 Gllison 的位置。将小网膜切开后可以显露出 Spiegel 叶,并确定肝十二指肠韧带左缘的线(图 5c,E 线)。

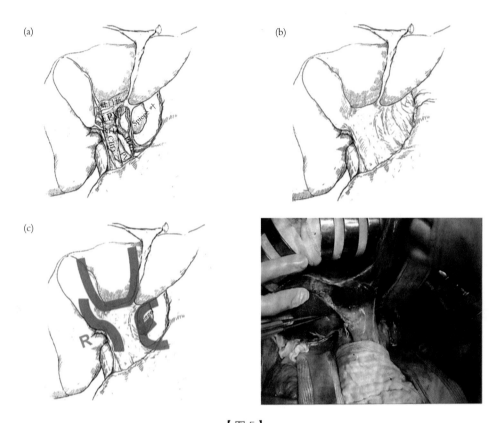

【图 5】

（a）肝十二指肠韧带的脉管结构；（b）剥离之前的肝十二指肠韧带；（c）确定肝十二指肠韧带中脉管位置的标志,"S,U,R,E"。

通过术前的三维 CT 构建得到的血管解剖位置图像与术中剥离后的图 5a 相似,养成通过 SURE 标志再次确认的习惯,可以在剥离操作前确定脉管的大概位置。当粘连比较重导致位置关系不清楚,不知道从哪里开始剥离的时候,返回此处就可以马上理解位置关系。

8. 肝门部操作,脉管分别处理

针对脉管分别处理方法进行讲述。

因为左右半肝之间的切离线进入到胆囊床,所以需要切除胆囊。左半肝切除的时候胆囊切除不必进入到胆囊板的层次。需要做术中胆管造影的时候要将胆囊管留的长一点,以便造影管能够顺利进入其中。

确定肝十二指肠韧带左缘以后可以切开小网膜,在其内侧显露上行的肝固有动脉并进行绕带处理。找到向着门静脉矢状部发出的肝左动脉并切断,如果有肝中动脉的话也要将其切断。切断肝左动脉之前一定要确定朝着胆总管右侧走行的肝右动脉确实存在。有时候肝右动脉位于肝十二指肠韧带非常高的位置,并在肝门板附近绕行,如果不事先确

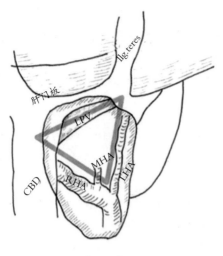

【图6】

在肝右动脉、肝左动脉之间的三角内，剥离肝总管－左侧肝门板的后方，显露出左侧门静脉。

认肝右动脉的分支,有可能会将肝固有动脉误认为肝左动脉而切断。直接把持动脉壁自身的话会引起动脉内膜的损伤,所以不要直接把持动脉壁,而应该把持周围组织进行剥离操作。如果确实需要牵拉动脉的时候可以进行绕带处理,小心地牵拉血管套带。如果动脉周围有保留的神经层,可以使用纤细镊子只把持神经进行操作。

在肝右动脉、肝左动脉之间的三角内,剥离肝总管－左侧肝门板的后方能够显露出左侧门静脉(图6),门静脉周围的剥离应该紧贴门静脉壁进行,这样出血最少也最容易剥离。可以直接用 DeBakey 镊子等血管镊子把持门静脉,门静脉左支的前方没有大的分支,但是剥离的时候要注意门静脉左支背侧及上方分出的尾状叶支,切断尾状叶支的时候结扎线很容易脱落,所以要尽量将断端留的长一点。当直接显露门静脉左支困难的时候,可以首先确认门静脉主干然后沿着门静脉壁向上寻找,下方的门静脉主干没有分支,所以与其他部位比较,此处是绕带处理最安全的部位。

切断门静脉左支。当切除侧采用结扎处理的时候,距离分叉部如果没有足够距离很容易引起狭窄。当没有足够距离的时候要用血管钳夹闭然后切断,断端进行缝合闭锁,使用 6-0 Prolen 的细线缝合,缝合的方向在长轴和短轴方向均可。在门静脉左支上使用血管钳的时候,如果分叉部周围的剥离不充分,容易忽略周围组织对门静脉左支较强的牵拉,从而引起门静脉右支的狭窄(图7a 和 b)。所以最好是在门静脉右支和门静脉主干前方确认了分叉部位(图7c,*)以后,再在门静脉左支上使用血管钳进行夹闭(不必进行右侧尾状叶支的处理以及其他的后方剥离操作)。

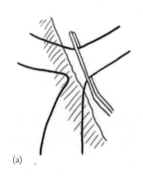

(a)

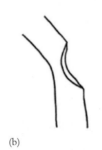

(b)

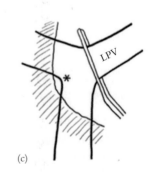

(c)

【图7】 切断左侧门静脉的注意点

在门静脉左支上使用血管钳的时候,如果分叉部周围的剥离不充分,容易忽略周围组织对门静脉左支较强的牵拉,从而引起门静脉右支的狭窄(a 和 b),所以最好是在门静脉右支和门静脉主干前方确认分叉部位(c 的 *),再在门静脉左支上钳子。

9. 缺血线和标记

切断肝左动脉和门静脉左支后主门静脉裂上会出现缺血线（demarcation line），使用术中超声对肿瘤的位置及肝中静脉的走行进行确认，并在预定切除线上进行标记。大多数情况下 Rex-Cantlie 线和肝中静脉的走行一致，少数病例肝中静脉会向右侧偏离的比较大。当肝中静脉不包括在切除侧的时候（左半肝移植的供体手术），必须有意识地将切除线偏离一点。

在膈面上的缺血线多数情况下是和 Rex-Cantlie 线一致，朝着胆囊床方向走行，而在脏面缺血线与胆囊床则并不一致。正如 Couinaud 的记录，胆囊板是从肝门板右侧部分的前缘开始[2]，胆囊板基底部的内侧是右前叶 Glisson 进入肝实质的地方（图 8a），因此脏面的切除线要距离胆囊床偏左的位置，前面所说的 SURE 标志的 U 字的底部就是主门静脉裂（图 8b 中的 O）。

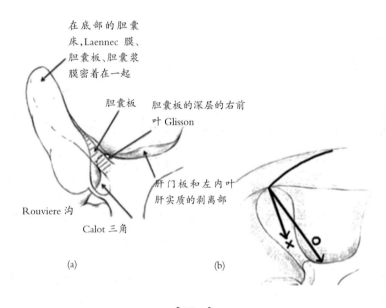

在底部的胆囊床，Laennec 膜、胆囊板、胆囊浆膜密着在一起

胆囊板

胆囊板的深层的右前叶 Glisson

肝门板和左内叶肝实质的剥离部

Rouviere 沟

Calot 三角

(a)　　　　　　(b)

【图 8】

（a）胆囊板和右前叶 Glssion 的位置。
（b）右半肝左半肝界线。
在膈面上的缺血线朝着胆囊床底部走行（Rex Cantile 线）。
在肝门部朝着胆囊床左缘和门静脉矢状部之间。

10. 实质切离

Pringle 法控制入肝血流进行肝实质切离。在靠近肝表面的地方使用电刀或者超声刀进行切离，在深部的地方，术者使用 CUSA 切肝，助手使用滴水双极电凝、Salient monopolar sealer、IO 电极等器械进行止血。

肝实质切离最重要的是对肝断面的制作方法。在正常的生理状态下仰卧位的左右半肝的界面非常地向右倾斜，因此为了使得界面垂直要在右侧膈下放置大纱布垫。将左右两侧敞开，像打开水平的书一样制作肝断面，可以从上方俯视术野进行手术（针对这一点，在腹腔镜手术当中，如同两侧打开的屏风一样进行操作，这样进行肝切除比较安全，将切离线树立起来,通过助手和术者的钳子将断面向左右两侧打开)。非常重要的是不能在一个点上切入肝实质深部,狭小的范围内切入深部以后很容易造成切离方向的错误,并且出血的时候很难止血。

如果出现了肝静脉的分支,就可以沿着这条肝静脉显露出肝中静脉壁,并将肝中静脉保留。如果在非常早的阶段就沿着小静脉寻找肝中静脉反而比较困难,多数病例中 V4 和 V5 汇合以后组成肝中静脉主干,因此应该在这个部位将 V4 切断,显露肝中静脉主干的血管壁。最好事先在肝表面用术中超声标记 V4、V5 的汇合部,在用术中超声标记肝静脉的时候,探头要正对着肝表面在垂直的方向上进行探查。

在肝实质内的位置关系中,肝中静脉和肝门板非常近,多数情况下最近的部位只有数毫米(图 9)。肝中静脉的右侧是上行的右前叶 Glisson,与肝中静脉的距离也非常近,肝实质切离过程中对于不能确定的条索组织,最好使用超声进行确认。

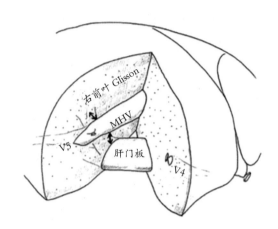

【图 9 】 肝中静脉(MHV)、肝门板和右前叶 Glisson 的位置关系

11. 肝门板的处理

左半肝切除最重要解剖分界是主门静脉裂,门静脉的解剖几乎没有需要注意的解剖变异 [除了左侧胆囊(右侧肝圆韧带)的情况],而与其相对的胆管解剖,需要注意切除的时候避免损伤右半肝的胆管分支,常常会遇到右后叶的胆管汇入左侧胆管的变异(另外,右后叶的门静脉支来源于门静脉左支的情况几乎没有[3])。

肝门板的上下是比较宽的板状结构,用 CUSA 将周围的肝实质去除后,可以将肝门板很好的显露出来,一旦越过了头侧以后就向尾状叶方向切除,同时将肝门板与门静脉之间剥离出来并将肝门板绕带。

左右肝管被肝门板较厚的结缔组织包绕,并在其中走行,从外面很难正确的确认胆管的汇合部。为了避免损伤残肝侧的胆管系统,要胆管造影后再决定切离线。也要注意右后叶胆管从左侧胆管发出的解剖变异。胆囊管插管成功后,在肝门板的预定切除线上用阻断钳夹闭作为标记,然后进行胆管造影。胆管断端如果留得比较长,可以进行结扎的话,则胆汁漏的风险最少。如果没有足够的结扎距离则使用缝合线进行缝合闭锁。为了不引起尾状叶来源的胆汁漏,一定要确认是否有尾状叶一侧的不能处理的 Glisson 断端,可疑的时候要将其追加缝合。

12. 悬吊法

不切除尾状叶的时候,切除线在越过肝中静脉的后方以后需要改变方向,也就是由下腔静脉的方向(垂直方向)改为 Arantius 方向(水平方向)。

肝左静脉和肝中静脉的共干比较短,在其之间可以绕带的时候(仅将肝左静脉绕带),牵拉 Arantius 管的外侧至肝门部的绕带作为切离的指引,在左外叶和 Spiegel 叶之间,使用弯镊子或者手指沿着 Arantius 管可以代替绕带的悬吊,并在此方向上进行肝实质的切离。

当肝中静脉和肝左静脉之间无法绕带的时候,可以在肝中静脉的右侧进行绕带(肝中肝左静脉共干的绕带),并作为悬吊牵拉的指引,也可以同样的进行切离(图 10)。这种情况下,在肝实质切离的最后阶段由于包含了肝中静脉的悬吊,要注意不能切入肝中静脉中。显露肝中静脉壁后沿着静脉壁继续显露,直至暴露出与肝左静脉的汇合部。沿着肝静脉先在其头侧开始肝实质的切离就不必担心肝中静脉的损伤。

多数情况下,在镰状韧带附近有肝裂静脉(fissure vein)走行,与肝中静脉、肝左静脉的汇合方式也不尽相同,术前要通过影像提前确认。

左叶移植肝切取的时候,肝中静脉包含在左侧部分,水平方向上的切离距离更长。特别是肝中静脉根部附近的视野不好,更容易出血,因此正确有效地使用悬吊法更为必要。

在包含尾状叶的左半肝切除中,将 Spiegel 叶牵拉抬起后,在良好的视野下处理肝短静脉也非常困难,在右半肝以上的切除术式中,Belghiti 法的 IVC 前方的绕带、悬吊技术都是有效的。

不使用 Belghiti 法,而是从 Spiegel 的左侧开始依次游离以后,将悬吊带放置在 IVC 前方的时候,处理肝短静脉一定要跨越 IVC 的正中到达右侧从而取得足够的范围,否则,在肝短静脉的汇入部肝脏固着在 IVC 壁上,牵拉肝脏的同时 IVC 壁也一起被牵拉起来,很容易卷入到绕带的前方,切离操作时,一旦不注意可能会损伤 IVC 壁带来大出血(图 11)。

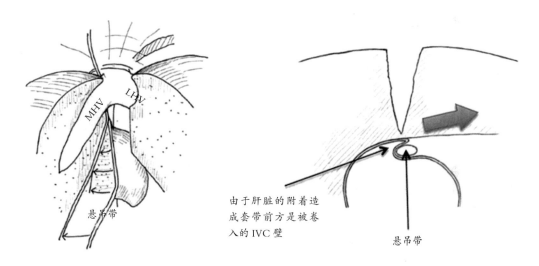

由于肝脏的附着造成套带前方是被卷入的 IVC 壁

【图 10】 悬吊带

【图 11】 肝实质切离最终阶段的出血危险性:IVC 壁被卷入悬吊带中

参考文献

1) Strasberg SM, et al : The Brisbane 2000 terminology of liver anatomy and re-sections. HPB 2: 333-339, 2000.

2) Couinaud C : Surgical Anatomy of the Liver Revisited C. Couinaud, 1989.

3) 尾池文隆, 他 : 特異な肝血管解剖 (後区域門脈が左門脈から分岐) を呈する 1 症例　手術 66(4), 519-523, 2012.

右前叶切除

京都大学肝胆胰・移植外科
饭天拓

前言

右前叶切除按照字面理解就是将右前叶的 Glisson 支配的区域规则性切除。

该术式遵循肝内脉管解剖来决定切除范围,沿着肝中、肝右静脉进行切除,如此切除的断面面积最大,并且必须将肝门部 Glisson 系统的脉管确切处理。

适应证

该术式针对右前叶区域内的肝脏肿瘤,并且针对需要保留更多肝实质及储备功能的病例进行手术。

通常该术式的肝脏切除体积大约在 30%,正常肝脏应该没有问题,针对肝储备功能相对良好的慢性肝炎和肝硬化患者是比较适合的。但仍然要进行确切的术前肝脏储备功能评估,利用三维 CT 模拟(图 1)计算预计肝脏切除量以及是否存在切除量过多等情况。在术前肝储备功能方面,即使是慢性肝炎等肝功能不好的肝脏,如果没有黄疸、腹水的话,ICG_{15} 在 25% 以下即可以考虑实施手术。术前通过磁共振胰胆管成像评估胆管分支情况,确认有无胆管分支的变异(特别是右后叶支汇入左侧肝管等情况)。

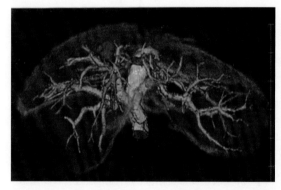 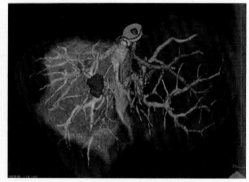

【图 1】 3D 模拟

肿瘤的位置和右前叶切除的区域(切除率 26%)。

手术技巧

1. 开腹

采取仰卧位,腹部切口采用反 L 形切口或者右侧切开相对较长的倒 T 形切口。一般不需要开胸操作。使用 Kent 式牵引拉钩或者 Omnitract 等多功能拉钩,可以充分地显露术野。

2. 肝镰状韧带的切开——肝静脉前方的显露

结扎并切断肝圆韧带后,通过牵拉肝圆韧带将肝镰状韧带从尾侧到头侧切离,一直剥离到肝静脉前方。将肝脏向尾侧牵拉,就可以充分显露并确定肝右静脉以及肝左肝右静脉共干的分支(图 2a)。由于右侧膈下静脉汇入肝右静脉的根部,因此在肝右静脉的确定上右膈下静脉的走行是非常重要的指标,以此为基础可以进行肝右静脉的确定和剥离。

3. 右半肝的游离

游离右侧的冠状韧带、三角韧带,肝肾间隙,剥离裸区后将右半肝翻转(图 2b)。为了将肝断面(特别是右前右后之间)的手术视野展开,必须进行充分的翻转。一般,将右侧肾上腺剥离至显露出 IVC 右侧壁即可。不需要剥离至 IVC 前方,原则上不必处理肝短静脉和 IVC 韧带。

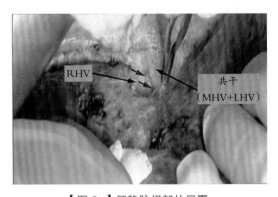

【图 2a】肝静脉根部的显露

充分剥离 RHV 和共通干之间,使其周围的界线清楚。

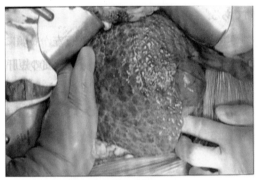

【图 2b】肝右叶的游离

将右前叶的境界线(右前叶切除的右侧切离线)游离至直视下的正中间,良好的视野能保障肝实质切离,所以事先要充分游离右半肝。

4. 肝门处理

肝门部处理包括分别处理法和 Glisson 一并处理法,分别处理是指剥离 Glisson 后将胆管、门静脉、肝动脉分别分离出来,再处理切除区域的脉管,而 Glisson 一并处理则是指不进行剥离操作而将 Glisson 一起处理的方法。

在这里我们只讲述 Glisson 一并处理法。

在 Glisson 的剥离和确认上首先要充分认识 Glisson 外膜和肝脏被膜之间的境界,在适当的层次剥离非常重要。用弯剪刀将头侧背侧的 Glisson 被膜从肝被膜上仔细剥离下来。这时候如果损伤了 Glisson 被膜,就会进入到 Glisson 内很可能找不到正确的剥离层,绕带悬吊 Glisson 的操作不仅困难,而且可能会引起胆管及血管的损伤,因此要特别注意。

一般情况下,同慢性肝炎及肝硬化病例比较,正常肝患者在此处的剥离层次的确定及剥离操作是困难的,这时候的要领就是可以将肝被膜切除一部分再进行剥离。

具体的手术顺序按照以下操作:

(1)首先将胆囊顺行从胆囊床上全层剥离下来,为了显露出右前叶 Glisson 的前面,充分剥离胆囊板非常重要,将胆囊板切离后就能够显露出同胆囊浆膜连续的右前叶 Glisson 前面。

(2)将胆囊向尾侧左侧牵拉就可以将右前叶 Glisson 稍稍拉出肝外,再用弯剪刀在肝实质和 Glisson 之间仔细剥离,就可以将右前叶 Glisson 的头背侧剥离出来。

（3）然后,以 Rouviere 沟作为标记,确认右后叶 Glisson 鞘的走行。Rouviere 沟腹侧的右前叶 Glisson 鞘的右侧与右后叶 Glisson 鞘之间就可以剥离出来（图3）。

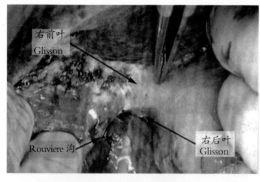
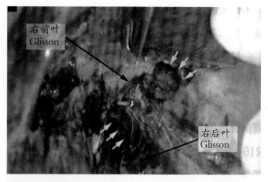

【图3】 右前叶 Glisson 的剥离

在 Rouviere 确认右后叶 Glisson,右前叶和右后叶 Glisson 之间仔细剥离。
并且右前叶 Glisson 和左侧 Glisson 之间也要剥离,右前叶 Glisson 的界限就明朗了。

（4）将右前叶 Glisson 鞘全周剥离,确保 Glisson 安全后,用绕带将其悬吊（图4）。

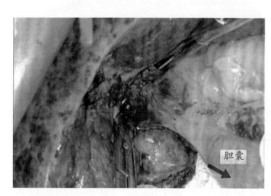
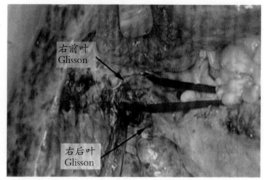

【图4】 右前叶 Glisson 的套带

胆囊板和胆囊向尾侧牵引,右前叶 Glisson 向肝外被拉出。
通过这个操作 Glisson 最外膜和肝被膜的界限可以很好的辨认,剥离操作也变得容易。

这时候先不进行 Glisson 鞘的处理,将其单纯结扎或者阻断后画出右前叶的分界线作为预先设定的肝切除线。

剥离的时候如果在 Glisson 背侧遇到抵抗感,不能确保安全操作,或者肿瘤压迫肝门部无法取得充分的手术视野,则不能强行操作。可以转为先行肝实质的切离,通过肝内入路处理 Glisson。

5. 设定切除线

确切地将右前叶 Glisson 阻断后,画出缺血线并进行切除范围的标记（图5）。进行术中超声检查,再次确认肿瘤部位以及预定切除区域内能够保证足够的外科切缘,并同时确认肝右静脉和肝中静脉的走行。

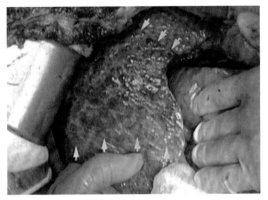
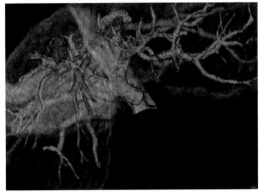

【图5】 右前叶缺血线

将套带的右前叶 Gisson 阻断，沿着缺血线确定切除范围。
术前的模拟图像和切除线几乎一致。

6. 肝实质离断

　　沿着右前叶的缺血线进行肝实质切离。肝被膜使用超声凝固切开装置（LCS）切离，在肝实质的切离上，术者使用 CUSA，第一助手用滴水双极电凝将 CUSA 显露出来的脉管以及断面充分止血，并用剪刀切断。Glisson 和肝静脉的细小分支可以直接凝固切断，但为了防止胆汁漏，3mm 以上的 Glisson 分支要结扎以后再切断。原则上右前叶切除不需要切除尾状叶（右侧的下腔静脉旁部），所以不必将悬吊法的绕带放置在 IVC 前方。

　　（1）首先从右前叶的左侧（右前叶和左内叶之间）开始切肝。用支持线牵拉肝脏，术者和助手保持适当的紧张度进行牵拉并从肝脏前缘开始切肝。处理汇入肝中静脉的 V5 分支，显露肝中静脉的右侧壁并向肝左肝中共干的右侧切肝。在上方的 V8 分支也要进行处理（图6）。

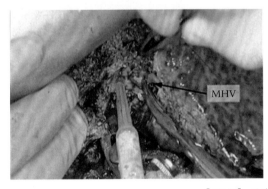
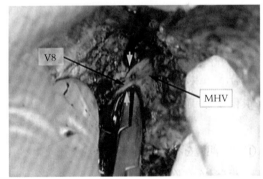

【图6】 左侧肝实质切离

在右前叶和左内叶之间显露 MHV，向头侧切离。
肝实质切离一直到 V8 分支的汇合部。

　　（2）向肝门侧切除，剥离右前叶 Glisson，在肝内充分显露其远端。此时可以处理右前叶 Glisson 分出的数支三级分支，Glisson 的断端要留得足够长（图7）。

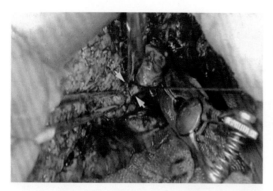
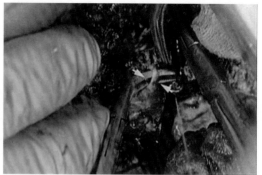

【图7】 Glisson 三级分支的处理

将右前叶 Glisson 分出的三级分支处理，尽量将 Glisson 的断端留的足够长。

（3）右前叶 Glisson 的处理

如果能保证足够的 Glisson 距离，尽量在其断端进行缝扎处理的基础上加二重结扎（Glisson 粗的时候要有包括缝扎在内的三重结扎）（图8）。Glisson 要尽量在远端处理的理由包括两点，一是结扎线脱落以后会导致胆汁漏，另外为了防止损伤到可能会卷入其中的右后叶 Glisson。为了避免损伤到尾状叶胆管支，不要切入到右前叶 Glisson 背侧的肝实质内。

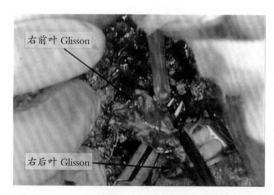
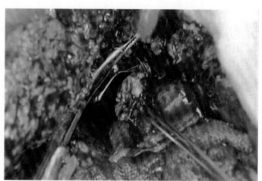

【图8】 右前叶 Glisson 的处理

保证足够的 Glisson 起始部距离，注意结扎线的脱落和右后叶 Glisson 的卷入损伤，尽量在 Glisson 末梢三重结扎后切断。

（4）接下来沿着缺血线进行右前叶右侧（右前叶与右后叶之间）的肝实质切离，由于此处的切离线通常都比较靠后，术者将左手放置在右半肝的后方将肝脏抬起，使得切除线在术野的中间，这样切肝的时候会比较容易操作（图9）。处理汇入肝右静脉的分支（V5），到达肝右静脉的左侧壁，以此为标志向头侧切肝（图10）。在正确的段间平面操作，可以减少肝实质切除的出血量。

（5）处理汇入肝右静脉的 V8 后，左侧切除线和右侧切除线相连续，完成肝实质切除并取出标本。右前叶切除后的断面比较广，其上可以显露出肝中静脉以及肝右静脉的侧壁（图11）。

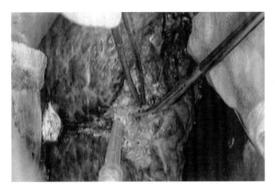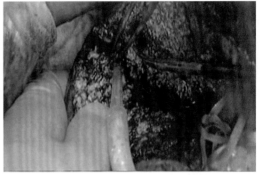

【图9】 右侧切离线

由于右前右后的切离线通常都比较靠后，术者将左手放置在右半肝的后方将肝脏抬起，使得切除线在术野的中间，这样切肝的时候会比较容易操作。

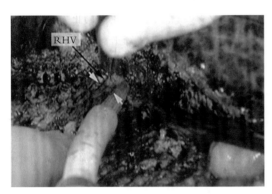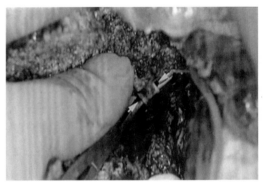

【图10】 右侧的肝实质离断

在右前右后叶之间显露出 RHV 左侧壁的同时，向头侧切离。切断来自右前叶汇入 RHV 的 V8 分支，肝实质切离与左侧切除线相连续，取出标本。

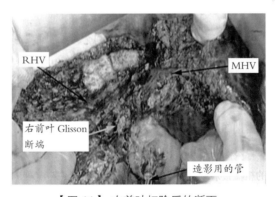

【图11】 右前叶切除后的断面

肝中静脉和肝右静脉的侧壁在断面上显露。

7. 胆汁漏测试（leak test）和胆汁漏对策

从胆囊管插入造影管并固定，注入稀释 5 倍的造影剂进行胆汁漏测试。确认 Glisson 断端以及肝断面断端是否存在胆汁漏。如果有胆汁漏的地方，要追加缝合，将胆汁漏的地方修复,为了胆管减压的目的可以通过胆囊管留置 C 管。在修复部位覆盖可吸收止血纱布及生物蛋白胶进行补强。

胆管造影虽然不是常规采取的措施,但如果怀疑右后叶 Glisson 损伤或狭窄的时候必须进行胆管造影,以便把握具体情况。如果右后叶胆管没有显影,首先要怀疑在处理右前叶 Glisson 的时候将其卷入并损伤,除去右前叶 Glisson 的结扎线,松开右前叶 Glisson,并将其分别重新处理。再次施行胆管造影,如果在缝合的部位高度狭窄,则应该考虑进行右后叶胆管空肠吻合。

8. 留置引流管

在肝断面放置负压吸引式引流管,并在肝断面放置大网膜或者肝圆韧带进行填充,最后 3 层关腹。

右后叶切除

京都大学肝胆胰·移植外科
八木真太郎

前言

右后叶切除手术必须要将肝右叶完全游离开,肝断面比较大,为了将肝右静脉(RHV)全程显露,需要非常仔细的肝实质切离操作。本术式和其他规则性肝切除一样,适用于肿瘤占据右后叶区域内的原发性肝癌等疾病。手术入路包括:①肝门部的右后叶 Glisson 一并处理法;②右后叶的门静脉、动脉分别处理法。本章将对此两种方法的手术顺序及盲点分别进行阐述。

右后叶和右前叶的分界

Couinaud[1]的记载是右前叶和右后叶之间的界限是右侧叶间裂,在这个裂中走行的是RHV。另外,高安等[2]也描述了右前叶和右后叶之间的界限是 RHV。但是田冈等[3]报道了根据肝脏铸型标本得出的 57% 的 RHV 并未在右前右后之间走行。由于右前 / 右后的门静脉支配区域的界限面未必与 RHV 走行一致。特别是在活体肝移植中,需要行右后叶移植肝(连带 RHV)切取的时候要格外注意。

右后叶和尾状叶的分界

由于汇入下腔静脉的肝短静脉是负责引流尾状叶的静脉,因此在这些肝短静脉的右侧下腔静脉的腹侧就是右后叶与尾状叶的分界,尾状叶的胆管支汇入右后叶胆管根部[4],其中每个部分的比率分别为 Spiegel 叶 18%、下腔静脉旁部 35% 和尾状突部 95%,因此要特别注意在此分界的尾状叶胆管支的离断性胆汁漏。

在上述的右前右后及尾状叶的分界问题上仍然有很多争论,总之,按照下方所述,将阻断右后叶门静脉血流(或者染色)的缺血区域完整切除才是规则性右后叶切除的必要条件。

1. 术前影像评估

通过术前 MDCT,必须提前充分确认以下内容:S6/7 的 Glisson 分支(门静脉、动脉分支)的变异,门静脉尾状叶支的情况,RHV 和 MHV 的走行,肝右下静脉(IRHV)的有无以及其走行。

2. 切口选择

通常选择仰卧位 J 形切口开腹。当胸廓 / 腹腔比较深导致的整个手术视野不好或者肿瘤巨大导致肝脏后方的手术视野不好的时候,可以选择左侧半卧位,在右侧第 9 肋间开胸,这样肝脏后方的视野会比较好。

3. 肝门部处理

胆囊切除以后,在胆囊管内提前插管以便肝切除以后进行胆汁漏测试。肝门部血管处理一般分为 Glisson 一并处理法和分别处理法两种方法,要根据各自的优缺点以及对应的不同病例进行选择。

（1）Glisson 一并处理法

在右半肝游离翻转以及肝切除之前,将右后叶及右侧 Glisson 一并处理的方法不仅可以通过控制右后叶的血流从而减少肝内转移,也可以利用肝切除时候的半肝血流阻断减少术中出血,手术技巧方面的详细步骤已经在其他章节描述,我们是将胆囊切除以后首先将右侧 Glisson 一并绕带处理,将右前叶支绕带以后,从右侧 Glisson 中将右前叶 Glisson 减去并绕带处理（图1）。操作中一定不要进入到 Glisson 鞘内,注意不要损伤尾状叶支。确切游离出右后叶 Glisson 之后,用止血带阻断血流后的变色区域应该和右后叶区域相一致,并用超声再次确认,多普勒超声确认右前叶的血流（动脉和门静脉）后,设定切除线。然后,用 1-0 丝线将右后叶 Glisson 结扎,注意仔细操作不要将右前叶 Glisson 带入其中,通过肝实质的切开肝脏断面逐渐展开。与分别处理相比较,操作稍偏向末梢侧处理。

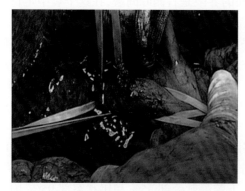
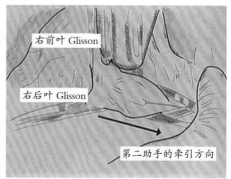

右前叶 Glisson

右后叶 Glisson

第二助手的牵引方向

【图1】 右后叶 Glisson 的绕带

全层胆囊切除以后,首先将右侧 Glisson 一并绕带处理,将右前叶支绕带以后,从右侧 Glisson 中将右前叶 Glisson 减去并绕带。第一助手用肠压板将肝脏向头侧展开,第二助手将肝十二指肠韧带向胰头侧牵引使其保持紧张度,展开肝门部。

（2）肝门部分别处理法

操作相对比较复杂且耗时,适合肿瘤靠近 Glisson 鞘根部以及瘤栓位于右后叶门静脉根部附近的病例。胆囊切除以后,将肝总管向腹侧牵拉显露肝右动脉并将其绕带（也有肝动脉走行在肝总管前方的情况）,然后在远端找到右后叶分支并将其结扎切断（图2）。门静脉分支也一样,肝管后方找到门静脉左右支分叉部,将右侧门静脉绕带处理。此时要特别注意尾状叶的门静脉分支,必要的时候可以将其结扎切断。进一步向末梢端游离门静脉,确定右后叶门静脉,并结扎。如果没有足够的距离进行切断,可以暂时结扎,待肝实质切离后再进行切断。胆管的变异非常多。在此阶段进行切断的话非常危险,因此通常也在肝实质切离后再行切断。

（3）染色法

当右前和右后叶 Glisson 在肝内分出或者术后粘连等原因造成的在肝外不能将 Glisson 先行处理的时候，超声引导下将 Indigo carmine 注入右后叶门静脉支进行右后叶的染色，来决定肝实质切离线。此时注意的关键点是要将肝动脉阻断然后慢慢注入造影剂。肝硬化病例变色以后很难辨识，可以混入 ICG，并使用红外线可视镜头系统（PDE）对染色范围进行确认。通过肝实质的切离，局部展开以后就可以找到右后叶 Glisson 并将其切断。

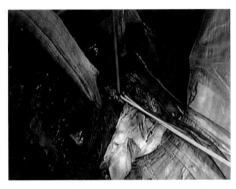
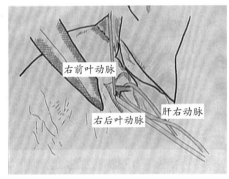

【图2】 肝门部分别处理

右后叶动脉的套带（黄色套带），蓝色套带是右前叶动脉，红色套带是肝右动脉。分别处理法与 Glisson 一并处理比较，更能够在中枢侧进行处理。

4. 右半肝的游离翻转，肾上腺的处理

在 RHV 根部，游离肝右叶至可以看到 IVC 的地方，将肾上腺提前处理。肝短静脉也要从尾侧小心切离，如果有 IRHV 则先要将其切离，切断 IVC 韧带后（图3），最好能够将 RHV 绕带处理。游离操作的详细步骤可以参照右半肝切除一章。此处的操作如果不充分，在肝切除过程中一旦 RHV 根部或者 IRHV 的下腔静脉汇入部出血，止血会比较困难，非常危险。

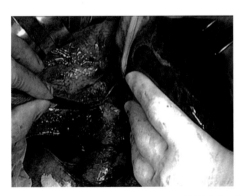
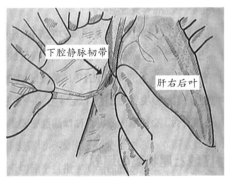

【图3】 右半肝翻转

从下腔静脉尾侧开始仔细切断肝短静脉，有肝右下静脉的时候，先行切断，切断下腔静脉韧带后，最好能将肝右静脉提前套带。下腔静脉韧带内通常都有比较粗的静脉，所以用血管钳夹闭后 5-0 Prolene 缝合闭锁。

5. 肝切离

沿着右前叶和右后叶之间分界的缺血区域进行肝实质离断,从 Rouviere 沟开始向头侧进行。到达肝门部的高度后,肝离断操作使得腹侧和背侧的缺血线相连续。京大式肝切除的肝实质切离是用 CUSA 和滴水双极电凝进行操作,详细操作请参考其他章节。

Glisson 一并处理法的时候,在肝实质切离至肝门部的时候将单纯结扎的 Glisson 加用缝合结扎后切断。如果 S6/S7 的 Glisson 未形成共干,由于幅度比较宽所以结扎困难,可以使用血管钳子夹闭切断后用 4-0 Prolene 连续缝合,S6 和 S7 的 Glisson 分别处理。或者直接用切割闭合器也可以。非常重要的是不能将右前叶的 Glisson 卷入其中。

肝门部分别处理的时候,要将右后叶胆管与肝门板一并全周游离出来进行处理。这时候也可以使用切割闭合器(图4)。前面已经描述过,有时候尾状叶胆管支汇入右后叶支,所以要注意这些胆管损伤的可能。术后一旦出现离断性胆汁漏,治疗起来非常困难。随着肝切离的进行,肝门部可以充分展开,在此阶段最安全的方法是要尽量在肝实质一侧进行切离。

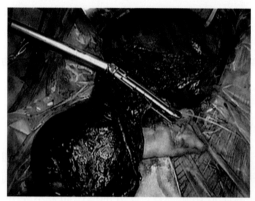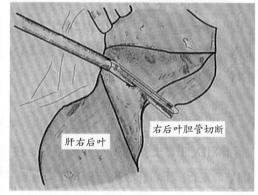

右后叶胆管切断

肝右后叶

【图4】 右后叶胆管切断(分别处理)

肝门部分别处理的病例,右后叶胆管和肝门板一起全周游离后,用自动缝合器切断。

处理完右后叶 Glisson 后,视野就可以进一步展开。一边保持适度的张力,一边用 CUSA 将肝实质打碎,切离的时候一定要小心仔细操作,避免撕裂那些汇入 RHV 的细小右后叶静脉分支,显露 RHV 后,并一直达到 RHV 根部(图5)。此时,要注意的是不能残留 RHV 背侧的变色区域(缺血)。肝切除结束以后将标本取出。如果肿瘤侵犯而需要切除 RHV 的时候,先处理右前叶汇入的 V5 和 V8 并显露出 RHV 的左侧壁,一直处理到 RHV 的根部,在 RHV 上血管钳然后切除标本,肝静脉的断端用 5-0 Prolene 连续缝合闭锁或者直接使用自动缝合器(图6)。

● **盲点 1**:IRHV 比较粗大的时候,S6 是通过 IRHV 回流的,因此 RHV 在 S6 和 S5 之间并不发达,即使在正确的离断面上操作,也看不到 RHV。

● **盲点 2**:当 MHV 非常发达的时候也会负责 S6 的回流,如果在肝脏切离过程中将 MHV 误认为 RHV,肝断面很容易进入到右前叶的区域内,所以利用术前影像以及术中超声进行确定非常重要。

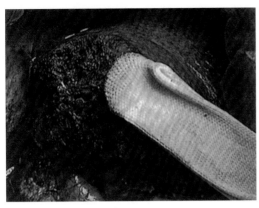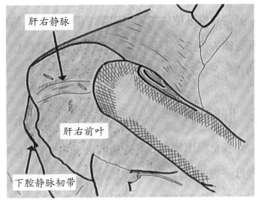

【图5】 肝切除断端

　　在切除断端上显露出肝右静脉。本病例的肝右下静脉比较发达，在S6/5的分界面上没有肝右静脉。

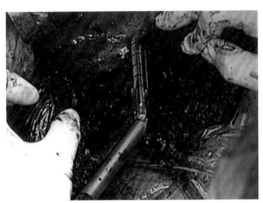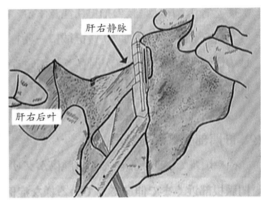

【图6】 切断肝右静脉

　　本病例由于肿瘤侵犯的原因，在根部用自动缝合器将肝右静脉切除。

6. 残肝血流评价

　　脉管离断以及 Pringle 操作以后要确定残肝（特别是右前叶）是否有问题，门静脉和动脉血流和门静脉血栓的有无都要通过超声来确认。

7. 胆汁漏的对策

　　用手指压迫胆总管或者用阻断钳将其阻断，将 Indigo Carmine 从留置在胆囊管内的造影管注入胆管并进行胆汁漏测试（图7）。尾状叶胆管支损伤造成的离断性胆汁漏从胆囊管进行的胆汁漏测试无法确认，因此有无胆汁漏出一定要充分观察。

　　一旦确认胆汁漏的存在，用 6-0 PDS 线缝合，但是过度的缝合可能会引起右前叶胆管的狭窄。所以要控制好缝合的程度，可以通过 C 管减压或者纤维蛋白胶进行局部补强。

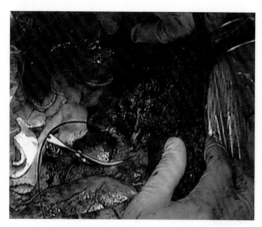 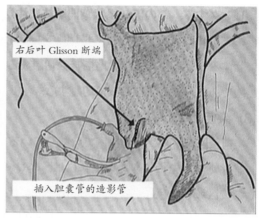

右后叶 Glisson 断端

插入胆囊管的造影管

【图7】 胆汁漏测试

从插入胆囊管的造影管注入 Indigo Carmine。胆总管用阻断钳提前阻断。

8. 引流

基本上不需要引流,但是如果担心有胆汁漏的病例,可以在右侧膈下放置一枚封闭式引流管。

参考文献

1) Couinaud C, et al: Surgical Anatomy of the Liver Revisited, 1989.

2) 高安賢一, 他:CT による肝区域. 消化器画像 3: 454-459, 2001.

3) 田岡大樹, 他:肝鋳型標本で知る肝区域. 消化器画像 3: 433-439, 2001.

4) 竜 崇正, 他:尾状葉の胆管と門脈の解剖 胆と膵 Vol. 32,1111-1121,2011.

肝中叶切除（右前叶和左内叶切除）

北野医院消化中心外科
寺嶋宏明

前言

肝中叶切除的特征有：①由于左右两面有较大范围的肝脏断面，所以手术时间长，出血量多；②伴随着左右两侧 Glisson 的剥离操作，增加了胆管合并症出现的概率。根据过去京都大学的统计，肝中叶切除术后，胆汁漏的发生率高达 36.8%[1]。

手术入路：①把左内叶和右前叶的肝动脉、门静脉分别处理后再进行肝切除的方法；②先行肝切除，在肝实质内处理左内叶和右前叶 Glisson 的方法；③在肝门部一并处理完右前叶 Glisson 后，从左侧切离肝脏。包括以上几种方法，而在此要阐述的是以 Glisson 一并处理法为基础的手术步骤。

1. 切皮，开腹

通常采取倒 T 形或反 L 形切口开腹。巨大肿瘤病例时可采用伴随开胸的 J 形切口。

2. 肝静脉根部的剥离

将肝圆韧带断端向尾侧牵引，并将镰状韧带紧贴肝表面切断，显露肝静脉主干汇入下腔静脉的部分。通常不需要切断左冠状韧带和左三角韧带。

右侧裸区的剥离以术者左手示指可以压迫到右肝静脉背侧的程度即可，但如果肿瘤巨大或腹腔前后径长的体型时，为了让肝断面在术野中充分呈现。还是有必要充分游离的。

3. 肝门部的处理

在 Glisson 的剥离操作中，识别 Glisson 鞘和肝被膜之间的分界层非常重要。首先，为了让薄而光滑的肝脏被膜保留于肝床侧，将胆囊包括浆膜层全层剥离，这样胆囊系膜也留于胆囊侧。胆囊向左侧尾侧充分牵拉，右前叶 Glisson 的腹侧与之前肝被膜露出层的返折处可以充分显露（图 1）。用两把弯剪刀，从肝被膜的露出层将右前叶 Glisson 根部的头背侧剥离出来，此时的操作有一种将 Glisson 鞘削下来的感觉。Rouviere 沟腹侧右前、右后 glisson 分叉部的肝实质与 Glisson 鞘钝性剥离，右前叶 Glisson 起始部的头背侧剥离向此出口方向，并将右前叶 Glisson 绕带处理。右后叶 Glisson 是由右肝 Glisson 减去右前叶的 Glisson，而左半肝 Glisson 是由肝十二指肠韧带的绕带（Pringle 法绕带）减去右肝 Glisson（图 2）。

右前叶 Glisson 起始部多数比较厚，而且其长度也没有太多的余地，在此阶段先进行阻断或者单纯结扎处理，待从左侧进行切肝使得肝门的视野展开后，再行切断会比较安全。但是如果由于术后粘连或肿瘤突出造成在肝外进行 Glisson 剥离困难时，可转为先进行左侧肝切离，使得覆盖在 Glisson 上面的肝实质展开后，从肝实质内进行剥离绕带等处理。

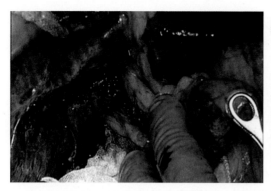
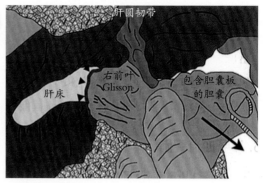

【图1】 右前叶 Glisson 的剥离

向左侧充分牵引全层切除的胆囊（长箭头），右前叶 Glisson 的腹侧与肝被膜露出层的反折部位（小箭头）。这个 Glisson 鞘的最外膜就是以后 Glisson 剥离操作的契机。

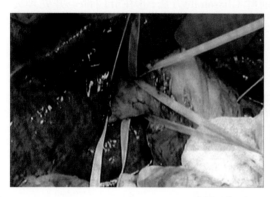
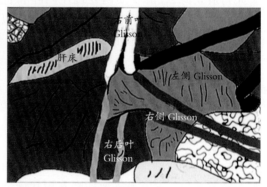

【图2】 Glisson 的绕带操作

右后叶 Glisson 是由右肝 Glisson 减去右前叶的 Glisson，左半肝 Glisson 是由肝十二指肠韧带的绕带（Pringle 法绕带）减去右肝 Glisson。

4. 肝切除

在切除线两侧缝合牵引线，用 CUSA 和滴水式双极电凝进行肝切离，在肝表面的浅层 5mm 以内，我们用 LCS 进行切开。

（1）左内叶 – 左外叶之间的肝切离

沿着肝镰状韧带及脐板（umbilical plate）的右侧缘，从尾部和腹侧到头侧和背侧进行肝切除。将肝断面向腹侧牵引后会使肝静脉压力下降，因此使用止血能力强的滴水式双极电凝处理即可，多数不必进行入肝血流的阻断。在肝硬化或肝切除至更深层的部位时，可通过 Pringle 法或者左肝蒂半肝阻断法反复进行入肝血流阻断。

按照 S4a—S4b 的顺序显露左内叶 Glisson，尽量靠近脐板的根部结扎，断面朝向肝中静脉 – 肝左静脉汇合部（也就是 V4，也叫 umbilical fissure vein）。切除部最头侧可显露肝中静脉左侧壁。在此阶段提前将肝中静脉根部绕带处理后，将是右前叶和右后叶之间肝切除的目标点，同时也能起到减轻肝静脉出血的作用（图3）。虽然可以处理完右前叶 Glisson 以后再进行肝中静脉根部的处理，但是如果有来自右后叶的静脉汇入肝中静脉的时候,在进行右前右后之间肝切除时静脉出血反而会增加,所以最好在右前右后之间的肝切除进行到一半之前的这个时间段进行肝中静脉的处理。

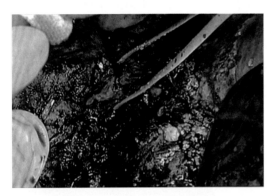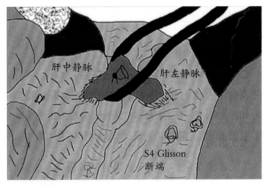

【图3】 肝中静脉起始部的绕带操作

在左内叶－左外叶间切除的最头侧,显露出肝中静脉起始部的左壁。可能的话,在此阶段将肝中静脉绕带,将成为右前右后叶之间肝切除终点的标志。

肝切离从脐板进展至肝门板后,与右前叶 Glisson 的连续性就会明朗起来(图4)。在肝中叶切除中如果肝断面过度偏向尾状叶的话,术后来自尾状叶胆管支的胆汁漏风险会增加。因此,在处理左内叶下方时,将含有左侧 Glisson 的肝门板从左至右剥离,方向朝着右前叶 Glisson 绕带的左侧进行,将左侧 Glisson 的头侧顶点与肝中静脉根部连接面作为肝断面的背侧分界面。为了避免损伤到左侧胆管,CUSA 的前端不要与 Glisson 接触,通常在切线方向上运动。

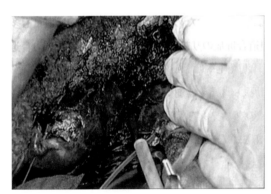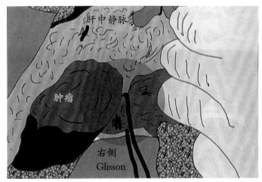

【图4】 肝门部的展开

左内叶－左外叶之间的肝切除进行到最头侧后,肝门部被展开(绿色部位),从脐板(umbilical plate)到肝门板(hilar plate),至右前叶 Glisson 的连续性变得明朗。

(2)右前叶－右后叶之间的肝切除

提前用腹部超声确认肝右静脉主干的走行,阻断右前叶 Glisson 后产生的缺血线基本就是右前叶的界线,从尾侧腹侧向头部进行肝切除。先处理来自 S5 的肝右静脉末梢支,再显露肝右静脉主干的左侧壁,继续向头侧进行切离。肝断面通过牵引线将其牵拉展开,如果肝断面比较深的话,术者用左手将右后叶抬起,用左手拇指将右后叶断面展开,第二助手通过牵引线牵拉右前叶一侧,并通过拉钩的压迫将其展开。右前右后叶间的肝断面与下腔静脉几乎在同一个水平冠状面上。所以有时将右后叶放回原位可以确认肝断面的方向。

肝切除进行到肝门部时与左侧肝断面相连续,使右前叶 Glisson 起始部附近充分展开,Glisson 处理变得比较容易(图 5)。虽然右前叶 Glisson 的处理分为几种方法,但是都要通过术前磁共振胰胆管成像及术中胆管造影提前明确右后叶胆管支的走行。

1)能够与肿瘤保证足够距离时,应剥离至末梢支(三级分支),并在此处双重结扎切断。

2)在确保 Glisson 起始部长度的前提下,Glisson 根部的绕带向右后叶侧充分牵引,注意右后叶胆管支不被卷入其中,在距其数 mm 末梢端进行单纯结扎 + 缝扎的双重结扎切离(用钳子夹闭断端,切除侧有足够距离的情况下,切断后缝合闭锁)(图 6)。

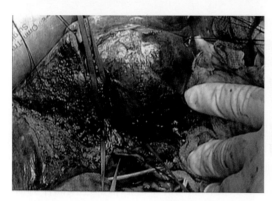
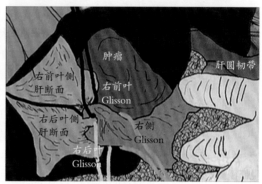

【图 5】 通过右侧肝实质的切离展开肝门部

肝切离进展到肝门部后与左侧的断面相连续,右前叶 Glisson 起始部更充分地展开后,Glisson 处理更加容易。

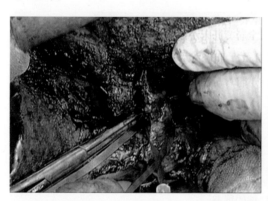
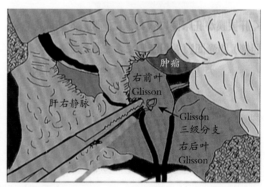

【图 6】 右前叶 Glisson 的处理

处理右前叶 Glisson 的末梢支(三级分支)后,右前叶 Glisson 起始部的长度变长,结扎处理时不要把右后叶胆管支卷入,而且结扎线要牢固。

3)使用自动缝合器。

4)在右前叶 Glisson 起始部 5mm 处用止血钳钳夹并切离,将断端用血管缝合线连续缝合闭锁。缝合的间距太大会引起断端胆汁漏,缝合得过深的话则会有连同右后叶胆管一起缝入的可能性,必须注意。

进行缩小的右前叶规则性肝切除的时候,在右前叶 Glisson 的末梢分支(腹侧段支,S8支,S8a 支等)处进行剥离绕带处理以后,确定缺血线并决定切除线。三级分支分叉部在肝内时,将右前叶 Glisson 根部和右后叶 Glisson 根部之间的肝实质切离后,可以显露右前叶 Glisson 的右后方,剥离也变得更容易。

处理完右前叶 Glisson 以后,右前叶与右后叶之间的肝断面能够更好地展开。第二助手用牵引线或者通过板钩的压迫将右前叶向左侧头侧牵引,术者通过牵引线或者左手将右后叶向尾侧右侧牵引,保持适度的反向张力(图7)。保持在显露肝右静脉主干半周的层次内进行肝实质离断,当遇到细小的静脉分支出血的时候,不能盲目缝合,多数情况下使用止血材料压迫止血即可。处理到肝右静脉根部的时候,如果处理完 V8 的话就可以与之前的肝中静脉绕带处连接起来。但是,一定要注意不能将肝右静脉背侧的 S8c 区域(常常是术后胆汁漏的原因)残留下来。

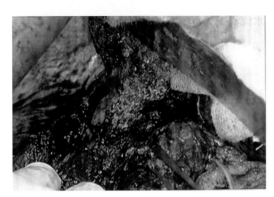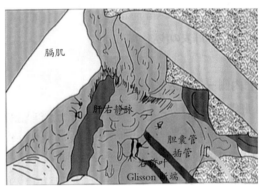

【图7】 肝右静脉起始部的显露

保持在显露肝右静脉左侧壁的层次,一直到根部。要意识到起始部 V8 支的存在。

肝中静脉的处理:直径小时,最好采用包含缝扎在内的双重结扎切断。直径大时用止血钳夹闭后切断,连续缝合或使用自动缝合器。标本摘除后,广泛的左右两侧肝断面,脐板至右前叶 Glisson 的显露,肝右静脉的全程显露,都是此术式的特点(图8)。

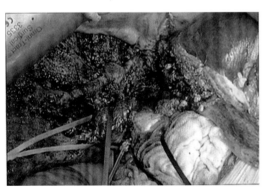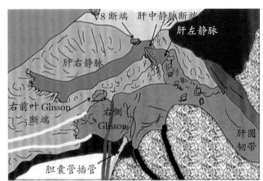

【图8】 肝中叶切除后的断面

广泛的左右两侧肝断面,脐板至右前叶 Glisson 的显露,肝右静脉的全程显露。此病例中的肝中静脉是用自动缝合器闭锁的。

肝切除结束后,从胆囊管内留置的造影管进行胆汁漏测试。

5. 胆汁漏的对策

胆汁漏测试如果有胆汁漏存在,可以在一点上缝合闭锁(使用 6-0 PDS,管壁过薄时 U 形缝合有效),过度缝合会使胆管壁断裂或胆管狭窄。所以介绍以下对策:

(1)留置 C 管(末端放入胆总管进行减压)。

(2)贴附可吸收性的膜性材料,并在膜上喷洒纤维蛋白胶进行辅助加强[2),3)](图 9)。

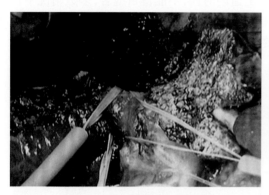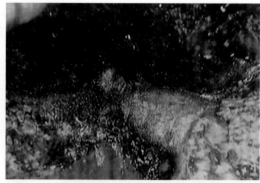

【图 9】 Glisson 暴露部位的覆盖补强

像肝中叶切除这样的大范围 Glisson 暴露(左图)的术式中,作为胆汁漏的预防对策,贴附可吸收性的膜性材料(右图),并在膜上喷洒纤维蛋白胶。

另外,关腹前胆管造影确定右后叶胆管的情况非常有意义,当然不是必须做的项目。如果右后叶胆管造影无显影的时候,取下右前叶 Glisson 断端的处理线,将肝动脉、门静脉、胆管分别进行缝合闭锁(6-0 Prolene/PDS)。再次进行胆管造影,如果缝合部位仍然高度狭窄,则要考虑通过胆管空肠吻合进行右后叶胆管的重建。

6. 引流

在文氏孔(术后胆汁漏风险高的时候,要在肝断面也留置)留置负压引流管,肝断面用大网膜和肝圆韧带进行充填覆盖,然后关腹。

参考文献

1) Terajima H, et al: Effectiveness of endoscopic nasobiliary drainage for postoperative bile leakage after hepatic resection. World J Surg 28: 782-786, 2004.

2) 小林省吾, 他:PGA フェルトを併用した肝切離面フィブリン・シーリング法の検討. 外科治療 100: 415-420, 2009.

3) 板野秀樹:肺瘻に対するフィブリン糊と polyglycolic acid felt の至適併用法に関する実験的検討. 日呼外会誌 21: 762-769, 2007.

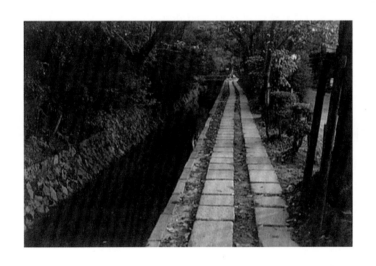

S7 切除

国立医院机构京都医疗中心外科
成田匡大，猪饲伊和夫

前言

由于三级 Glisson 分支形态多样，规则性肝段切除无法定型化实施，每个病例都要通过三维 CT 构建进行模拟切除，必须在充分了解门静脉分支走行情况的基础上进行手术。

肝段的确定方法：①血流阻断法；②染色法。胆囊板胆囊切除后，在肝门部找到右后叶 Glisson，将 S6 Glisson 支（G6）绕带后，我们是通过右后叶 Glisson 支减去 G6 的方法，找到并确保 S7 Glisson 支（G7），然后进行血流阻断法。

1. 切皮、开腹

通常倒 T 形切口开腹，对于安全的肝切除，肝右叶的脱转游离很重要，切口的右侧正对着肋骨方向，并可以向头侧切开，通过这个操作不必开胸就可确保足够的视野。

2. 肝右叶游离

紧贴肝表面切断镰状韧带，确认肝静脉主干的下腔静脉汇入部，在此阶段提前显露并确定肝右静脉的 IVC 汇入部。

切开右冠状韧带，剥离裸区，术者用镊子把持膈肌，助手双手牵引肝脏，用电刀在靠近肝脏表面处切开右三角韧带 - 右冠状韧带，显露出肝右静脉右侧缘。如果切离线距离肝脏表面远了容易伤及膈肌。接下来将肝右叶牵引上举，剥离肝脏与后腹膜间粘连一直到 IVC 右侧缘，多数的病例的右肾上腺与肝右叶粘连较重，要注意来自肾上腺的出血，如有出血用 4-0 Prolene 缝合止血。要使用大针并深度缝合才能确切止血，针的型号选择大针会比较好。充分剥离至显露 IVC 以及肝右静脉右缘。

3. 术中超声

首先用 B 超确认血管走行与肿瘤的位置关系。再经静脉给 Sonazoid 造影剂，检查有无肝内转移。

4. 胆囊板胆囊切除——Glisson 一并处理

胆囊板胆囊切除后，牵引胆囊剥离 Glisson 鞘。用弯剪刀和尖端宽一些的剪刀进行钝性剥离操作（图 1）。在确保 Glisson 支安全方面，一定要在胆囊板胆囊切除的层次（保留肝被膜同时切除胆囊板的层次）内进行操作，如果不在正确的层次内操作很容易损伤 Glisson 鞘，如果切入肝实质内则会带来很多出血。通过剪刀的前端压迫并展开肝实质，并同时用另一把弯剪刀钝性分离 Glisson 鞘和肝实质，操作过程中会看到几支细的 Glisson 支，不要将其损伤，结扎确切是预防术后胆汁漏的关键。

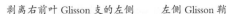

剥离右前叶 Glisson 支的左侧   左侧 Glisson 鞘

弯剪刀

弯剪刀   助手的手牵引胆囊

【图1】

胆囊板胆囊切除后，牵引胆囊剥离 Glisson 鞘。用弯剪刀和尖端宽一些的剪刀进行钝性剥离操作。

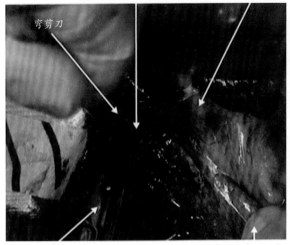

右前叶 Glisson 支的套带

胆囊

穿过右后叶 Glisson 支后方的钳子

【图2】

将右前叶 Glisson 支绕带处理后，再将右后叶 Glisson 支绕带。

　　将右前叶和右后叶的 Glisson 支绕带处理（图2）。G6 的细小分支可以适当结扎，如果有出血可以将右后叶的 Glisson 支阻断后进行操作（图3）。显露困难的时候可以沿着 Glisson 鞘将 Rouviere 沟的肝实质切开。

　　本病例中 G6 的小分支提前分出，所以将其保留。在 G6 小分支分叉部的远端将右后叶 Glisson 支绕带，然后将 G6 绕带处理，从右后叶 Glisson 中通过"减法"将 G7 绕带（图4）。

　　阻断右后叶 Glisson 支后描绘出缺血线，用电刀标记。接下来阻断 G7，并标记缺血线（图5）。当肿瘤在肝脏表面无法触摸到的时候，可以通过 B 超的超声检查确定区域内是否包括了肿瘤，体内残留的 Sonazoid 造影剂消失以后可以再次静脉给药。Kupffer 细胞相中没有摄取 Sonazoid 造影剂的区域即是 G7 所支配的区域，可以确认此区域内是否有肿瘤的存在。

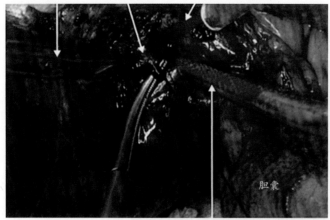

剪刀　　　很细的 G6　　　右前叶 Glisson 支的套带

胆囊

右后叶 Glisson 支的套带

【图 3】

　　适当结扎 G6 的细小分支，继续剥离操作。

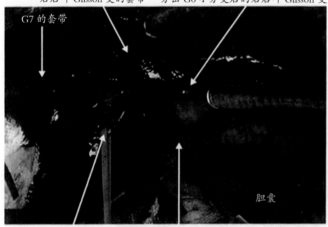

右后叶 Glisson 支的套带　　分出 G6 小分支后的右后叶 Glisson 支

G7 的套带

胆囊

G6 小分支　　　右后叶 Glisson 支的套带

【图 4】

　　本病例中 G6 的小分支提前分出，所以将其保留。在 G6 小分支分叉部的远端将右后叶 Glisson 支绕带，然后将 G6 绕带处理，从右后叶 Glisson 中通过"减法"将 G7 绕带。

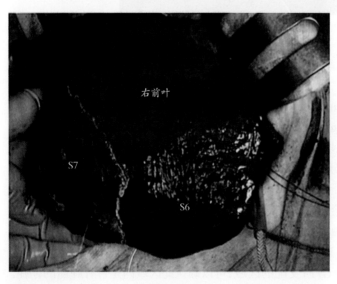

右前叶

S7

S6

【图 5】

　　阻断右后叶 Glisson 支后描绘出缺血线，用电刀标记。接下来阻断 G7，并标记缺血线。

胆囊切除以后插入胆管造影管,进行胆管造影检查。

肝切除前结扎 G7,保留结扎线。肝切除时,在断面上辨认 G7,将结扎线从肝门部导出至肝断面上,作为切除的标志引导。

5. 肝切除

在切除线两侧缝合支持线,牵引肝实质。使用 CUSA 和滴水双极电凝进行肝切除。必要时可将右侧 Glisson 半肝阻断,反复进行入肝血流阻断。

我科进行的肝切除都是尽可能将术野拿到腹侧,在比较浅表的位置进行肝切除。如图 6 所示,牵引左右支持线,将术野牵引至眼前,术者与第二助手保持一定张力使断面形成等腰三角形。使断面充分展开进行肝实质切离(图 6)。有静脉出血时,不要到深部继续处理,用纱布压迫止血,将周围的肝实质切离使出血点位于断面上方,当出血点在断面上时再进行止血操作。

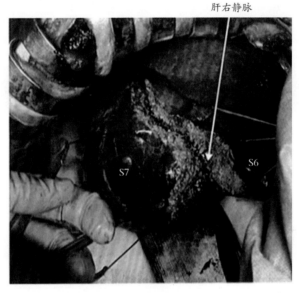

肝右静脉

S7　S6

【图 6】

牵引左右两侧的支持线,将术野拉在眼前,术者与第二助手保持一定张力使断面形成等腰三角形。断面充分展开进行肝实质切离。

肝右静脉是肝断面的局部标志,显露肝右静脉。始终以肝右静脉露出部位于断面顶部为前提进行剥离(图 7)。肝切除中最难止血的血管是静脉,出血时通过牵拉上抬肝脏能够控制静脉压,止血操作会比较容易。如果肝静脉露出部在切离面底部,会造成血液淤积,不仅止血困难,而且会使切离线偏离。肝表面切离到达肝右静脉根部附近,术者将左手示指和中指置于 IVC 右侧的肝背侧预定切离线上,用左手拇指将切除部位的肝脏向右外侧头侧旋转,使得断面展开,头脑中设定切离预定线,随着肝切离的进行,断面会变得笔直(图 8)。将头侧的肝脏切离,能够找到 S7 段的引流静脉(V7),将其结扎切断。切断 V7以后断面的角度就可以展开,肝右静脉后方的肝切除就会更容易。从尾侧开始切离,找到

Glisson。周围肝实质充分切离以后,将结扎 G7 的线从肝门部导出至肝断面上(图 9)。双重结扎 + 缝扎后切断。如果肿瘤与 G7 根部有足够的距离,应尽量在末梢端切断。

G7 处理完后,手术视野进一步展开。将悬吊带置于剩余的肝切离预定线背侧,断续用悬吊法切离肝脏。这样使最背侧的肝切除就在眼前进行。此时虽然只剩少许肝实质需要切除了,但是粗暴肝切除仍会损伤肝短静脉导致意料之外的出血。一定要谨慎切除操作,肝切除结束后,取出标本(图 10)。

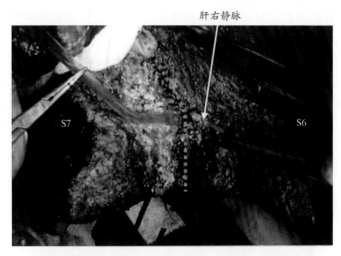

【图 7】

肝切除时将肝右静脉露出部分置于切离面的顶点。蓝点线所示是切离面的底边。

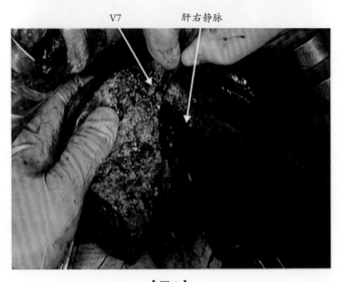

【图 8】

肝表面切离到达肝右静脉根部附近,术者将左手示指和中指置于 IVC 右侧的肝背侧预定切离线上,用左手拇指将切除部位的肝脏向右外侧头侧旋转,使得断面展开,头脑中设定切离预定线,随着肝切离的进行,断面会变得笔直。

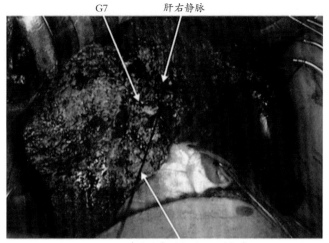

G7　　　　肝右静脉

在肝门部结扎的 G7 结扎线

【图9】

从尾侧开始切离，找到 Glisson。周围肝实质充分切离以后，将 G7 结扎线从肝门部导出至肝断面上。

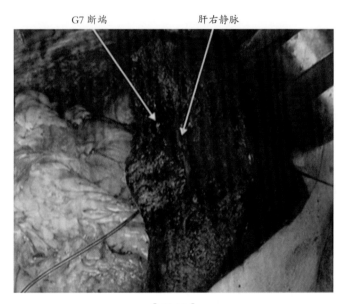

G7 断端　　　　肝右静脉

【图10】

标本取出后。

6. 关腹

经胆囊管留置造影管并注入色素,进行胆汁漏测试。并通过胆管造影确认 B6 和右前叶支有显示。如有胆汁漏或怀疑有胆汁漏时,留置于胆囊管的造影管换成 C 管,具体操作是用快吸收薇乔(Vicryl rapid)将 C 管固定在胆囊管上。并用 Retact-o-tape 结扎胆囊管。术后 7 天后行胆管造影,如果没问题就可以拔管。

S8 切除

国立医院机构京都医疗中心外科
成田匡大,猪饲伊和夫

前言

与其他章节(各论 S7 切除)中阐述的一样,第三级 Glisson 支有多种多样的分支形态,这就决定了肝段切除没有一个固定的手术技巧。笔者所在医院是在处理 S8 段肿瘤所在区域 Glisson 支基础上,将肿瘤 en-bloc 切除作为重点来进行手术。因此,每个病例都进行 3D-CT 的三维模拟成像,在充分把握了门静脉分支情况以及肿瘤所在区域门静脉分支状态的基础上进行手术。

在肿瘤所在区域的确定方面,胆囊板胆囊切除以后从肝门部分离出右前叶 Glisson 支,将 S5 Glisson 支绕带以后,从右前叶 Glisson 支中减去 G5 后就可以确保 S8 Glisson 支(G8),从而可以进行血流阻断。

1. 切皮,开腹

通常选倒 T 形切口开腹,对于安全的肝切除,肝右叶的游离很重要,切口的右侧正对着肋骨方向,并可以向头侧切开,通过这个操作不必开胸就可确保充足的视野来进行肝右叶游离。

2. 肝右叶脱转游离

紧贴肝表面切断镰状韧带,确认肝静脉主干的下腔静脉汇入部,在此阶段提前显露并确定肝右静脉的 IVC 汇入部。

切开右冠状韧带,剥离裸区,术者用镊子把持膈肌,助手双手牵拉肝脏,用电刀在靠近肝脏表面处切开右三角韧带—右冠状韧带,显露出肝右静脉右侧缘。此时的操作要注意不要切入膈肌内。接下来将肝右叶牵引上抬,剥离肝脏与后腹膜间粘连,一直到 IVC 右侧缘,多数病例的右肾上腺与肝右叶粘连较重,要注意来自肾上腺的出血,如有出血用 4-0 Prolene 缝合止血。要使用大针并深度缝合才能确切止血,针的型号选择大号会比较好。充分剥离至显露 IVC 以及肝右静脉右缘。

3. 术中超声

首先用 B 超确认血管走行与肿瘤的位置关系。再经静脉给 Sonazoid 造影剂,检查有无肝内转移。

4. 胆囊板胆囊切除——Glisson 一并处理

胆囊板胆囊切除后,牵引胆囊剥离 Glisson 鞘。用弯剪刀和尖端宽一些的剪刀进行钝性剥离操作。在确保 Glisson 支安全方面,一定要在胆囊板胆囊切除的层次(保留肝被膜同时切除胆囊板的层次）内进行操作，如果不在正确的层次内操作很容易损伤 Glisson 鞘，如果切入肝实质内则会带来多余的出血。通过剪刀的前端压迫并展开肝实质，并同时用另一把弯剪刀钝性分离 Glisson 鞘和肝实质，操作过程中会看到几支细的 Glisson 支，不要将其损伤，结扎确切是预防术后胆汁漏的关键。将右前叶 Glisson 支绕带，和胆囊一起牵拉，将 Glisson 鞘拉至术野正中进行钝性剥离。用板钩代替剪刀将右前叶肝实质充分向头侧展开进行剥离操作，大多数病例都能从肝门侧将 G5 绕带。在展示病例中 G5 于肝外较早分出，将其绕带处理。在这样的病例中通过牵拉 G5 就能够很容易地找到 G8，所以不需要从右前叶中减去 G5 的方法，从肝门侧能够直接找到 G8，并进一步将 G8 腹侧支和 G8 背侧支分别绕带（图 1）。阻断右前叶 glisson 支后描绘出相应缺血线（demarcation line），用电刀标记。接下来阻断 G8，并标记缺血线（图 2）。

在此时切除胆囊，插入胆管造影管，进行胆管造影。

肝切除前，如果可能的话，提前将 G8 结扎，保留结扎线。进行肝切除时，在确定 G8 的时候将结扎线从肝门侧引导至肝断面，作为确认 G8 的指引。术野狭窄，结扎困难时，也可以将其阻断。

从肝门侧确认 G8 困难的病例中，可以进行后述的肝切除操作，首先沿着 Rex-Cantlie 线进行肝切离，找到肝中静脉。在肝中静脉 V5 汇入部的右背侧寻找 Glisson 支，这种方法也是一种选择。

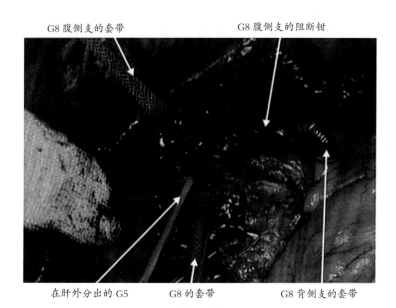

G8 腹侧支的套带　　　　G8 腹侧支的阻断钳

在肝外分出的 G5　　　G8 的套带　　　　G8 背侧支的套带

【图 1】

此病例中，如果 G5 在肝外较早分出的病例。牵引 G5 后 G8 就比较容易确认，从肝门侧能够直接找到 G8，再将 G8 腹侧支和 G8 背侧支分别绕带。

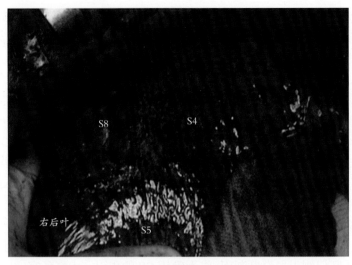

【图2】

阻断右前叶 Glisson 支后描绘出相应缺血线，用电刀标记。接下来阻断 G8，并标记缺血线。

5. 肝实质离断

我科进行的肝切除都是通过牵引线和肝圆韧带的牵拉尽可能将术野保持在腹侧，在比较浅表的位置进行肝切除。首先，在 S8 和 S4 间离断线左右两侧缝合支持线将肝实质牵引到术者面前，用 CUSA 和滴水双极电凝进行肝切除。必要时可使用 Pringle 法进行间歇性入肝血流阻断。S8 切除要显露右半肝最重要的两根静脉主干，过高的静脉压会带来意外出血。在笔者所在科室，肝切除开始之前要通知麻醉医师，如果呼吸状态没问题的话，要关闭 PEEP 模式。在肾静脉上方的下腔静脉预置阻断带，循环状态稳定的话，施行半阻断尽量降低静脉压，可以减少术中出血。牵引左右支持线，让术野提到术野浅面，通过肝切离大范围展开肝断面。有静脉出血时，不要到深部继续处理，用纱布压迫止血，将周围的肝实质切离使出血点位于断面上方，当出血点在断面上时再试着进行止血操作。

在 S4 和 S8 之间的界线开始肝切除，将作为标记的肝中静脉显露出来。此处操作的重点是将狭小的操作空间变大后进行肝切除，因为该操作空间是在膈肌下方并被肋骨和肝脏包围。由于该部位的肝切除是从浅入深的，要将支持线置于肝脏预定切除线两侧的全程，术者和第二助手牵引支持线，使切除部位尽量放置于浅表部位。下方的腹壁不阻碍的话，第二助手也要牵引肝圆韧带。正常肝脏通过这样的操作就能够将术野展开，在肝硬化患者中，即使用力牵拉也很难将肝脏牵拉至面前，操作空间仍然会很狭小。展示的案例是酒精性肝硬化患者（按照新犬山分类法为 F4），在这种情况下，第二助手将支持线与腹壁水平向尾侧牵引（图3）。在肝中静脉根部附近的肝切离操作中，第一助手用弯剪刀按压 S4 侧的肝实质，第二助手用肠压板向背侧推压 S4 并向尾侧牵引，确保操作空间（图4）。显露肝中静脉后，沿右侧缘进行肝切离，找到 V8 支，并结扎切断（图5）。肝中静脉出血时，如果术野展开困难，不要继续向深部操作，应该沿着 S5 和 S8 之间的缺血线切离肝实质，使肝断面变宽变浅。如果切除线正确的话，不会有除肝静脉以外的条索样组织，也几乎不会有 Glisson 支的出血。

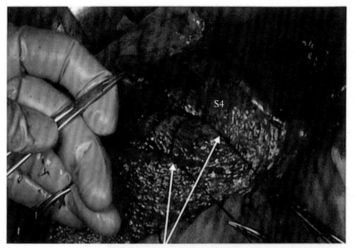

第二助手将支持线向背侧推挤并牵拉

【图3】

在肝硬化的病例中，没有足够的膈下操作空间的时候，第二助手将支持线与腹壁水平向尾侧牵引，将S4向背侧推挤从而展开术野。

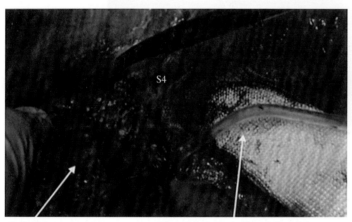

肝中动脉　　　　　　　第二助手用肠压板将肝脏向下牵拉

【图4】

在肝中静脉根部附近的肝切离操作中，第一助手用弯剪刀按压S4侧的肝实质，第二助手用肠压板向背侧推压S4并向尾侧牵引，确保操作空间。

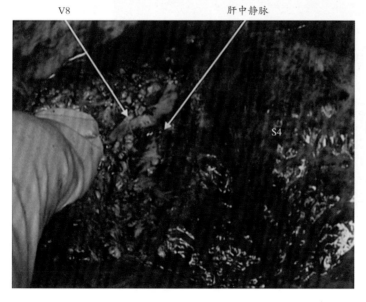

【图5】

显露并确定肝中静脉后，沿着右侧缘进行肝切除，确定V8，结扎切断。

通过这样的操作后可以将肝断面的角度打开,所以肝中静脉右侧缘的肝切除变得更容易。当S5和S8之间及右后叶和S8之间的肝实质切除到一定程度以后,"开阔地带"就扩大了。找到肝中静脉右背侧的Glisson。充分切除周围的肝实质,从肝门侧将S8腹侧支的结扎线导出至肝断面(图6),双重结扎后切断。在展示的病例中,将G8结扎切断,接着将G8背侧支也结扎切断(图7)。通过这样的操作肝断面的角度更为扩大。S8背侧的切除线就是肝右和肝中静脉的IVC汇入部与G8结扎部位的连线,在进行后方肝实质离断的时候,头脑中意识到这两个点非常重要。

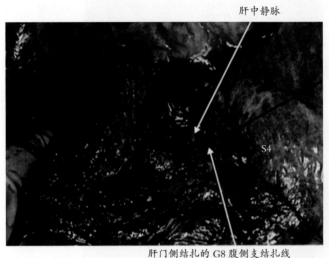

肝中静脉

S4

肝门侧结扎的 G8 腹侧支结扎线

【图6】

当S5和S8之间及右后叶和S8之间的肝实质切除到一定程度以后,"开阔地带"就扩大了。找到肝中静脉右背侧的Glisson,充分切除周围的肝实质,从肝门侧将S8腹侧支的结扎线导出至肝断面。

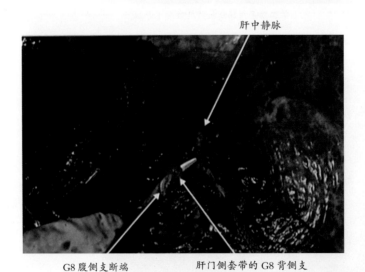

肝中静脉

G8 腹侧支断端　　　　　肝门侧套带的 G8 背侧支

【图7】

在肝断面一侧将 G8 结扎切断,接着将 G8 背侧支也结扎切断。

接下来,转移到S8和右后叶间的肝实质切除。在此操作中,断面的局部标志是肝右静脉。关于该血管的显露有两种方法:①从头侧显露;②从尾侧显露。从头侧显露是从肝中静脉根部向右侧进行S8背侧的切离,显露出肝右静脉根部,切除过程中有意识地显露肝右静脉的腹侧。进行此操作时,用CUSA在右肝静脉的头侧向尾侧运动,如描字画一样地轻柔操作,避免损伤汇入肝静脉的细小分支。但是,在肿瘤巨大或肝硬化的病例中,术野的展开也比较困难。

从尾侧显露右肝静脉时,从S5/S8的界线开始,沿着缺血线向上切至S7/S8之间,断面如果正确,能够显露肝右静脉。在此操作过程中,必须从肝表面附近的肝实质向肝右静脉附近的深部进行切除。如果不切开肝表面而去显露肝静脉的话,常常会牵拉静脉分支,在肝右静脉汇入部的头侧方向造成撕裂出血,止血会比较困难。随着向头侧进行切离,可以找到汇入肝右静脉的S8引流静脉,将其结扎切断。操作至此处剩余的部分虽然只有一点点了,但是左右切离线没有相连接的话,很容易切入到尾状叶中。此时要注意两点,分别是S8背侧切除线的标志即肝右、肝中静脉的IVC汇入部和G8结扎部位。头脑中意识到这两个点,慎重进行切除操作,肝切除完毕,取出标本(图8)。

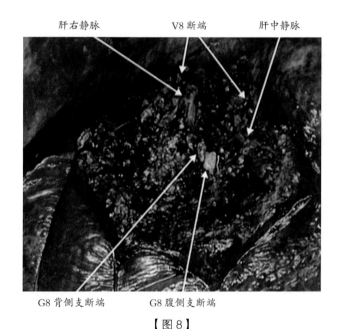

肝右静脉　　　　　　V8断端　　　　　　肝中静脉

G8背侧支断端　　　　G8腹侧支断端

【图8】

标本取出后。

6. 关腹

在胆囊管留置造影管并注入色素,进行胆汁漏测试。并通过胆管造影确认B5有显示。和其他章节(各论:S7切除)叙述的一样,如有胆汁漏或怀疑有胆汁漏时,留置于胆囊管的造影管换成C管。经过切口头侧的皮肤留置肝断面引流,关腹。

S1 切除

西神户医疗中心外科·消化外科
石井隆道

前言

S1 也叫尾状叶,位于肝中央,尾状叶的背侧是下腔静脉,从头侧到腹侧是肝静脉,尾侧至腹侧有肝门部结构。尾状叶分为 Spiegel 叶、下腔静脉旁部和尾状突[1]。都与深部的重要脉管邻近,所以尾状叶切除是具有潜在危险的手术。

尾状叶切除有很多种术式,根据肿瘤位置和肝储备功能来决定术式。不合并半肝切除的尾状叶切除是相对切除范围比较小的术式,优点是保留了更多的残肝功能。所以多数是针对无法进行大块肝切除的硬化肝脏。术野暴露困难,难度非常高的手术。

本文只针对全尾状叶切除(也就是高位背方切除)进行阐述[2),3)],联合半肝切除的尾状叶切除在其他章节中讲述。左或者右尾状叶切除可以参考全尾状叶切除进行处理。

全尾状叶切除(也就是高位背方切除)

1. 切口选择

由于需要进行全肝的完全游离,所以选择大的倒 T 形切口,通常不选择合并开胸的开腹术式。

2. 两侧肝脏的游离

肝切除之前要有良好的手术视野,所以必须将肝右叶和肝左叶完全游离。在其他章已经有详细的描述,在此只做简单的概述。右半肝的游离从镰状韧带至右冠状韧带、右三角韧带开始,肝肾韧带也要切开。韧带处理到肝静脉根部以及肝下下腔静脉时,之后的剥离操作就要特别小心,避免损伤静脉。朝着肝后下腔静脉方向剥离裸区,一直到右侧肾上腺。剥离右侧肾上腺,切断下腔静脉韧带后,显露出肝右静脉根部。接下来转到左半肝的游离。切断左冠状韧带、左三角韧带。这时候在左外叶后方放置纱布,纱布就成为"菜板",安全快速地进行韧带处理。接着将小网膜附着部的肝脏侧切断,显露出 Spiegel 叶。左外叶与 Spiegel 之间走行的是 Arantius 管,在 Spiegel 叶的头侧,切断 Arantius 管,能很清楚地观察到肝左静脉根部。

3. 肝短静脉的处理和肝静脉的绕带处理

为了防止意外出血,在肾静脉上方将肝下下腔静脉游离出来,并预置阻断带(图 1)。当肝静脉或下腔静脉出血时,可以将阻断带收紧,能够一定程度上地控制出血,肝切除时也可以将其轻度收紧,降低肝静脉压力,起到减少出血的作用。接下来助手将肝右叶抬起,处理肝短静脉。这时候可以将手术台稍微左倾,术者坐在椅子上,放低视线,处理肝短静脉会容易很多。尽量从右侧处理肝短静脉。处理完肝短静脉以后,肝右静脉根部就能够很容易地绕带处理。如果从右侧入路进行肝中肝左静脉共干的绕带处理,视野非常不好,所以最好在左侧尾状叶完全游离以后再进行操作。

184 各论

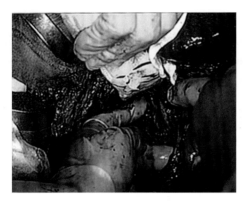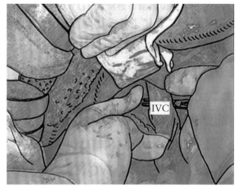

【图 1】 下腔静脉（IVC）的游离显露

在肝下部，术者用左手示指作为向导，从左到右用钳子通过下腔静脉后方并绕带处理。在肝下部汇入 IVC 的细小静脉几乎没有，没有出血就比较容易绕带。当有抵抗感的时候多数是触及到右肾静脉，可以将钳子偏向头侧一点进行通过。

在肝硬化病例中进行左侧尾状叶游离的时候，术者有时候换到左侧会容易操作。切开 Spiegel 叶左侧的浆膜，从后腹膜上剥离下来，向头侧充分剥离，暴露下腔静脉的左侧壁。左侧虽然也有下腔静脉韧带，但是和右侧下腔静脉韧带相比，没有明确的条索样组织，多数无法辨认出来。处理剩余的肝短静脉，与右侧的下腔静脉前方剥离相连续。此时的状态下，肝中和肝左静脉的共干就很容易绕带处理。

通过以上操作，全尾状叶与下腔静脉就完剥离开来，跟之前两侧肝脏完全游离操作结合起来，固定肝脏的组织仅剩肝门部组织和肝静脉根部。

4. 肝门部 Glisson 鞘周围肝实质的剥离

在肝门部处理之前，按之前的操作流程切除胆囊，为了肝切除结束后进行胆汁漏测试，在胆囊管上留置 4Fr 的造影管。在肝十二指肠韧带预置阻断带准备进行 pringle 法阻断。肿瘤与肝门部有一定距离的时候，Glisson 一并处理法的要领是将右支及右后叶支绕带处理。首先，切开肝门部中央的浆膜层，在 Glisson 鞘与肝实质之间进行剥离。剥离时采用普通剪刀和前端扁平的剪刀，两把剪刀分开进行钝性剥离。向正下方剥离，贯穿至尾状叶下腔静脉旁部的正上方，将 Glisson 鞘右支绕带。接下来在 Rovriere 沟腹侧的右前右后 Glisson 分叉部剥离，将肝实质与 Glisson 鞘之间钝性剥离，剥离方向朝着右支绕带操作时的尾状叶下腔静脉旁部的出口部位，能够将右后叶 Glisson 支绕带。通常 Glisson 鞘右支有一支尾状叶分支，进入到尾状突，将其结扎切断。结扎尾状叶支后，右后叶与尾状突之间出现缺血线（demarcation line）。因此确定尾状突多数不需要进行染色。Glisson 右支和右后叶支作为开始，尽可能地剥离出肝门板与肝实质间的边界。将其向左侧延伸，可以将脐静脉板与肝实质的边界剥离出来。在背侧尾侧会有数根分布于尾状叶下腔静脉旁部和 Spiegel 叶的尾状叶分支，将其结扎切断。在此阶段，没有必要将肝门部 Glisson 鞘完全的全周性剥离，毕竟太危险。

肿瘤距离肝门部比较近的时候，盲目操作会造成肿瘤破裂，所以不能强行处理 Glisson 鞘。在肝实质与 Glisson 鞘之间进行适度的钝性剥离，大概掌握 Glisson 鞘的走行后，先进行肝切除。一边将肝实质与 Glisson 鞘之间展开，一边用 CUSA 将 Glisson 鞘从肝实质上分离开来,显露出肝门部 Glisson 鞘。

无论采用哪种方法,从肝门部 Glisson 鞘分出的尾状叶 Glisson 鞘分支一旦损伤,修复起来都很困难,所以无论是较粗一些的 Glisson 鞘还是细的条索状组织都要用 4-0 细线仔细结扎处理。

5. 肝切除

简要描述。首先,从右后叶与尾状突之间进行肝切除。显露 Glisson 鞘右后叶支以及 Glisson 鞘右支。到达肝右静脉末梢支以后,沿着它向根部进行肝切除。将肝门部发出的尾状叶分支依次结扎处理。接下来从左侧进行肝切除。通过肝切除在 Arantius 管的腹侧线处显露肝左静脉根部。为了确认肝中静脉根部附近,在肝中静脉的背侧面进行肝切除,在肝门部附近与右侧的肝断面相连通。最后切离肝右静脉与肝中肝左静脉共干之间的肝实质。取出标本。

结扎切断 Glisson 鞘右支发出的尾状叶分支后,在右后叶与尾状突之间出现缺血线(demarcation line),沿着这条线条进行肝切除。切至右后叶 Glisson 鞘,将其从肝实质中显露出来,到达 Glisson 鞘右支。无法确保 Glisson 鞘而先进行肝切除的时候,在此阶段为了能将 Glisson 鞘右支全周剥离,也为了其后能够将术野展开,要提前进行绕带(图 2)。从肝门部 Glisson 鞘的背侧分出细小的尾状叶支,将其仔细结扎切断(图 3)。肝断面的腹侧为右侧 Glisson 鞘,而右侧是沿着肝右静脉。右后叶 Glisson 鞘的附近能找到肝右静脉末梢支,以此为立脚点,显露出肝右静脉主干,向着之前已经绕带的肝右静脉根部方向进行肝切除。但是肝右静脉根部视野非常不好,所以最好在最后阶段进行切除。术者左手伸入尾状叶背侧并进行上提使得肝断面展开(图 4),肝断面向 Arantius 管方向稍做延伸。

到达肝门部以后,助手将肝十二指肠韧带向腹侧右侧牵拉,将肝门部 Glisson 鞘后方的尾状叶下腔静脉旁部以及 spiegel 叶的 Glisson 分支依次结扎切断(图 5)。

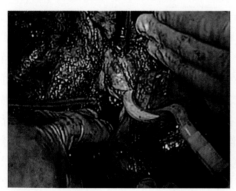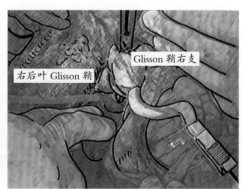

右后叶 Glisson 鞘

Glisson 鞘右支

【图 2】 Glisson 鞘的游离显露

本病例中肿瘤紧邻肝门部 Glisson 鞘,先进行适当的肝切除后,将右侧 Glisson 鞘一并游离出来。

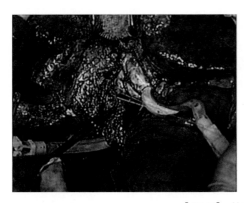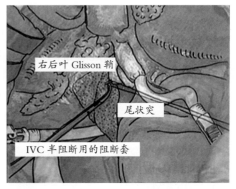

【图3】 从右侧肝切除

　　从肝尾状突和肝右后叶之间进行肝切除，能够显露右后叶 Glisson 鞘及右侧 Glisson 鞘。不只是肝外，肝内也分布着数条尾状叶支，将其谨慎结扎切断。

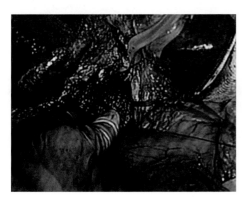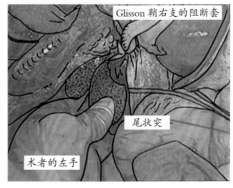

【图4】

　　在肝尾状突和肝右后叶之间进行肝切除时，术者把左手伸入预定切除线的背侧，用拇指轻轻压迫断面的下部，助手向腹侧牵拉右侧 Glisson 鞘，将术野展开。

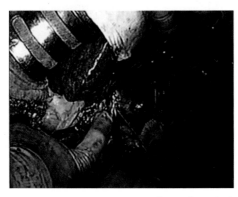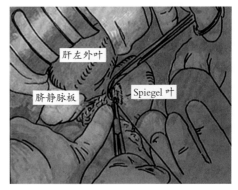

【图5】 肝门部和尾状叶的剥离

　　助手将肝十二指肠韧带向腹侧右侧牵拉，将肝门部 Glisson 鞘后方的尾状叶 Glisson 支结扎切断，使肝门部组织和尾状叶之间展开。

下面转移到左侧进行肝切除。术者移至患者左侧更容易操作。助手上抬肝左外叶，设计切除线，将 Arantius 管周围的结缔组织（Arantius 板）划归入切除侧。此时，从头侧开始肝切除，也就是从先前已经绕带的肝中肝左静脉共干根部开始（图 6），从头侧向尾侧切开，将断面展开，能确定肝中肝左静脉共干合流部的肝中静脉根部。肝断面沿着肝中静脉的背侧向右侧延伸。在肝门部附近与右侧肝断面交汇。在肝门部 Glisson 鞘与肝中静脉距离很近（1～2cm 左右）的在此部位，尾状叶很薄。

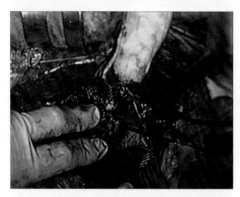 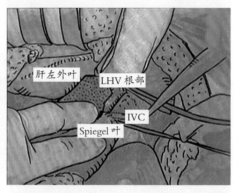

【图 6】 从左侧开始肝切除

将 Arantius 板腹侧设定为预定切除线，从 Spiegel 叶头侧开始切除，可以确定下腔静脉及汇入其中的肝左静脉（LHV）根部。以游离出来的肝中·肝左静脉共干的绕带为引导，到达肝中静脉背面。

术者再次移到患者右侧，最后在右肝静脉与肝中肝左静脉共干之间进行肝实质离断。这属于最深部的肝切除术，一定要慎重进行。有时候，可以利用肝中肝左静脉共干的绕带，将该绕带反过来拉至断面方向，向术者侧牵拉，以悬吊法的要领，作为指引进行肝切除（图 7）。

通过以上步骤可以将"高位"的尾状叶全部切除，肝断面上显露出肝右静脉、肝中静脉、肝后下腔静脉及肝门部 Glisson 鞘（图 8）。

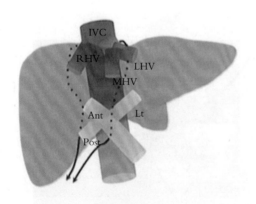 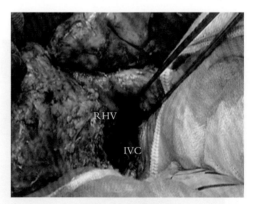

【图 7】图式

放置在肝中静脉和肝左静脉的共干绕带，沿着肝切离面，旋转到术者侧，能够将最后剩余的肝右静脉和肝中静脉之间的肝实质向术者侧牵拉。将其可以当作肝切除的目标线。

【图 8】 肝切除后

在肝断面上，使用纤维蛋白胶和可吸收止血纱布预防胆汁漏。可以观察到下腔静脉和肝右静脉末梢。用镊子抬起 Glisson 鞘右支。

6. 引流

肝切除后,取出标本,通过胆管留置的造影管进行胆汁漏测试。如果有胆汁漏就用5-0或6-0 PDS缝合。通常术中胆汁漏的原因都是肝门部Glisson鞘分出的尾状叶支损伤造成的,用大的针线缝合一定会引起肝门部胆管狭窄,所以只能够最小限度地修复。缝合困难的时候,不要犹豫果断留置C管。此时,管的前端如果不在肝总管或胆总管内,无法起到充分的胆管减压效果,所以必须通过X线确定位置。

由于本术式在肝门部广泛显露Glisson鞘,是术后胆汁漏发生率很高的术式。因此使用纤维蛋白胶和止血纱布预防胆汁漏的发生。其有效性有待于今后的研究检讨。手术技巧的详细介绍参照其他章节。在肝断面留置1枚封闭式引流管,关腹结束手术。

参考文献

1) 公文正光:肝铸型標本とその臨床応用-尾状葉の門脈枝と胆道枝. 肝臓 26:1193-1199, 1985.

2) Takayama T, et al: High dorsal resection of the liver. J Am Coll Surg 179:72-75, 1994.

3) Midorikawa Y, et al: Caudate lobectomy(segmentectomy1) (with video). J Hepatobiliary Pancreat Sci 19: 48-53, 2012.

腹腔镜下肝切除（部分）

京都大学肝胆胰·移植外科
濑尾智

前言

自 1991 年 Reich[1] 初次报道以来，在日本仅仅有一部分医院进行腹腔镜下肝切除术，2010 年 4 月腹腔镜肝部分切除术及腹腔镜肝左外叶切除术进入保险范畴内。以此为契机，很多医院都开始开展。随着病例的积累，手术技巧也被定型化，并可以确保安全性[2,3]。但是，虽然统称肝部分切除术，但术式的难易度差异非常大，由于肿瘤位置及肝功能的差别，也有难度很高的手术。在本章中，针对现阶段本科室的标准腹腔镜下肝部分切除手术技巧进行讲解。

手术适应证

本科室从 2002 年开始引入腹腔镜下肝部分切除。当初的适应证是浅表性，直径在 3cm 以下的肿瘤，并且 S6 和 S7 的 IVC 附近肿瘤排除在外，现在没有设定特殊的限制。本科室追求腹腔镜下肝切除的最优先事项是手术质量上不能低于开腹手术，术式的选择也作为优先考虑的条件。也就是说不能为了做腹腔镜手术而主观地选择肝部分切除术。

手术入路的方法

腹腔镜下肝切除包括腹腔镜辅助下、手辅助腹腔镜下（HALS）、完全腹腔镜下 3 种手术入路。腹腔镜辅助下手术是仅在腹腔镜下进行肝脏游离，通过小的腹部切口进行肝切除，此方法容易开展，但是也有手术视野展开不良的缺点。HALS 有触觉，与开腹手术有相近的感觉，但后方插入的手会使手术视野变差。在本科室，以完全腹腔镜下手术作为标准术式，根据术者的经验，肿瘤的大小以及所在位置的情况，有时也选择腹腔镜辅助下手术和 HALS。

使用器材

正如之前所说，我们的目标是以开腹手术为基准来开展腹腔镜手术，肝实质离断时主要用 CUSA，止血操作用 Biclamp。在韧带切除及浅表部分的肝实质切除中，选择超声波凝固切开装置（LCS）。

术前模拟切除与术中导航

术前 CT 数据通过 Syndose VINCENT（富士 Film Medical Company）制作三维模拟构建，决定切除线。规则性肝切除时，支配肿瘤的门静脉切除后，根据缺血区域设定切除线，术前充分掌握断面上出现的脉管的位置关系。

术中导航是利用实时超声，一边识别肿瘤及脉管的位置，一边进行肝切除。

手术技巧

本科室的腹腔镜下肝部分切除术可以分为3种方法：①剜除术；②部分切除；③小于肝段的规则性切除（图1）。前面部分阐述各切除术共同的手术技巧，后面部分讲述各切除术的要点。

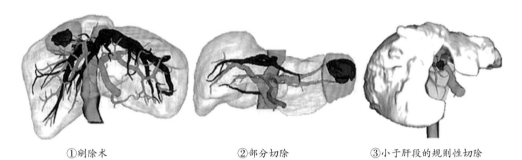

①剜除术　　　　　　　②部分切除　　　　　　③小于肝段的规则性切除

【图1】 腹腔镜下肝部分切除术的种类

腹腔镜下肝部分切除术可以分为3种方法：①剜除术；②部分切除；③小于肝段的规则性切除。

1. 体位和设置

腹腔镜下肝切除术要利用重力展开视野。所以左叶肿瘤选择仰卧位。右叶肿瘤基本选择左半侧卧位。尾状叶的Spiegel叶肿瘤最好选择右半侧卧位。无论取哪个体位都要将切口拉钩提前安置好，以便术中出血转为开腹时快速应对。

开始时的气腹压维持在8mmHg，肝切除开始时上升到10mmHg。目前，出血时也不再增加气腹压力。

2. 戳卡的配置

以腹腔镜胆囊切除（美国风格）的戳卡配置为基础，针对局部可以追加戳卡，大约就是按照图2所示的配置进行手术。由于最终都要进行腹部小切口将标本取出，所以首先在脐部取3cm长的小切口，将镜头戳卡和5mm戳卡放置在EZ access上一起置入腹腔。把持镜头的医生可以在必要的时候通过此5mm戳卡增加一个牵引，以便更好地展开术野。

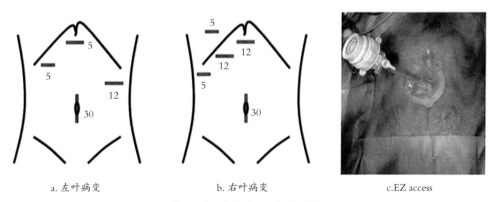

a. 左叶病变　　　　　　b. 右叶病变　　　　　　c.EZ access

【图2】 戳卡（port）的配置

左肝肿瘤选择仰卧位，右肝肿瘤则选择左半侧卧位。在脐部切开约3cm，安装EZ access装置。

3. 肝脏的游离

用 LCS 切断肝镰状韧带,三角韧带及冠状韧带,为了在肝切除时能正面看到肝断面,要能够做到将肝脏移动也就是所谓的 "move the ground"。为了避免损伤肝静脉,要将肝镰状韧带切至下腔静脉前面。确认肝静脉的位置后,再开始从左侧及右侧游离,这一点非常重要。

4. 预置阻断带

对于肝部分切除通常也要在肝十二指肠韧带放置阻断带,为 pringle 法做准备。首先将 Spiegel 叶腹侧的小网膜切开。通过右侧戳卡将钳子轻柔地滑过肝十二指肠韧带后方,到达之前的切开孔,将绕带穿过。此时,可以利用可弯曲镜头的特性,韧带后方滑过钳子的操作不必在盲操作下进行,安全确实地预置阻断带。将开腹手术用的阻断带(tourniquet)通过小开腹切口送入腹腔,进行 Pringle 法操作(图 3),但是不要妨碍手术视野。

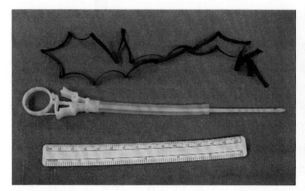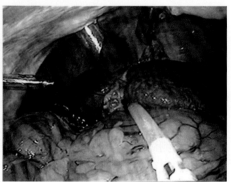

【图 3】 Pringle 法

将开腹手术用的阻断带(tourniquet)通过小开腹切口送入腹腔,进行 Pringle 法操作,但是不要妨碍手术视野。

5. 肝切除

在开腹肝切除术中,每个人分担的任务不同,术者负责切除,止血是第一助手,展开视野及吸引是第二助手的工作。而在腹腔镜手术中,术者双手握 CUSA 和 Biclamp,担当切除与止血的工作,第一助手负责展开视野、吸引及冲洗。移动视角和目标物的操作,在开腹手术中很容易做到,但是在腹腔镜肝切除中就相对困难。我们是利用可弯曲镜头来移动视角,通过牵引线来移动目标物,即使在腹腔镜下也要将切离线放在直视下操作。

6. 脉管处理

通过术前模拟重建掌握的 Glisson 及肝静脉需要用血管夹进行夹闭。可以用 hemo-lock 处理 Glisson 鞘,但因为有术后脱落的可能,必须对其进行确切的全周剥离。此处操作使用 Endo Mini-Retract™ 非常有效。处理肝静脉时,由于剥离过程中牵拉损伤血管会引起出血,可以用金属夹进行夹闭,不可拘泥于全周剥离,这是防止出血的要点。

7. 切除肝的回收和止血

切除的肝脏放入取物袋中,从脐部小切口处取出。如果担心肝断面的出血可能,可以贴附开腹手术一样的止血纱布。通常不留置引流管。

因为将来有再次肝切除的可能,关腹前要在切口正下方贴附防粘连纱布。

剜除手术的要点

　　腹腔镜手术无法完全看到从头侧至尾侧的情况,因此剜除手术的问题是如何在后方的半周进行切除。在我们科室,首先用 LCS 切除近侧半周的浅层,如图 4 所示,在 3 点、6 点和 9 点位置放置牵引线,通过肿瘤正上方的戳卡将 3 根牵引线拉出体外,助手通过对牵引线的前后左右牵拉可以保持适度的张力,同时进行肝切除(图 5)。随着近侧半周的切离,在从 3 点到 0 点和从 9 点到 0 点的方向上交替进行切除,就能够完成后方半周的切除。此操作中不可或缺的是用可弯曲镜头移动视线。另外,近侧的切缘设定为 1.5 倍就能够确保背侧切缘的距离。如果肿瘤位于肝右叶膈下的话,可以从肋间插入带气囊的戳卡,可以防止气胸的发生。

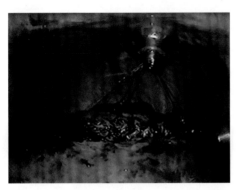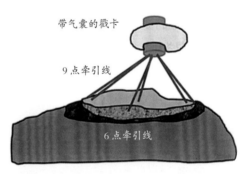

【图 4】　剜除术

　　3 点、6 点和 9 点方向的牵引线通过肿瘤正上方的戳卡拉出体外,如果肿瘤位于肝右叶膈下的话,可以从肋间插入带气囊的戳卡。

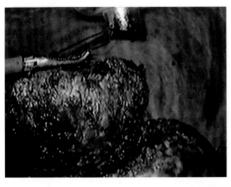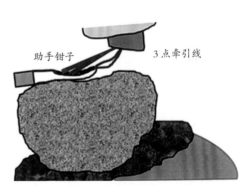

【图 5】　剜除术

助手通过对牵引线的前后左右牵拉可以保持适度的张力。

部分切除手术的要点

　　部分切除时,由于断面是直线,所以一旦能正面直视的话就可以一直切下去(图 6)。通常开始时切除都很顺利,静脉出血都是在后半程,手术难度会增加。在后半程即使牵拉切除肝与残肝上的牵引线也很难保持有效的张力,为此,将 Penrose 引流管通过背侧,缠绕式地悬吊肝脏。将断面正对眼前。保持张力就能减少静脉出血。重点是如图 7 所示,在切除肝上缠绕 Penrose 引流管并牵拉。

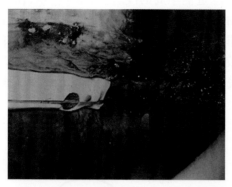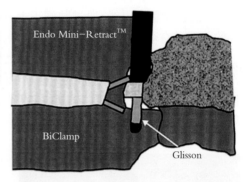

【图6】 部分切除

用 Endo Mini-Retract 进行 Glisson 的全周剥离是很有效的。

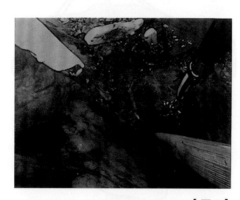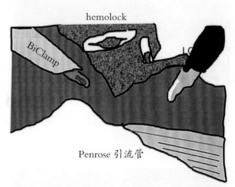

【图7】 部分切除

将 Penrose 引流管通过背侧,缠绕式地悬吊肝脏。将断面正对眼前。

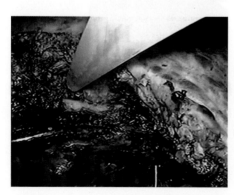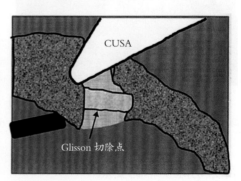

【图8】 小于肝段的规则性切除

术前决定的 Glisson 切除点,用术中超声确认,进行全周剥离。

小于肝段的规则性切除

术前决定的 Glisson 切除点，用术中超声确认，首先朝着这一点进行肝切除（图8）。如果能将这一点全周剥离，就用钳子试行阻断，确定缺血线后，切断 Glisson。之后由浅入深沿着缺血线切除，切除结束（图9）。

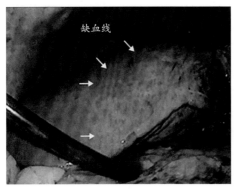 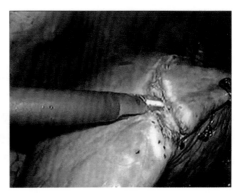

【图9】 小于肝段的规则性切除

试阻断以后，确定缺血线，由浅入深进行肝切除。

结语

随着手术器械的开发和改良及手术技术的标准化，低侵袭性的腹腔镜肝切除术的适应证范围会逐渐扩大，但更进一步的安全性及根治性还需要验证。另外，胆胰领域的适应证扩大，必须更加慎重地分阶段进展为好。

参考文献

1) Reich H, et al: Laparoscopic excision of benign liver lesions. Obest Gynecol 78 : 956-958, 1991.

2) Kaneko H, et al: Laparoscopic partial hepatectomy and left lateral segmentectomy : Technique and results of a clinical series. Surgery 120 : 468-475, 1996.

3) Nitta H, et al: Laparoscopy-assisted major liver resections employing a hanging technique: the original procedure. Ann Surg. 251: 450-453, 2010.

透明的肝脏

西神户医疗中心外科·消化外科
石井隆道

　　肝脏外科是非常难的,对空间感的掌握就是其中之一。在进行实质性脏器切除的时候,如果不能掌握三维空间中的切除位置,就有可能损伤应该保留下来的组织,或者可能将肿瘤残留。再加上肝脏翻转及抬起引起的肝脏变形,出血导致手术视野不好,无法找到并形成预定切除的肝断面等一系列不良条件会出现恶性循环。不必再论述术前影像的重要性。曾经是将 CT 影像在脑中转换后再将其画成三维样的插图,现在通过各种影像软件构建成虚拟的三维图像,在电脑显示器上可以从任何角度观察,并进行术前模拟切除。

　　但是利用这些影像软件仍然无法进行术中导航。仍然存在很多问题,例如:肝脏变形,影像与实物之间比例差别,如果想在无菌的手术视野中参照虚拟三维图像,则需要针对头部电脑之类的电子设备进行消毒灭菌。与虚拟的三维图像不同,现实的肝脏毕竟是不透明的。

　　如果开发出能够只让肝脏变透明的设备或者药物,上述的问题就全都解决了。那就会变成谁都可以做肝脏手术。确实不该有这样的奢望,但确实出现了利用 3D 打印的一种叫光造形的技术,制作出实物大小的肝脏模型,并且仅是肝实质透明的模型。从患者的 CT 数据中提取出肝实质、门静脉等每个成分的情报,以此为基础制作出三维模型,最后将其整合并作成定制的三维模型。每个成分的树脂颜色和透明度、硬度都有差异,仅有肝实质是透明的,这样就可以透视到脉管和肿瘤,也能够应对肝脏的变形。并且这个模型是可以消毒的,所以可以放在实物肝脏的旁边,可以一边进行两者的观察比对,一边进行手术(下图)。树脂在柔软度以及透明度和费用等方面,仍然有很多需要克服的地方,我们已经试用过数个病例,也切实感受到它的实用性。

　　大概在不久的将来,CT 工作站的旁边设置一个小型的 3D 打印机,CT 摄影后马上制作出想要的肝脏三维模型。这让我非常感慨,对于外科医生来说,不知道是进化了还是退化了呢。

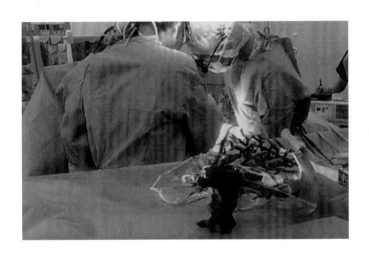

腹腔镜下肝切除（左外叶）

京都大学肝胆胰·移植外科
新田隆士

前言

通过岩手医科大学的若林等医生的工作,已经将腹腔镜左外叶切除定型为标准术式,并在 2010 年 4 月纳入保险诊疗范围内,随后各个医院逐渐开展并普及起来。在被纳入保险诊疗之前,我们医院的团队人员就曾到若林医生的科室学习,并承蒙赐教。

自从我们医院开展腹腔镜左外叶切除以来,由于腹腔镜左外叶切除是规范化并且相对比较安全的术式,也是适合初学者积累经验进行钻研的术式,但即便是定型化的手术事实上也会有困难的情况发生。本章将针对在手术过程中应该理解的要点进行阐述,包括解剖学特点、危险部位的认识以及手术入路等。

手术适应证,术前评估

原则上,局限于肝左外叶的肿瘤,或者联合其他部位切除的时候,该病变局限于左外叶,这都是腹腔镜左外叶切除的最低条件。不论肿瘤大小,如果明显超过肝被膜侵袭其他脏器,或者伴有癌栓、侵袭门静脉矢状部及肝静脉根部的病例,都排除在适应证之外,应该考虑开腹手术的根治性切除。

门静脉矢状部附近和肝左静脉根部附近有癌栓的时候,针对相应病例,必须将 Glisson 鞘或者肝左静脉显露出来的同时再进行切除,虽然不是定型的腹腔镜左外叶切除的适应证,但是对于熟练度高的术者而言,也可以考虑进行腹腔镜左外叶切除。

肝细胞癌参照幕内标准,或者残肝 ICGK 值 0.05 以上作为肝功能标准。

转移性肝癌在肝功能方面与肝细胞癌参照同样的标准,但多数情况下,还要考虑同时性和异时性的不同,如果是异时性,即使在伴有可以切除的肺转移病灶的时候,也可以考虑切除,可以考虑行辅助胸腔镜手术(video-assisted thoracoscopic surgery, VATS)的同时一起切除。

在有既往腹部手术史或者再次肝切除的情况下,由于需要粘连剥离,所以腹部小切口的选择要避开既往手术切口和可能有脏器粘连的部位,然后插入戳卡,观察到腹腔内的情况后再追加戳卡,并剥离粘连,最后完成必要戳卡的放置。也可以术前通过超声来选择切口位置,当让患者深呼吸的时候,如果壁腹膜与腹腔内脏器之间有足够的移动距离,就是没有粘连的地方。

常规评估全身状态,包括 PS 评分等一般性评估,对于肥胖患者与开腹手术相比较,腹腔镜手术还是有很多优势。

标准的 [体重指数（BMI）21.5] 患者,图 1 左横断面上的绿线在矢状面图像上就是图 1 右,通过 G2、G3 和肝左静脉根部的平面就成为图 2,即便是 BMI 35 的肥胖患者,腹腔内的解剖学位置关系也不会变化(图 3 和图 4)。在图 2 和图 4 的平面上,在 G2、G3 和肝左静脉根部稍稍偏左的直线的延长线，几乎与气腹状态时右肋缘下戳卡的方向一致。肝圆韧带的牵引线向右肋缘下戳卡的方向牵引，使其向右牵拉，自动缝合器从患者的左侧与牵引线平行插入，这是左外叶切除中最适合的插入方向。

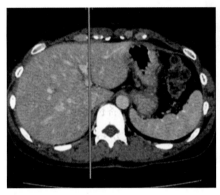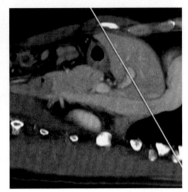

【图1】

图左绿线所在的矢状面位置就是图右所示，G2和G3根部和肝左静脉根部的平面，在图右就是黄线。

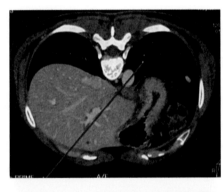

【图2】

在图1的黄线上，通过G2和G3根部和肝左静脉根部左侧的平面就是设想的切除线，图中用红线表示。

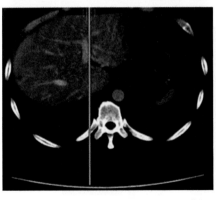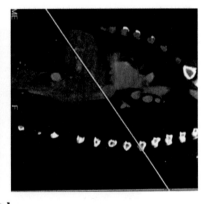

【图3】

即便是体重指数（BMI）35的肥胖患者，腹腔内的解剖学位置关系也不会变化。

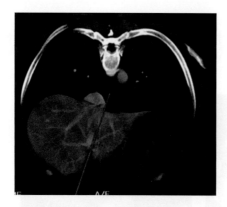

【图4】

图3的黄色线上，通过G2和G3根部和肝左静脉根部左侧的平面就是设想的切除线，用红线表示。

可以将这个方向理解成板糕的板的方向，在其上面的糕就看作是要切下来的肝实质。在腹腔镜下可以非常自如地进行肝实质离断，也是使用自动缝合器比较容易插入的方向。

手术的准备

术前的肠道准备使用泻药即可。预防性抗生素在开皮前30分钟静脉输注。

手术过程

1. 体位和戳卡的放置

全身麻醉下，患者取仰卧位，双腿分开。放置戳卡的时候，术者站在患者的右侧，腹腔镜操作的时候，术者站在两腿之间。没有粘连的病例可以通过脐部小切口的EZaccess放置镜头戳卡。探查腹腔内后，在脐部稍靠头侧一点的位置，两侧锁骨中线放置术者操作用的戳卡。术者右手把持CUSA EXcel（带有软凝固），左手把持Biclamp，进行肝脏离断。因为左外叶切除的自动缝合器是从患者的右侧插入，所以左右都要放置12mm戳卡。

助手用的戳卡是从剑突下放置的5mm戳卡，用来展开术野，必要的时候可以在EZaccess上追加戳卡（图5）。气腹压力设定在8mmHg，当肝静脉出血的时候，可以临时增加2～4mmHg压力。

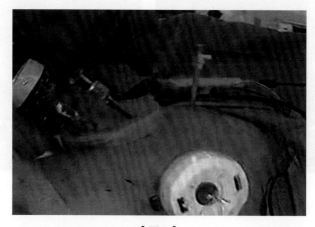

【图5】

EZaccess上放置镜头戳卡及助手用的追加戳卡。

实际手术室中的配置如图6所示,戳卡的配置如图7所示。

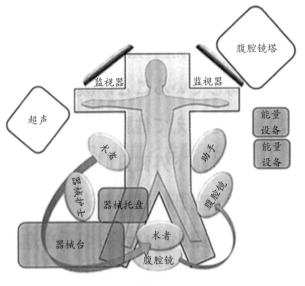

【图6】

通过腹部小切口放置EZaccess,各个戳卡建立好以后,术者站在两腿之间。

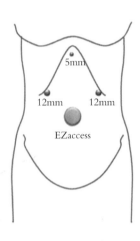

【图7】

因为最后也要将左外叶取出来,所以提前可以做4cm的切口放置EZaccess。

2. 肝圆韧带的离断和肝左外叶的游离

首先,靠近腹壁用超声刀将肝圆韧带充分凝固之后切断。如果在肝硬化导致肝圆韧带内的血管开放的病例中,腹壁侧要用hemolock夹闭后切断,或者可以结扎后切断。在切断的时候,可以在肝脏侧预留牵引镰状韧带用的牵引线(图8)。肝圆韧带在腹壁侧留得过长的话会下垂在术野中,可以靠近腹膜面附近用电刀进行凝固使其收缩,让其短缩不影响术野。

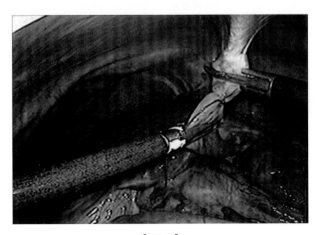

【图8】

将肝圆韧带的肝脏侧结扎,作为牵引使用。

接下来就要进行镰状韧带的离断，但是侧支循环丰富的病例也不在少数，所以超声刀比电刀更适合该部位的操作。镰状韧带下垂的时候也可以用电刀将其凝固收缩，对出血的处置也比较容易，所以避免在靠近肝实质的地方离断。

肝圆韧带的肝脏侧断端用 end loop 结扎，在右侧腹部戳卡的外上方穿刺 End Close，将 end loop 拉出体外，通过牵引，在镰状韧带头侧开始的冠状韧带离断时，能够保持适度张力，并且肝切除的时候也可以利用牵拉而来的反向张力。

肝镰状韧带切离后，接下来进行肝冠状韧带、左三角韧带的离断，在进行肝冠状韧带离断的时候，通常不需要在左膈下静脉的汇入部判断肝左静脉根部，京都大学的手术方式是提前在肝左外叶头侧三角韧带的后方区域内填塞纱布，这样三角韧带的离断更安全有效，而且左外叶游离更容易。然后在肝左外叶的背侧与膈下脾上极方向上覆盖纱布，这样可以处理三角韧带的左侧，并且不会损伤食管、胃、脾和膈肌。在处理三角韧带左侧的时候，最好用超声刀进行充分的凝固处理，由于可能含有明显的血管，所以尽可能在膈肌侧进行夹闭后再离断。

游离肝左外叶的左侧端以后，慢慢将左外叶向腹侧右侧翻转，同时切断左三角韧带和肝冠状韧带背侧的残留部分，在小网膜的左外叶附着部附近将肝胃韧带前叶切开，这样左外叶的可移动性就会增加。

肿瘤巨大的病例无法游离翻转，最好将左三角韧带离断放在后面进行。将左外叶抬起后，即使在其背侧的狭小空间里，腹腔镜下也能将肝胃韧带前叶切断。一般不需要显露肝左静脉根部，但是当肿瘤靠近肝左静脉根部附近或者担心切除后断面与切除标本的解剖关系不好把握时，可以将其显露一部分，这样也是相对比较安全的。Arantius 管被切断以后，左外叶的移动性就更好了，但定型的肝左外叶切除是将其保留的，也不打开小网膜，这样的话在插入切割闭合器的时候就不容易出现错误插入的情况。打开 Arantius 管腹侧的浆膜（图 9），肿瘤位于 U-portion 附近，如果需要更为复杂的手术操作就需要进行 Pringle 法操作，这时候要打开一部分小网膜（图 10）。

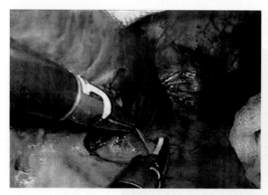

【图 9】

打开 Arantius 管的腹侧浆膜游离左外叶。

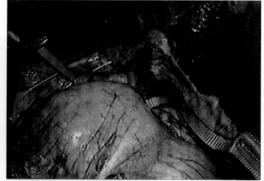

【图 10】

预置 Pringle 法的阻断带。

3. 肝离断

通过术中超声对门静脉矢状部与肿瘤、肝静脉根部与肿瘤的距离进行确认，并可以设定肝实质离断线,定型的肝左外叶切除一般是距离镰状韧带左侧约 1cm 设定切除线,都是在头侧最好距离肝左静脉根部有一定距离。在进行肝实质切除的时候,利用可重复使用的 Sonosurg 进行浅层的离断,使用带有凝固功能的 CUSAEXcel 将肝实质打碎及止血,通过术者左手的 BiClamp 对脉管进行闭合止血,这样就能够进行肝实质的离断。如果遇到肝裂静脉(fissure vein)之类的脉管,应该夹闭后再切断。肝实质离断就像在鱼糕板上将鱼糕放置在板的边缘,然后切落下来的感觉,不必完全将 Glssion 和肝左静脉显露出来,处理时可以在脉管周围残留一部分肝实质。

4. 离断 Glisson

定型的肝左外叶切除是将 Glisson 鞘的 G3 和 G2 一起离断。肝圆韧带用 end loop 持续牵引,从右侧腹部的戳卡插入自动缝合器,在京大使用的是 Endo GIA Tri-Staple Purple,在门静脉矢状部左侧离断。

可以不考虑肝实质,但是要注意 Glisson 鞘和脐静脉板的厚度与订仓是否匹配,最好选择与组织厚度相对应的订仓高度。切断前要再次确认左外叶内侧的情况,切断后确认组织的闭合状态,以及是否有出血及胆汁漏。

肿瘤位于矢状部附近的时候,可能会沿着 Glisson 浸润,或者胆管分支为 B2+B3/4,即使在矢状部左侧也有可能将 S4 Glisson 鞘带入其中,如果用缝合器(stapler)切断 Glisson 会很危险。这时候应该对 G3 和 G4 分别处理,并且断端进行术中快速病理诊断。即使在 U-portion 附近没有 Glisson 浸润,将肝实质与肿瘤分开(图 11)到一定程度后,显露出 Glisson(图 12),再用 stapler 进行离断(图 13)。细小的 Glisson 支则根据情况用 hemo-lock 或者金属夹进行处理,如果不需要做病理检查则可以用超声刀进行切断。在肝左静脉、U-portion 背侧放置 Penrose 引流管,既安全还能起到牵引的作用(图 11～图 13)。

5. 离断肝左静脉

在离断肝左静脉的时候,如果与肿瘤有足够的距离,不必太靠近肝左静脉根部,可以将切除线稍稍偏左一点,通过可以调整插入角度的 Endo GIA Tri-Staple Purple 进行离断,切离的时候最好残留一点静脉周围的肝实质,这样不会有出血等问题(图 14)。如果是巨大肿瘤,肝静脉切断后手术视野才能展开,这时候再将三角韧带切断。

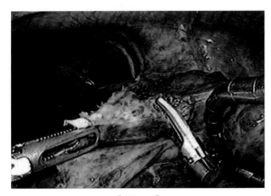

【图 11】

距离肿瘤一定距离,离断 G3 Glisson 腹侧的肝实质。

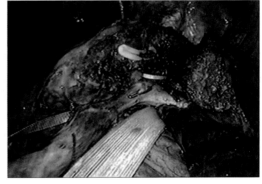

【图 12】

在背侧放置 Penrose 引流管,将 G3 和 G2 Glisson 腹侧肝实质离断并展开。

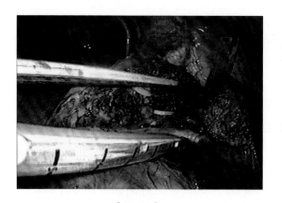

【图 13】

使用切割闭合器将 G3 和 G2 Glisson 一并
处理。

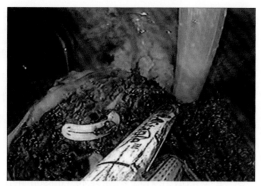

【图 14】

在肝静脉侧再次应用切割闭合器。

6. 标本的取出和关腹

将切除的肝左外叶放入取物袋中,通过脐部的 EZaccess 取出体外(图 15 和图 16)。
肿瘤太大的时候,可以延长脐部的切口将标本取出。如果患者特别重视美观,可以在耻骨
上方的腹壁横行切口将其取出。

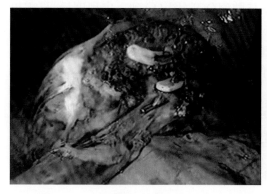

【图 15】

Glisson 及肝静脉断端的确认。

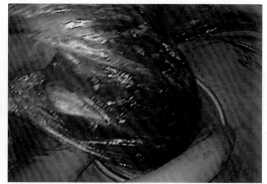

【图 16】

用取物袋收纳后,从 EZaccess 取出。

结语

腹腔镜左外叶切除不仅是腹腔镜下最为普及的规则性肝切除术式,并已经成为腹腔
镜下肝切除的定型术式,有关于其解剖学的手术入路以及手术技巧的要点都已经被大家
所熟知,因此腹腔镜左外叶切除术是最适合的腹腔镜肝切除入门手术。

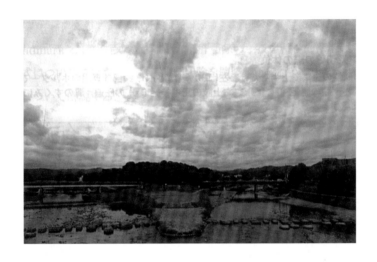

腹腔镜下切除（解剖性切除）

癌·感染症中心都立马驹入医院外科
本田五郎

前言

从肝门侧处理流入血管，把主要的肝静脉在断面上显露出来，即是解剖性肝切除，原本是为了控制肝细胞癌经门脉的肝内转移而提出的[1]，还没有得到改善预后的证据。但是，解剖性肝切除中确立的手术技巧却非常有用，也就是通过阻断流入血管勾画出缺血区域并确定切除范围，同时在面层次上，将术前预定切除的范围确切安全地切除。因此利用此手术技巧，与肝部分切除相比，更小范围（3～4级 Glisson 分支的流域）的解剖性切除当然是确切安全的最佳选择[2],[3]。

另外，在腹腔镜肝切除术中，由于视野较近很容易出现外科解剖位置的误认，通过触诊和术中超声检查了解肿瘤的位置也不像开腹手术那么容易。因此，我们为了克服这些难点，积极使用以脉管作为标志进行解剖性肝切除的手术技巧[2]。在本章节中，不仅针对每个具体术式，还针对解剖性肝切除在腹腔镜下手术的优点以及掌握这些优点的窍门进行解说。

1. 体位和戳卡的配置

右侧肝切除的时候还需要上半身左侧倾斜30°～45°，右上肢在面部附近通过固定器固定。腰部以下保持仰卧位状态，身体的左右两侧通过固定器具固定妥当（图1）。术中选择头高位，根据情况可以将手术台进一步向左侧倾斜。镜头戳卡设置在脐部，操作戳卡从剑突右侧到右侧季肋部的腋中线为止，在右侧肋缘下放置4个等距的戳卡（图2）。

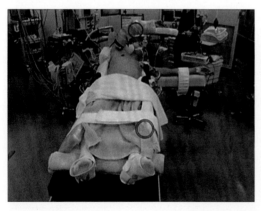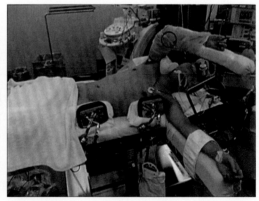

【图1】 右侧肝切除的体位

下半身保持仰卧位的状态，只有上半身向左倾斜30°～45°，头部用专用的保护器固定。需要注意固定器具和重力作用会造成左下肢的腓神经（◎）和右上肢的正中神经（○）的压迫，肩部的固定也会引起双侧颈神经（箭头）压迫。

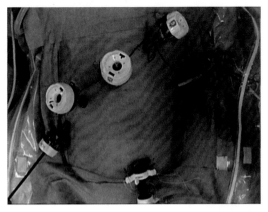
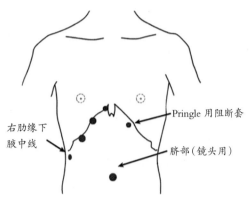

右肋缘下腋中线

Pringle 用阻断套

脐部（镜头用）

【图2】 戳卡的配置

　　镜头戳卡设置在脐部，在右侧肋缘下放置4个等距的戳卡，从剑突右侧到右侧肋缘下的腋中线为止。Pringle 法用的阻断套放在左侧肋缘下。

Pringle 法用的阻断套放在左侧肋缘下 [4]。左侧肝切除的时候选择仰卧位，戳卡的设置是在右侧肝切除的戳卡位置基础上，在左侧肋缘下适当增加 1～2 个戳卡，Pringle 法用的阻断套放在右侧肋缘下腋中线的戳卡上。切断镰状韧带，必要的时候离断冠状韧带，这样就可以使得肝脏可动性增加，在这些操作戳卡中选择最容易手术入路的戳卡，插入肝切除的器械。

2. 流入血管（Glisson 根部和分支）的处理

　　右侧肝（右前和右后）Glisson 根部游离的时候，开始要将胆囊和胆囊动脉切断，在肝下缘将胆囊板离断。或者从胆囊床上将胆囊全层剥离。右前叶 Glisson 与肝门板腹侧面相连续，向肝实质内剥离后显露出右前叶 Glisson 根部，通过 Rouviere 沟的位置关系可以大概推测出右前和右后 Glisson 根部的位置（图3）。炎症等原因造成剥离层次不清楚的时候，为了避免损伤 Glisson，可以用 CUSA 将肝门板周围肝组织除去的方法（肝内入路法）（图4）。由于腹腔镜手术中肝门板背后（头侧）的手术视野不好，在肝外将右前和右后 Glisson 游离出来的手术技巧（肝外入路法）与开腹手术比较更为费时。从脐部插入腹腔镜，可以通过下方的扩大视野将 Glisson 根部周围的肝实质除去，比较容易显露尾侧肝段（S5 和 S6）的 3 级分支。

　　然后将阻断这些 Glisson 分支后，在肝门周边的肝表面勾画出缺血线，并沿着缺血线切开肝实质，能够进一步显露出 Glisson 根部的末梢端（图5）。游离左侧肝 Glisson 支的时候，也和右肝的肝外入路一样，比开腹手术需要更长的时间。这时候，S2 Glisson 支可以通过肝内入路法将其全周游离出来，将脐静脉板左侧的肝实质除去后，从 G2 和 G3 之间向 Arantius 板正上方能够将 G2 游离绕带（图6）。对于 S3 和左内叶的 Glisson 支，从肝前缘将肝镰状韧带附着部（左内左外叶之间的界限）切开，通过显露脐静脉板的膈肌侧能够将其全周游离并绕带。

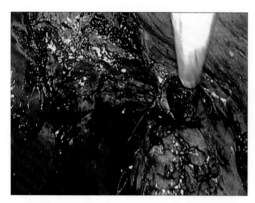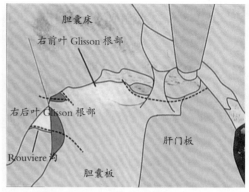

【图3】 右 Glisson 根部的显露

在胆囊板和肝门板之间的深部，有一个能将两者分离开的层次（该病例胆囊全层剥离）
通过 Rouviere 沟的位置关系可以大概推测出右前和右后 Glisson 根部的位置（虚线）。

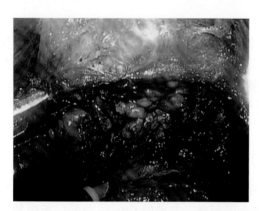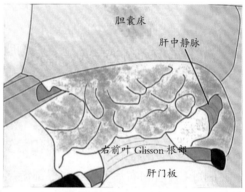

【图4】 通过肝内入路法将右前叶 Glisson 茎部游离绕带

CUSA 将胆囊床下缘附近的肝实质除去，用 Endo-mini Retract 将右前叶 Glisson 根部游离绕带，在其深部显露的是肝中静脉。

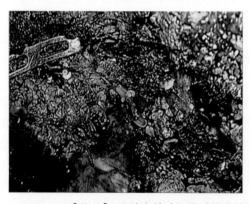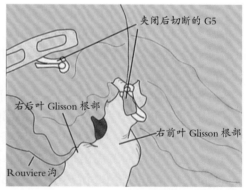

【图5】 肝脏右前叶切除时的肝前裂（anterior fissure）部位的肝切除

与肝门部连续的地方显露右前叶 Glisson 根部，S5 的背侧支（G5）夹闭切断之后，沿着缺血线将肝前裂进一步打开。

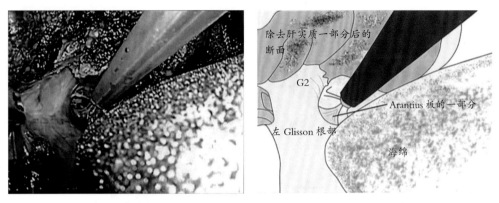

【图 6】 通过肝内入路法将 S2 的 Glisson 支（G2）游离绕带

S2 肝段切除的时候，将脐静脉板左侧的肝实质除去一部分后，从 G2 和 G3 之间向 Arantius 板正上方能够将 G2 游离绕带。本病例由于是肝硬化，将 G2 周围比较硬的肝实质除去一部分，显露 G2。

3. 肝静脉的显露

除了肝短静脉的肝静脉（肝主静脉）都是从肝脏的腹侧缘朝着下腔静脉的方向分布，将肝前缘向头侧腹侧逐渐抬起后（图 7 左），各个肝主静脉的走行轴变成以下腔静脉为中心向着腹壁侧放射状展开的状态（图 7 右）。因此从脐部插入腹腔镜后，视线的轴（从足侧至头侧的方向）与肝主静脉的长轴几乎垂直（图 7 左）。在熟练掌握肝脏的脉管解剖的基础上，活用这些轴之间的关系，对于肝主静脉的游离确保，腹腔镜手术有其特有的安全的手术入路。例如在肝门板的头腹侧，肝右静脉走行于右前叶和右后叶 Glisson 根部之间，肝中静脉走行在右前叶 Glisson 根部的左侧比较浅的位置，通过将肝门板正上方的肝实质切割开，能够显露出比较厚的部位（图 4）。肝后下腔静脉的长度比较短，平均 6cm[5]，在进行右后叶或者右半肝切除的时候，Glisson 根部离断后，将尾状叶从背侧面离断后就能在下腔静脉附近尽早显露出这些肝中静脉或者肝右静脉，而断面上最重要的局部标志就是肝右静脉和肝中静脉。左侧肝切除的时候，沿 Arantius 管能找到肝左静脉基底部附近的汇合部位，将其周围的肝实质用 CUSA 去除，显露肝中静脉的背侧面。这样的手术入路是从肝

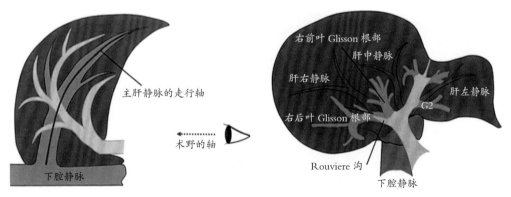

【图 7】 从足侧向上看肝门是腹腔镜特有的术野展开

肝前缘向头侧腹侧逐渐抬起后，腹腔镜视线的轴（虚线箭头）与肝主静脉的长轴（红色实线）几乎垂直（左图）。各个肝主静脉以下腔静脉为中心向着腹壁侧放射状展开的状态（右图）。

主静脉的侧方接近并显露,所以不容易引起肝静脉分支的劈裂损伤,而这样的撕裂是最难处理的肝静脉损伤。(图8)[2)]。

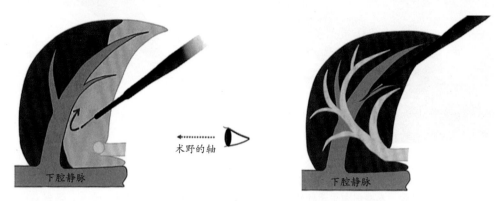

【图8】 劈裂损伤以及对策

从尾侧面开始接近肝主静脉,然后向末梢方向用CUSA进行显露（左图）。劈裂损伤多数是处在静脉分支不全离断的状态下,如果再仔细观察出血点可能会更进一步扩大损伤部位,多数很难止血（右图）。

4. CUSA 的使用方法

CUSA 通过圆筒形前端将组织打碎吸引的功能特别有用,与前端的侧面接触则不会损伤组织,所以不要正对着脉管（Glisson 根部、Glisson 分支及肝静脉）的表面操作,可以不损伤脉管而将其显露出来。腹腔镜手术很难看到脉管背后的区域,而且设备仅能限定在戳卡为支点的长轴方向上,因此,剥离脉管后方的时候,可以用圆筒形 chip 的侧面压排脉管的侧面,使用前端将背后的肝实质破碎除去的技术常常很有用（图9）。此时,应该从脉管的中枢侧（粗的一侧）到末梢侧（细的一侧）的方向上运动操作,这样可以避免背后分支的劈裂。用 CUSA 将脉管背后完全剥离后,其背后就可以有一定的空间了,剩下的部分可以用 Endo-mini Retract™（Covidien）进行剥离（图4）。Endo-mini Retract™ 用前端轻轻将脉管后方牵拉来,并滑过表面将前端一点点推过去。如果在脉管对侧能看到前端,可以将脉管拉至附近,剥离其后方,确切将其切断。

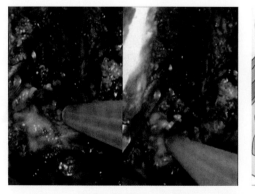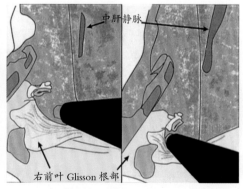

【图9】 用CUSA 侧面压排脉管,用前端除去脉管背侧的肝实质

剥离脉管后方的时候,可以用圆筒形 chip 的侧面压排脉管的侧面,使用前端将背后的肝实质破碎除去,这个技术常常很有用。

参考文献

1）Makuuchi M, et al：Ultrasonically guided subsegmentectomy. Surg Gynecol Obstet, 161: 346-350, 1985.

2）Honda G, et al：Totally laparoscopic hepatectomy exposing the major vessels. J Hepatobiliary Pancreat Sci, 20: 435-440, 2013.

3）Honda G, et al：Totally laparoscopic hepatectomy exposing the vessels around the tumor intended to secure the surgical margin. Surg Endosc 28:1331-1332, 2014.

4）Okuda Y, et al：A useful and convenient procedure for intermittent vascular occlusion in laparoscopic hepatectomy. Asian J Endosc Surg 6: 100-103, 2013.

5）Gaujoux S1, et al：Liver hanging maneuver: an anatomic and clinical review. Am J Surg. Apr;193(4)：488-92, 2007.

移植受体:成人

京都大学肝胆胰·移植外科
森章,小川晃平

前言

由于肝硬化的原因,肝移植受体通常伴有凝血功能低下、血小板减少、侧支循环丰富,并且受前期治疗及炎症的影响,腹腔内粘连都比较重。术中出血量从几升到十几升都有,因此要做好充分的输血准备。因为要进行循环状态的监测,所以要插入 Swan-Ganz 导管。由于预防下肢深静脉血栓的间歇性气压治疗会引起皮下及肌肉内出血,所以不必进行此项治疗。因为有发生硬膜外血肿的危险,所以也不必留置硬膜外麻醉导管。

1. 切皮,开腹

采用上腹部倒 T 形切口开腹。由于皮下及腹膜侧支循环丰富,要仔细止血。将脐静脉再开放的肝圆韧带结扎切断,要将带有侧支血管的腹膜一并切断,到达肝镰状韧带。EnSeal 和 LigaSure 在侧支循环的切离上非常有用。切断肝镰状韧带,显露肝上部下腔静脉(IVC),确认肝右静脉(RHV)和肝中静脉(MHV)之间的位置。以左右膈下静脉作为标志显露肝左静脉(LHV)的左缘和 RIIV 的右缘。

2. 插入术中测定门静脉压力的导管

展开上部空肠的肠系膜,确认血管走行,显露肠系膜静脉,要保留边缘静脉。插入 5Fr CV 导管约 8cm,将导管的前端固定在肠系膜上静脉(SMV)的位置,监测术中门静脉压力。

3. 肝门部操作

肝十二指肠韧带的侧支循环丰富,必须仔细止血。首先,将胆囊颈部向足侧牵拉并将胆囊管绕带,与胆总管(CBD)分开后将其结扎切断。抬起 CBD 侧的胆囊管断端,将其右后方的肝右动脉(RHA)绕带,胆囊动脉结扎切断以后,尽可能向肝脏侧剥离,右前叶支、右后叶支分别结扎切断(图 1)。切开小网膜,从左侧切开肝十二指肠韧带,将肝左动脉绕带,向肝脏侧剥离,如果有肝中动脉将其分别结扎切断。对肝动脉操作时动作一定要轻柔,一定不要造成内膜剥离。虽然重建吻合所需要的肝动脉通常是一根,但是移植肝的肝动脉有时候会比较细,受体侧的肝动脉尽量留长一点,一直游离到末梢端的细小分支处,事先多留几个选择项。

剥离肝总管后方的肝右动脉,将肝总管绕带。剥离的时候要将胆管周围的结缔组织留在胆管上,一定要保持好胆管壁的血运。一直到左右侧肝管,夹闭后切断。用阻断钳把持住足侧断端防止出血。肝脏侧的肝管断端通过连续缝合进行闭锁。

将胆总管和肝动脉断端向足侧牵引,将门静脉从主干一直到左支和右支都显露出来。

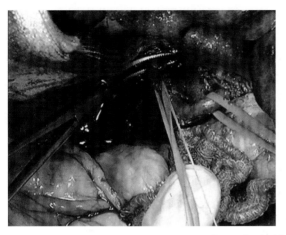
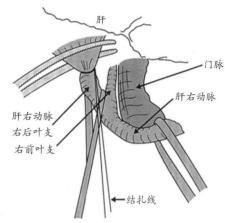

【图1】 切断肝动脉

　　轻柔操作，尽量将肝脏侧的分支分别结扎，供肝的动脉有时候比较细，受体侧的动脉应该事先多留几个选择项。

　　在门静脉主干进行阻断实验（test clamp）。如果侧支循环丰富，门静脉压力没有上升的话，紧贴左右分叉部将门静脉主干阻断并离断，进行肝摘出的操作（图2）。如果阻断实验（test clamp）后门静脉压力上升的话，显露肝下部下腔静脉，用6-0 Prolene线将其与门静脉主干断端进行端侧吻合，作成暂时性门静脉–下腔静脉分流（tempoeary PC shunt），避免术中的肠管淤血。

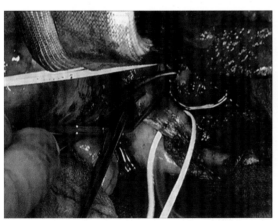
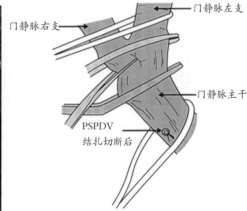

【图2】 切断门静脉

　　在左右支分叉部附近切断门静脉主干。如果门静脉压力上升的话，可以进行门静脉–下腔静脉分流（PC shunt），避免术中肠管淤血。结扎切断胰十二指肠后上静脉（PSPDV），使得门静脉主干伸长，然后从切除肝中获取自体的门静脉，作为移植血管或者补片用于血管成形。

4. 肝周围剥离翻转

　　从右三角韧带切开至右冠状韧带，翻转肝右叶，离断右侧肾上腺的生理粘连。此时，用手将脾脏向足侧推压，在左侧膈下留出一定空间，可以将肝左叶落入此空间中，肝右叶的翻转就会更容易。膈肌和肾上腺的出血常常会成为术后出血的原因，用 Prolene 线仔细缝合止血。依次结扎切断肝短静脉，夹闭并切断肝右下静脉（IRHV），5-0 Prolene 线缝合闭锁。夹闭并切断右侧下腔静脉韧带后，用 5-0 Prolene 线缝合闭锁。用血管钳阻断 RHV，紧贴肝脏切断。如果是预定左半肝移植的话，断端用 5-0 Prolene 线连续缝合闭锁。向左侧剥离 IVC 前面，一直到 LHV 和 MHV 的共干（LHV+MHV）的足侧。然后进行左侧的翻转，切断左三角韧带、左冠状韧带，抬起肝左外叶，离断小网膜，到达 LHV 左缘，结扎切断 Arantius 管。将尾状叶的头侧从后腹膜上剥离开，向足侧牵引，能够看到 IVC 左侧壁。切开尾状叶左缘的后腹膜，将尾状叶从 IVC 上剥离开并向上抬起。将 LHV+MHV 的根部用血管钳阻断并切断完成全肝摘出。如果预定行右半肝移植，断端用 5-0 Prolene 线连续缝合闭锁。

5. 备用手术台，血管成形

从自体的切除肝中获取尽量长的门静脉，作为移植血管来使用。如果原疾病是肝细胞癌，不要切入肝实质中。右半肝移植的时候，利用自体的门静脉血管进行 V5、V8 的血管成形，使得肝脏植入（put in）以后的静脉重建简化，能够缩短热缺血时间。为了预防流出道梗阻（outflow block），在 RHV 的前壁半周，缝合幅度约 1cm 的门静脉壁作成前壁补片[1]（自体门静脉补片）（图 3）。左半肝移植的时候，如果 MHV 和 LHV 的断端是分开的话，将中隔切开，用 6-0 Prolene 线缝合成一个开口。另外，如果移植肝的门静脉有两个开口，受体门静脉的左右分支 Y 形吻合，使得其变成一个开口。

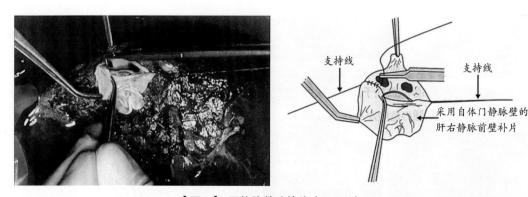

支持线　支持线

采用自体门静脉壁的肝右静脉前壁补片

【图 3】　肝静脉前壁补片（Patch）

为了预防流出道梗阻（outflow block），在备用手术台上用 6-0 Prolene 线将幅度约 1cm 的自体门静脉补片缝合在肝右静脉前壁上。

6. 植入：肝静脉、门静脉吻合

如果有暂时性门腔分流，将其吻合部切除，缝合 IVC 壁。向尾侧游离门静脉主干，结扎切断胰十二指肠后上静脉（PSPDV），尽可能使门静脉足够长。短暂开放门静脉断端的阻断，随着血流的涌出，确定是否有门静脉血栓。如果有附壁血栓，在下方足够远的位置将门静脉阻断，外翻门静脉壁，取出血栓[2]。

在进行右半肝移植的时候,用阻断钳在 IVC 长轴方向上大范围地夹闭住含有肝右静脉断端的 IVC 前壁。左半肝移植的时候,阻断钳在横轴方向上夹住含有 LHV+MHV 断端的 IVC 前壁。要注意的是阻断钳前端一旦夹住膈肌,钳子就很容易滑脱(图 4)。如果不能大范围地把持住 IVC 前壁,可将左右膈下静脉结扎切断,将 IVC 背侧从后腹膜上游离开,在膈肌正下方和肾静脉上部上钳,将 IVC 完全阻断。测量移植肝的肝静脉直径,为与其直径相同,要将 RHV 断端向足侧切开 IVC 壁,或者是将 LHV+MHV 断端向右侧切开 IVC 壁,做成肝静脉吻合口。将移植肝植入,用 5-0 Prolene 线连续缝合进行肝静脉重建。将肝静脉吻合部用小儿心耳钳夹闭,松开阻断钳解除 IVC 的阻断。

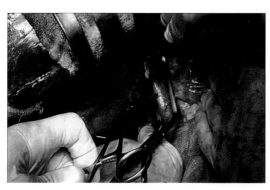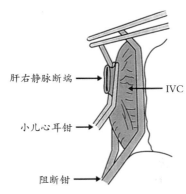

肝右静脉断端
IVC
小儿心耳钳
阻断钳

【图 4】 阻断 IVC

用阻断钳在长轴方向上大范围地夹闭住含有肝右静脉断端的 IVC 前壁。此时,要注意阻断钳的前端可能会夹住膈肌,钳子很容易滑脱。

门静脉用 6-0 Prolene 线在两端缝支持线,注意不要扭曲,连续缝合进行吻合。为了避免吻合部位狭窄,助手将两端的支持线保持左右两侧的紧张度,注意连续缝合线不能收紧(图 5)。解除肝静脉吻合部的小儿心耳钳,解除门静脉的钳子,恢复血流(图 6)。

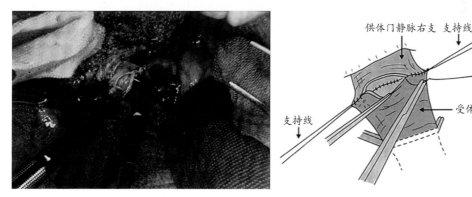

供体门静脉右支 支持线
受体门静脉主干
支持线

【图 5】 门静脉重建

用 6-0 Prolene 线连续缝合进行吻合。为了避免吻合部位狭窄,通过两端的支持线保持左右两侧的紧张度,连续缝合线不能收紧。

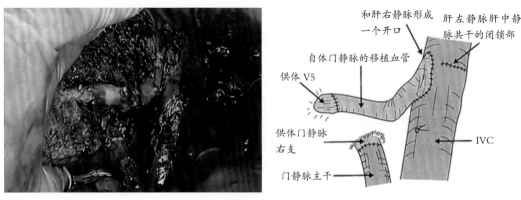

和肝右静脉形成一个开口
肝左静脉肝中静脉共干的闭锁部
自体门静脉的移植血管
供体 V5
供体门静脉右支
IVC
门静脉主干

【图6】 V5和V8重建

右肝移植的时候,在备用手术台上,具有良好的手术视野,用 6-0 Prolene 线将 V5 或者 V8 断端与自体的门静脉移植血管吻合,同 RHV 一起形成一个开口。简化植入肝脏后的静脉重建,缩短热缺血时间。

7. 肝动脉吻合

肝动脉吻合通常使用放大倍数较高的手术放大镜(loupe),看不清楚的时候则使用显微镜。

首先确认移植肝的肝动脉血液反流(back flow),使用肝素生理盐水或者尿激酶,清洗血管内腔直到确认有血液反流。受体的动脉选择要保证以下几点:没有内膜损伤,距离可以达到吻合要求,口径差别小,并且血流良好。用杉田夹阻断血流后,剥离吻合部周围的结缔组织使得其不影响吻合即可,用锐利的剪刀修整动脉断端。

通常用 8-0 Prolene 线吻合,当动脉直径特别细或者动脉壁特别薄且脆弱的时候,使用 9-0 Prolene 线。口径差别特别大的时候,通过袖片技术(branch patch 等整形方法进行调整)。吻合时要考虑到血管轴的方向避免引起吻合后扭曲,首先在 12 点方向及 6 点方向上缝合并结扎,以此作为支持线。吻合部的后方放置 BEMSHEETS,把持支持线顺时针方向或者逆时针方向扭曲 90° 使得吻合部展开,在支持线之间进行均等的缝合。进针要和动脉壁垂直,确切缝合全层。剩余 2 或 3 针的时候不要打结,确认动脉内腔后再进行缝合。所有缝线结扎后,除去阻断,再次开放动脉血流。吻合部如果有喷射性出血则要追加缝合,如果只是渗血则用 BEMSHEETS 包裹一周,压迫一段时间后能够自然止血(图7)。

多普勒超声确认血流通畅以后,除去 BEMSHEETS,再次确认出血是否停止。剥离结缔组织时的动脉壁出血可以用双极电凝止血。吻合部位屈曲的时候,让其伸展开以后用纤维蛋白胶固定,并将 Tachosil Tissue Sealing Sheet 覆盖在其周围一周,让其不在屈曲状态。

8. 脾切除,侧支循环阻断

通过术前 CT 确认胃左静脉和脾肾分流(shunt)等侧支循环并将其绕带,进行阻断实验,测定门静脉压力。如果门静脉压力超过 15mmHg,则实施脾切除(图8)[3]。由于脾大造成侧支循环丰富,极易出血,最好用 EnSeal 或者 LiGasure,脾门部使用 Endo GIA 或者 Ethion 进行切离。将绕带的侧支循环结扎(图9),最后测定门静脉压力后,拔出门静脉导管,修复肠系膜。

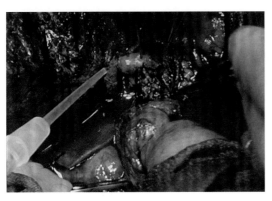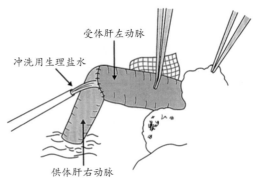

【图7】 肝动脉重建

通常使用放大倍数较高的手术放大镜（loupe），仍然看不清楚的时候则使用显微镜，使用8-0或者9-0 Prolene线，在6点和12点方向上缝支持线，通过结节缝合进行吻合。

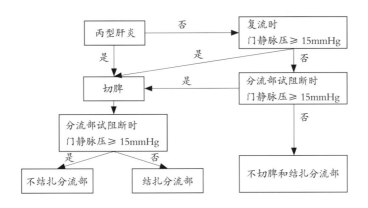

【图8】 门静脉压力控制的算法

按照算法，判断脾切除以及分流（shunt）结扎的适应证。

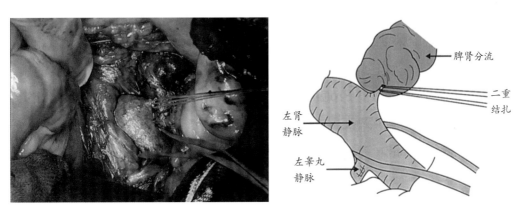

【图9】 脾肾分流部结扎

侧支循环的血管壁比较脆弱，一旦损伤会招致大出血。首先将左肾静脉套带后，将汇入的侧支血管游离绕带。阻断侧支血管，防止门静脉血的盗血现象。

9. 胆管吻合

肝管空肠吻合的时候,修剪受体的左右肝管,如果移植肝的胆管是一个开口,就使用受体的胆总管。如果移植肝的胆管是靠近的两个开口,则使用受体的左右肝管。从断端插入 4Fr 或者 5Fr 支撑管,从胆总管前壁引出与移植肝的胆管断端吻合,用 6-0 PDS-Ⅱ线进行结节缝合,吻合的时候结都要打在外面。后壁缝合结束的时候,将支撑管的前端插入移植肝的胆管内,并用一根线固定在胆管壁上,再进行前壁的结节缝合(图 10)。

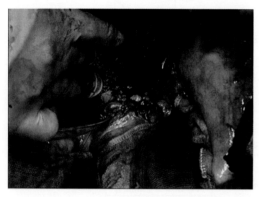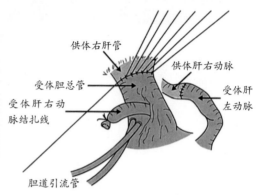

供体右肝管
供体肝右动脉
受体胆总管
受体肝右动脉结扎线
受体肝左动脉
胆道引流管

【图 10】 胆管重建

保留胆管周围的结缔组织,尽量维持血流。在各个胆管分支中插入支撑管,用 6-0 PDS-Ⅱ线结节缝合进行吻合,吻合时的线结要保证在外面。在这个病例中,肝右动脉走行在胆总管的腹侧。

如果原发病是胆管闭锁症、原发性硬化性胆管炎的时候,移植肝的胆管断端由于是两个开口且距离比较远,这时候进行胆管空肠吻合,应该做 Roux-en Y 重建,切断空肠并将其上提至肝门。距离盲端约 10cm 的侧壁进行吻合,经过肠管留置胆管支撑管,从盲端附近引出肠管外。通过 6-0 PDS-Ⅱ线结节缝合进行胆管空肠端侧吻合,下方的空肠对空肠端侧吻合,完成重建。

10. 肠造瘘管的留置

确认空肠的活动度,选择的空肠要能与腹壁固定且没有张力,用 Witzel 法插入肠造瘘管。穿过腹壁,将空肠壁的长轴方向与腹壁固定约 5cm,防止因为肠管扭曲而后造成肠梗阻。

11. 放置引流管,关腹

确认腹腔内没有出血,右侧膈下以及脾切除时的左侧膈下留置封闭式引流管。胆管支撑管引出体外并固定。左叶移植的时候,将镰状韧带与腹壁结节缝合固定。贴敷可吸收性防粘连合成材料(seprafilm)防止粘连,如果有腹膜则 3 层缝合腹壁,如果没有腹膜则 2 层缝合腹壁,结束手术。

参考文献

1）Mori A, et al : Standard hepatic vein reconstruction with patch plasty using the native portal vein in adult living donor liver transplantation. Liver Transpl 18(5): 602-607, 2012.

2）上本伸二 : 肝移植手術の温故知新　標準化と克服するべき問題点 . 臨床外科 68(1): 60-65, 2013.

3）Ogura Y, et al : Portal pressure <15 mm Hg is a key for successful adult living donor liver transplantation utilizing smaller grafts than before. Liver Transpl 16(6): 718-728, 2010.

移植受体:小儿

京都大学肝胆胰·移植外科 / 小儿外科

吉泽淳,冈岛英明,小川晃平

前言

适合小儿肝移植的疾病中最多的是胆汁瘀滞性疾病,其中胆管闭锁症约占 3/4,还包括急性肝衰竭、先天性代谢异常症、肝母细胞瘤。胆管闭锁症常常伴有如肝门部空肠吻合术(葛西手术)等手术史,并且常有门静脉高压导致的丰富侧支循环,这些都是胆管闭锁症的特点,应该结合各自疾病状态选择手术入路。

1. 切皮,开腹

倒 T 形开腹。既往有手术史的病例尽量采用原来的手术切口开腹。由于胆管闭锁症的病人一般都是腹腔内高度粘连并伴有门静脉高压及丰富的侧支循环,在筋膜与腹膜前脂肪之间用电刀进行切离,腹膜前脂肪组织变薄后就能够透见腹腔内,然后进腹。肝圆韧带上多数侧支循环丰富,所以切除的时候要将含有侧支循环的腹膜一起切开,打开腹膜后一直到剑突附近,和镰状韧带相连后,切开镰状韧带至肝静脉前方。

2. 摘出肝脏

胆管闭锁症的肝脏周围粘连都比较重,粘连剥离的时候要求谨慎确实。首先,剥离肝周,将肝脏摘出,如果需要的话可以将移植后血流再通时的肠间粘连剥离提前进行。粘连剥离的顺序是:肝上下腔静脉前方、左侧三角韧带、左外叶下方、右侧膈面、肝右后面(肾上腺)、肝门部、肝短静脉、肝右静脉、肝中肝左静脉共干。在肝门部,将门静脉剥离后,在侧支循环丰富的病例,进行门静脉阻断实验,如果没有发现血运变化或者肠管淤血,切断门静脉。先天性代谢异常症的病例由于没有丰富的侧支循环,原则上可以在保留门静脉血流的同时进行手术,而在急性肝衰竭和肝母细胞瘤的病例中,先进行门静脉离断,尽可能快地将肝脏摘出,并进行门腔分流。

3. 备用手术台上的准备

在备用手术台上进行移植肝的吻合准备。小儿病例主要采用左肝移植。肝左静脉和肝中静脉以及肝左静脉和表浅静脉之间有分隔的话,切开分隔并成形。另外,左侧裂静脉和肝左静脉,V2 和 V3 及肝左静脉分别独立存在的病例中,在备用手术台上,将其成形为一个开口(图 1A 和 B)。

4. 肝静脉吻合

在小儿病例的肝静脉吻合中,受体侧多数是将右、中、左肝静脉孔成形为一个开口。将肝右静脉,肝中肝左静脉分别阻断后用小儿心耳钳夹持,然后再用大的血管阻断钳将两

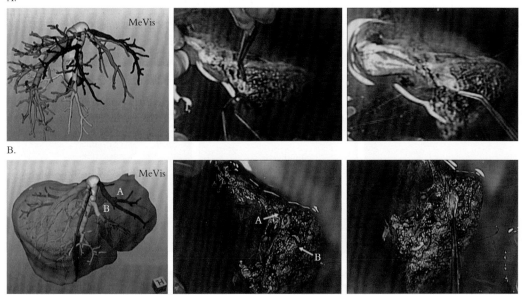

【图1】 在备用手术台上的肝静脉成形

A. 在备用手术台上将 MHV 和 LHV 成形为一个开口。

B. V2（A）和 V3（B）分开的病例。

在备用手术台上成形为一个开口。

者包括在内一起阻断。这时候下腔静脉几乎被阻断，要注意循环状态。也可以在吻合部上下将下腔静脉阻断，确保充分的手术视野。阻断下腔静脉以后。将各个静脉之间的分隔切开，修剪边缘，直径过大的时候从左侧缝合使得口径缩小，达到口径合适的程度。静脉吻合结束后，在静脉吻合部用小儿心耳钳阻断，解除下腔静脉的阻断。

5. 门静脉吻合

在胆管闭锁症病例中，不少病例由于胆管炎及肝硬化导致门静脉血流减少，在其影响下门静脉壁硬化狭窄。并且，侧支循环丰富也会导致门静脉血流减少，有时还存在逆流的病例。充分确保门静脉血流，并且，术后排斥反应的时候会出现的盗血现象（steal phenomenon）都会导致门静脉血流减少，为了预防这些情况，要进行侧支血管的阻断。进入后腹膜的细小侧支血管可以用 sealing device 进行血管处理，也就进行了血管阻断。大的侧支血管要在肝脏植入之前进行显露，并绕带处理（图2）。植入前将侧支血管阻断，确认门静脉血流（front flow）是否充分。另外，门静脉狭窄妨碍血流的时候，剥离至肠系膜上静脉和脾静脉汇合部，切除狭窄段门静脉，利用移植血管将门静脉成形。

在活体肝移植的时候，移植血管的第一选择是来自供体的静脉移植血管，供体是男性的时候采用肠系膜下静脉，女性的时候采用左卵巢静脉。必要的时候，也可以使用受体的颈内静脉或者髂外静脉。切开受体门静脉的左右分叉部，将断端整形成与移植血管口径相当的漏斗状（袖片技术），长度足够的时候，将受体门静脉的断端成形为斜面，使得吻合后呈现出自然的曲线，并且口径一致（斜成形），利用这些方法来调整口径差别（图3）。用 6-0 或 7-0 单股线进行吻合，左右两侧缝合把持线后，后壁用 intraluminal，前壁用连续外翻缝合（over and over suture）。缝合的时候助手不要将线收紧,轻轻地把持住牵引线,稍微有一点松弛的感觉。如果吻合的时候将把持线延长得足够好,结扎时候留的生长因子（growth factor）就没有特别的必要了。门静脉吻合结束后,按照肝静脉血流,门静脉血流的顺序进行开放。门静脉血流再通后,将已经绕带的侧支血管结扎,使其血流完全阻断。

A.

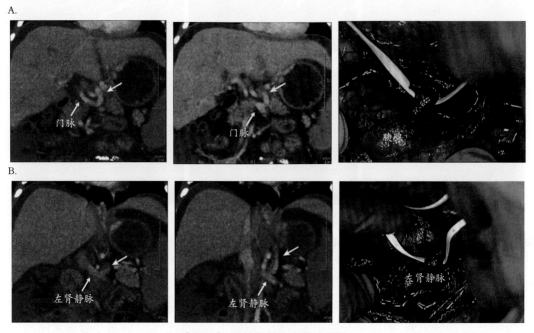

B.

【图2】 门静脉侧支血管的处理

A. 胃左静脉的丰富侧支循环（↙）。
B. 脾肾分流（↙）的血管分别进行绕带,门静脉血流在开放后,将其结扎。

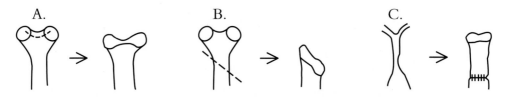

【图3】 门静脉重建的方法（口径差别的克服）

A. 切开左右分叉部,与移植肝的门静脉血管口径一致（袖片技术）。
B. 将受体门静脉的断端成形为斜面,使得吻合后呈现出自然的曲线,口径差相一致（斜成形）。
C. 门静脉壁硬化的时候,切除硬化部分,将肠系膜上静脉和脾静脉汇合部附近柔软的门静脉同移植血管吻合。

6. 动脉吻合

在小儿肝移植中,常会出现移植肝的肝动脉和受体的肝动脉之间的口径不一致的情况,所以要在左右分叉部的末梢侧切断肝动脉,受体侧的动脉直径粗的时候就在末梢吻合,细的时候将左右分叉部通过袖片技术（branch patch）成形后再进行吻合。根据情况选择放大镜下（Loupe）或者手术显微镜下进行吻合。确认移植肝的肝动脉有来自门静脉的回血（backflow），以及受体肝动脉的入血（front flow）。确认两侧血管断端没有断端不正和内膜剥离的情况。切除血管周围多余的结缔组织。使用8-0或9-0 Prolene线结节缝合8~9针。如果预定吻合的血管有一定距离的时候，切断胃十二指肠动脉后使得距离接近，也可以采用将胃左动脉、脾动脉、胃十二指肠动脉等肝动脉以外的血管游离开的方法。吻合结束后，用多普勒超声检查肝静脉、门静脉、肝动脉的血流。

7. 胆管重建

在胆管闭锁症的病例中，如果原来用于肝门部空肠吻合术的肠袢可以用，还是用此段肠袢为好。但是，剥离操作导致损伤比较严重或者变短的时候，就要制作新的 Roux-en-Y 肠袢。在急性肝衰竭和先天性代谢异常症的病例中，移植肝的胆管是一个开口，受体胆管的口径和长度都足够的话，就进行胆管胆管吻合术。胆管吻合要留置支撑管，6-0或者7-0的单股可吸收线进行前后壁的结节缝合。支撑管原则上留置至术后3个月再拔除。

8. 关腹

为了避免术后因为出血再次开腹，一定要检查肝断面、膈肌剥离面、下腔静脉全程、血管吻合部的止血是否充分。引流用封闭式引流，放置在右侧膈下。受体太小的时候，关腹会造成肝脏受压从而产生血流低下的可能，因此在缝合筋膜的时候要用超声充分确认血流后再进行关腹，必要的时候不要缝合筋膜，只将皮肤缝合。

肝癌和 FDG-PET

京都大学肝胆胰·移植外科
波多野悦朗

　　众所周知,一般在恶性肿瘤中葡萄糖转运体 GLUT-1 相对比较活跃,并且与氟脱氧葡萄糖(fluorodeoxyglucose,FDG)的聚集程度相关联。在转移性肝癌中,使用 ^{18}F 标记的 FDG 正电子断层摄影法(FDG-PET)能够很好地检测出原发病灶以及肝转移病灶,但是在肝细胞癌的诊断方面,与转移性肝癌比较,标准摄取值(standardized uptake value,SUV)比较低,组织学分化程度高的肿瘤这种倾向表现得更强。因此在肝细胞癌的检出方面应用价值比较低(诊断敏感度 50% ~ 70%)。

　　我是 2000 年留学回日本,向当时核医学科的同级生东达也助教咨询肝细胞癌中 FDG-PET 的作用,原来在 20 世纪 90 年代初,核医学科的岛塚医生和当时第二外科的田中明医生就进行了联合研究。其内容是 TACE 后施行 FDG-PET 的肝切除术 30 例的研究,FDG-PET 在 TACE 后肿瘤活性的评价方面是有作用的[1]。由于要观察接受 FDG-PET 检查的患者在之后会是什么样变化,因此进行了预后分析,结果令人吃惊。肿瘤与非肿瘤的 SUV 比值以 2 为分界,>2 的预后不良,<2 的预后良好,各自中位生存时间分别是 182 天和 2310 天,有明显的差异(图 1)[2]。因此,按照东医生的要求,所有肝切除病例术前都接受了 FDG-PET 检查。

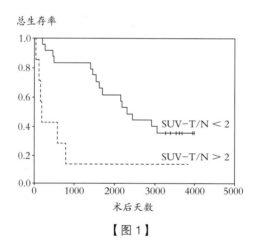

【图 1】

　　之后,还是大学院生的濑尾智医生进行了回顾性研究[3],与 P-glycoprotein 的关系[4],然后北村好医生的糖代谢与恶性程度的研究[5],复发模型预测[6],随后竹本研史医生通过新核素进行的 HCC 诊断尝试[7]等等,发表了一个接一个的英文论文。

　　前辈播下的种子,能够给后辈留下很多可以做的事情。研究应该也属于其中一种。即使是阴性结果也能留下内容和经验,接下来的人不会同样的失败。即使是看上去很小的研究,通过反复进行,也会成为我们播下的种子,多少年以后希望能结出果实。

参考文献

1) Torizuka T, et al：Value of fluorine-18-FDG-PET to monitor hepatocellular carcinoma after interventional therapy. J Nucl Med. 35(12):1965-9, 1994.

2) Hatano E, et al：Preoperative positron emission tomography with Fluorine-18-Fluorodeoxyglucose is predictive of prognosis in patients with hepatocellular carcinoma after resection. World J Surgery 30 (9): 1736-41, 2006.

3) Seo S, et al：Fluorine-18 fluorodeoxyglucose positron emission tomography predicts tumor differentiation, P-glycoprotein expression, and outcome after resection in hepatocellular carcinoma. Clin Cancer Res 13 (2): 427-433, 2007.

4) Seo S, et al：P-glycoprotein expression affects 18F-fluorodeoxyglucose accumulation in hepatocellular carcinoma in vivo and in vitro. Int J Oncol, 34:1303-1312, 2009.

5) Kitamura K, et al：Proliferative activity in hepatocellular carcinoma is closely correlated with glucose metabolism but not angiogenesis. J Hepatol. 55(4): 846-57, 2011.

6) Kitamura K, et al：Preoperative FDG-PET Predicts Recurrence Patterns in Hepatocellular Carcinoma. Ann Surg Oncol. 19(1): 156-162, 2012.

7) Takemoto K, et al：Assessment of [18F]-Fluoroacetate PET/CT as a tumor-imaging modality: preclinical study in healthy volunteers and clinical evaluation in patients with liver tumor. Ann Nucl Med, 28(4): 371-80, 2014.

移植供体：右半肝切除（右叶移植）

京都大学肝胆胰·移植外科
小川晃平，藤本康弘

前言

在供体肝切除中，右半肝切除是切除量最大，并发症发生率最高，所以对供体的影响也最大[1),2)]。手术的时候供体的安全性是放在第一位考虑的，要求有安全确实的手术技巧。在我们科室里，从 2012 年开始开展腹腔镜辅助下供体手术。首先针对原来的开腹活体肝移植的供体手术，然后再针对腹腔镜辅助下供体手术，在手术流程和要点方面进行阐述。

1. 切皮，开腹

反 L 形切口开腹。结扎并切断肝圆韧带，肝脏侧的结扎线留作牵引用，用钳子把持。开腹后，上多功能拉钩，展开术野。

2. 肝静脉根部的显露

将肝镰状韧带在肝附着部和腹膜之间的部位切开，移行到左右冠状韧带的部分后靠近肝表面处理，显露出主要肝静脉的根部。剥离的时候将右半肝向足侧牵拉，肝右静脉的轮廓很容易分辨。找到并确认肝右静脉和肝中静脉之间的间隙，在下腔静脉前面的层次上将此间隙扩大，然后将肝右静脉绕带就比较容易。

3. 右半肝的游离

接下来，从肝右静脉的右侧缘向外侧方向切开右侧冠状韧带。剥离裸区的时候，术者左手将右半肝向足侧牵引，必要的时候助手用镊子在膈肌侧牵拉后更容易操作。接着向左牵引肝脏，切开右三角韧带，与之前的冠状韧带离断部相连接。最后，将横结肠向下压排，切开肝结肠韧带，再离断肝肾韧带，暴露右侧肾上腺到达下腔静脉。助手在牵引右肝的时候，是看不到操作部位的，力量过强会造成韧带的肝脏附着部肝被膜撕裂，甚至是右侧肾上腺撕裂，所以术者必须指导牵引的方向以及力量的掌握。

4. 肝短静脉的处理，肝右静脉的绕带

首先将右侧肾上腺从肝上剥离开。此时不要损伤下腔静脉，在右肾上腺与下腔静脉之间剥离，在其之间通过血管绕带。绕带的断端分别用钳子把持，向头足两侧展开进行牵引，紧贴肝脏附着部的地方用电刀切离。如果肾上腺侧有出血，用 4-0 Prolene 线连续缝合进行止血。肝短静脉在 1mm 以下的细小血管可以用镊子夹住后电刀凝固后切断。1mm以上的肝短静脉基本都需要结扎切断。足够长的话可以在肝侧、下腔静脉侧都用 3-0 或4-0 线结扎切断，如果比较短的话，则在肝侧结扎，下腔静脉侧用钳子夹住后离断，再用5-0可吸收线缝合闭锁。如果有粗大的肝右下静脉则应该保留下来，将其提前绕带处理。

肝短静脉一直处理到下腔静脉前方的 1 点钟位置。剥离下腔静脉韧带,可以看到韧带与下腔静脉之间的隧道,仔细确认头侧的出口后,用剥离钳或者前端纤细的剪刀从尾侧的入口进入,向背侧轻轻推挤下腔静脉,剥离出下腔静脉韧带的全程(图 1)。

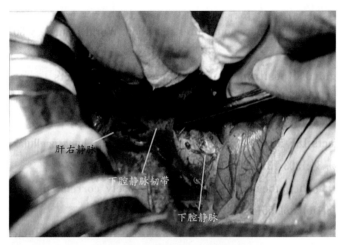

【图 1】 下腔静脉韧带的处理

使用前端纤细的剪刀在下腔静脉韧带和下腔静脉之间剥离。

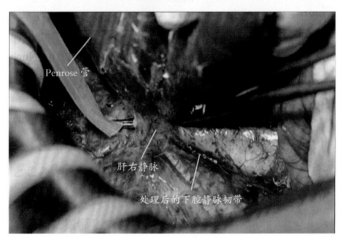

【图 2】 肝右静脉的绕带

8mm 的 Penrose 管从肝右静脉和下腔静脉之间通过。

　　此处操作绝对不能将钳子张开操作。下腔静脉韧带内有时会含有比较粗的静脉,所以切断的时候基本都是上钳子夹闭后再切断,用 5-0 Prolene 线连续缝合。处理完下腔静脉韧带后就可以看到肝右静脉的下缘。此处也和下腔静脉韧带的剥离一样,向背侧轻轻推挤下腔静脉,在肝右静脉和肝中静脉之间剥离,钳子进入一定程度以后,将翻转的肝右叶返回原处,肝右静脉和肝中静脉之间可以用手指引导下将钳子向前推进。钳子通过以后,将 8mm 的 Penrose 管前端剪成斜面,并将其通过肝右静脉与下腔静脉前方的间隙,然后将肝脏返回原来状态。Penrose 管的头侧最好固定在腹壁正中。

5. 肝门部处理

在肝右叶的背外侧放置大纱布垫,使得肝门部位于中央位置,这样操作会更方便。首先切除胆囊,胆囊管插入并留置造影管。助手把持胆囊管向腹侧牵引,在其背侧显露肝右动脉。动脉剥离的时候要避免被膜剥脱以及挛缩,所以不要直接把持血管壁,要把持周围的结缔组织。最好不进行绕带处理或者做到对其最小限度的刺激。由于要最小限度地在供体侧的胆总管周围剥离,所以肝右动脉的切除部位要在肝总管的右侧缘。肝右动脉剥离以后,显露位于其背侧的门静脉右支,将其绕带。此时要注意不能损伤尾状叶支。如果绕带的时候有障碍的话可以将其结扎切断(图3)。肝右动脉、门静脉右支剥离结束以后进行胆管造影,更为直观地把握胆管切除的部位。

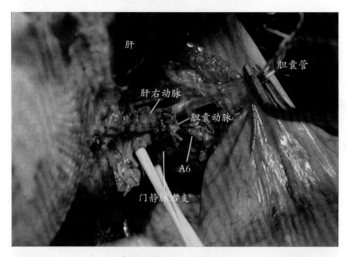

【图3】 肝门部处理

将肝右动脉、门静脉右支显露清楚。本病例中除了肝右动脉还可以看到肠系膜上动脉发出的A6。原则上肝右动脉只需要在胆总管的右侧剥离操作。

6. 肝离断

将肝右动脉和门静脉右支分别阻断,描绘出缺血线,确定切除线。在含有V5和V8支的病例中,如果必须要保留下来,最好提前用超声对其位置进行大致的掌握。将切断线边缘部位的肝实质楔形切除一小部分,进行切缘活检以便能够把握移植肝的状态。肝离断的时候不使用Pringle法。切除线的左右缝合3-0 Prolene线作为牵引线,使用CUSA和滴水双极电凝进行肝切除。随着切除的进行会遇到肝中静脉的分支。如果遇到V5则将其切断,使其位于肝中静脉的右侧(图4)。如果遇到V4则不要将其切断,继续向前切离肝实质,在V4的肝中静脉汇入部将V5侧的肝脏切离,使V5侧肝脏位于肝中静脉右侧。通过这样的操作能够将肝中静脉确切地保留在残肝侧(图5)。切除到达肝门部以后尽量不要剥离右肝管周围,除肝右动脉和门静脉右支之外的所有Glisson一起游离出来并绕带处理(图6)。在这个位置用杉田夹进行夹闭然后再次进行胆管造影,确认与左右分叉部有足够的距离能够进行缝合,用剪刀将其切断(图7)。切断后会有胆管周围的小动脉出血,用6-0 Prolene线止血。残肝侧的胆管用6-0 PDS-Ⅱ线连续缝合闭锁。

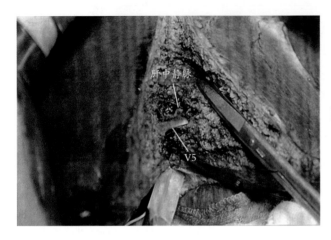

【图4】 肝离断（V5的显露）

本病例中保留V5，确切显露V5的肝中静脉汇入部。

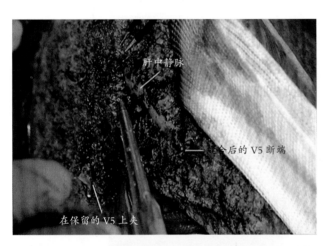

【图5】 肝离断

为了能够将移植肝侧的V5重建，将其用血管夹夹闭后保留沿着肝中静脉进行肝离断。

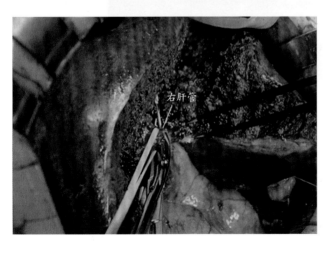

【图6】 离断右侧肝管

不要剥离右侧肝管周围，除肝右动脉和门静脉右支之外的所有Glisson一起游离出来并绕带处理。将杉田夹夹在预定切除部位，通过术中胆道造影确认切离部位之后，锐性切断。

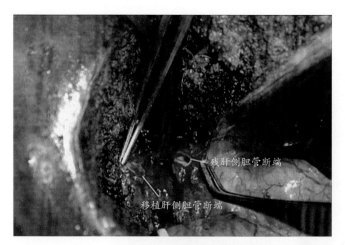

残肝侧胆管断端

移植肝侧胆管断端

【图7】 右肝管离断后

由于有胆管周围的小动脉出血，用 6-0 Prolene 线止血。残肝侧的胆管用 6-0 PDS-Ⅱ线连续缝合闭锁。

胆管切断后，从肝右动脉、门静脉右支的下方将 Penrose 管绕到其头侧，仅对肝实质进行悬吊（图8）。此时，最好提前用电刀在尾状叶上进行切开。然后向着 Penrose 管的方向进行肝实质离断。

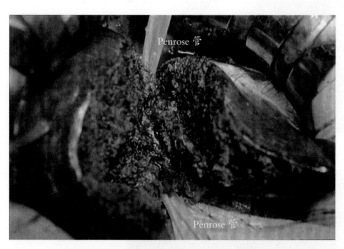

Penrose 管

Penrose 管

【图8】 通过肝实质的 Penrose 管悬吊

胆管切断后，从肝右动脉、门静脉右支的下方将 Penrose 管绕到其头侧，对肝实质进行悬吊。向着 Penrose 管的方向进行肝实质离断。

在肝游离翻转的时候如果肝短静脉处理得不充分，肝切除最后阶段会看到切除线上肝短静脉的存在，注意不要将其损伤。肝实质离断快要结束的时候，能够透见到 Penrose 管，在此位置用电刀将剩余的膜性组织切断，完成肝切除（图9）。

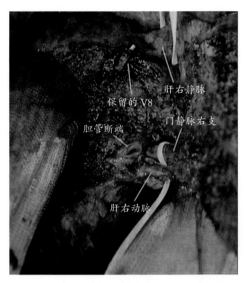

【图9】 切除前的右肝

静脉注射肝素 1000U 后，按照肝右动脉、门静脉右支、肝右静脉的顺序离断，摘出移植肝脏。

7. 移植肝摘出

肝实质离断结束后,嘱麻醉师给予肝素 1000 单位静脉注射。首先切断肝右动脉。用 3-0 丝线将近端结扎,在肝总管右缘用 Potts 剪刀切断。接下来用 baby Potts 钳夹闭门静脉右支,移植肝侧用阻断钳夹闭,切断门静脉右支。此时,上钳子的方向不要在缝合后引起狭窄,尽可能地在短轴方向上夹闭。最后将移植肝向尾侧牵引使得肝右静脉充分伸展,在肝右静脉根部是上一把阻断钳,剩余部分要保证能够足够缝合,切断肝右静脉,摘出移植肝脏。在此处操作的时候,将肝右静脉的颈部稍稍拉伸保持轻度张力,在下腔静脉侧上钳子夹闭,在钳子附近切断肝右静脉,肝静脉切断后钳子有可能会滑脱,所以要特别注意。肝静脉断端用 5-0 Prolene 线连续缝合闭锁,门静脉断端用 6-0 Prolene 线连续缝合闭锁。

8. 关腹

稀释 10 倍的 indocain 液注入到胆管造影管中,确认有无胆汁漏。然后进行胆管造影,确认没有胆管狭窄。拔出胆管造影管,结扎胆囊管。将肝镰状韧带再次固定在腹壁上。在切口下贴敷防粘连可吸收纱布,无须留置引流管并关腹,结束手术。

关于腹腔镜辅助下右半肝切除

最近,为了减少对供体的创伤,原则上在腹腔镜辅助下进行供体肝切除,在上腹部正中取 12cm 的切口。

1. 皮肤切开

上缘在剑突下 2cm,先用 8cm 的上腹正中切口开腹。结扎切断肝圆韧带,切断镰状韧带。如果可能的话,在此阶段显露主要的肝静脉,先显露肝右静脉的右缘,作为之后腹腔镜辅助下翻转的剥离终点。然后,使用中号的切口保护器,在其上安置上 Gel port。脐部放置5mm的镜头戳卡,右侧腹部插入5mm的钳子戳卡。钳子戳卡不要碰到腹腔镜,所以尽量靠右放置。

2. 腹腔镜辅助下右半肝游离

体位上将头部抬高,第一助手手背上覆盖纱布,通过Gel port将左手插入腹腔内。第一助手牵引右半肝,术者从肝下缘开始依次切开肝结肠韧带、肝肾韧带、右三角韧带、右侧冠状韧带(图10)。在进行裸区剥离的时候,以之前显露的肝右静脉右缘为终点进行剥离。直到显露出右侧肾上腺之后,剥离结束,腹腔镜操作终了。

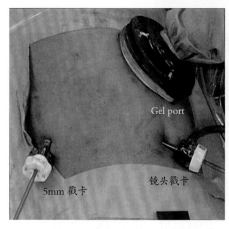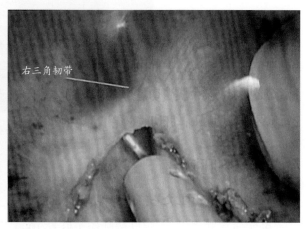

【图10】 腹腔镜辅助下的右半肝游离

助手将左手插入Gel port中牵引肝脏,术者用电刀切开右半肝的韧带。

3. 开腹操作

除去正中切口处切口保护器,切口向上下各延长2cm,安置大号切口保护器。使用拉钩将切口牵引开。将肝脏翻转以后正中切口的正下方就是下腔静脉的位置,所以直视下可以处理右侧肾上腺、肝短静脉、下腔静脉韧带,在肝右静脉内侧穿过Penrose管。进一步游离右半肝之后,开始肝门部的操作,肝切除在正中切口的正下方进行,即使是12cm的切口也足够施行操作。但是,供体的安全性是第一位的,在胸廓比较大、下腔静脉和肝右静脉根部比较深的病例中,不要犹豫不决,果断向下延长切口或者采取反L形切口。本术式最重要的问题是:当移植肝取出后,肝右静脉的钳子一旦滑脱无法立刻应对。因此,从正中切口取出移植肝的时候,肝右静脉根部用自动缝合器(TX30V®,ETHICON)进行处理,将下腔静脉侧闭锁后将肝右静脉切断,取出移植肝,肝右动脉断端、右侧门静脉断端的处理同开腹手术一样。

参考文献

1) Shio S, et al : Biliary complications in donors for living donor liver transplantation. Am J Gastroenterol 103: 1393-1398, 2008.

2) Iida T, et al : Surgery-related morbidity in living donors for liver transplantation. Transplantation 89: 1276-1282, 2010.

移植供体:左半肝切除(左叶移植)

京都大学肝胆胰・移植外科
藤本康弘,小川晃平

前言

受体是成人的时候第一选择就是该术式[1]。如果预测移植肝重量达到受体体重的 0.6% 以上,选择左半肝移植,但是,因为有年龄等供体因素存在,今后还要进一步探讨其适应证。与肝癌患者的普通左半肝切除不同,移植肝要包括肝中静脉,也就是扩大左半肝切除。受体的体格大,预测移植肝重量未达受体体重的 0.6% 的时候,就要考虑采用右半肝移植。最近,通过比较供体的生活质量(QOL),进行了腹腔镜辅助下右半肝游离,正中切口下进行肝实质离断,原则上不再进行倒 T 形切口。不使用 Pringle 法,保持肝脏血流的状态下进行肝切除,移植肝摘出前进行血流阻断。为了让胆管周围的血运损伤达到最小限度,胆管和肝门板一起切断,不进行胆管的单独剥离。

1. 切皮,开腹

采用约 8cm 的上腹正中切口开腹,通过视诊、触诊最终判断其是否为正常肝脏。结扎切断肝圆韧带,肝脏侧的结扎线留作牵引用,用钳子把持。将肝镰状韧带在肝附着部和腹膜之间的部位切开。在移植肝上残留部分韧带,可以用在受体手术后移植肝的固定上。在左右冠状韧带的移行部位开始则要紧贴肝表面处理,显露肝静脉的根部。最好将肝右静脉和肝中静脉之间以及肝左静脉的左缘剥离清楚,然后,提前将肝右静脉的右缘剥离清楚最为重要。通过以上操作,之后气腹操作时的右肝游离终点就明确了,接下来,脐部插入 5mm 戳卡,作为镜头戳卡。

2. 腹腔镜操作,右半肝游离

安装 Gel port®,气腹维持在 8～10mmHg。重新全面探查腹腔,检查是否有既往手术的粘连,必要的时候进行剥离。头及右侧抬高,腋中线肋弓正下方插入 5mm 的戳卡,作为操作戳卡。从此戳卡插入电刀,用电钩或者电铲进行剥离。助手把持右肝,切开右三角韧带和右冠状韧带后,进行裸区的剥离。头侧剥离至肝右静脉附近,足侧剥离至肾上腺附近,将右肝游离。在头侧的剥离中,以肝右静脉右缘和膈下静脉作为目标,此两者已经在开腹手术的时候提前确认(图 1)。通过这样的游离操作,肝切除线可以位于正中间,结束气腹操作。

3. 左外叶的翻转

将正中切口向下延长至 12cm,为了取得良好的手术视野,不要担心进一步地延长切口,安装切口保护器,上多功能拉钩展开术野。

将胃底及脾脏覆盖纱布垫,用肠压板向足侧按压,确保左上腹的操作空间。将左外叶

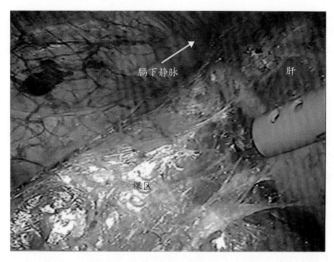

【图1】 腹腔镜右半肝游离

剥离右三角韧带、右冠状韧带及裸区，通过腹部小切口，在肝右静脉右缘及肝右静脉附近，以汇入下腔静脉的膈下静脉为标志，进行剥离，不要损伤肝右静脉。

向头侧翻转，将纱布轻轻地塞入左外叶的头侧缘。通过这样的操作，以纱布为切板从左外叶的腹侧能够透视到左三角韧带，安全地用电刀切开。之前的操作已经将肝左静脉左缘剥离清楚，这样切开的内侧终点就清楚了。膈下静脉汇入到肝左静脉的时候将其提前切断，在移植肝取出的时候，能够确保肝左静脉有足够的长度。接下来将左外叶向右侧翻转，切开小网膜。根据术前影像，如果有副肝左动脉，并且直径与肝左或者肝右动脉的大小相当，要将其保留。剥离尾状叶的头侧，显露出下腔静脉左侧。通过这样的操作，在移植肝取出的时候，能够有足够的深度使用血管钳，尽可能在根部切断肝左静脉。在下腔静脉汇入部切断 Arantius 管，把持下腔静脉侧的结扎线，此处作为肝左静脉和下腔静脉汇合部足侧的标志（图2）。最好试着将肝左静脉和肝中静脉的共干绕带，如果在此处能够绕带，可以提前将 Penrose 管穿过其中，肝切除的时候能够使用悬吊法。但是，如果有肝静脉周围的出血，使用 TachoSil® 等止血，不要向深部处理。

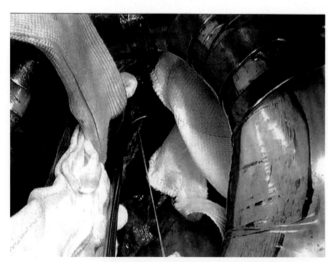

【图2】 离断 Arantius 管

小网膜覆盖在 Arantius 管上面，分为"前叶"和"后叶"附着在肝脏上，将其切开后，与下腔静脉几乎平行走行的结构就是 Arantius 管，将其在下腔静脉附近结扎切断。因为与肝圆韧带相连续，所以牵拉肝圆韧带后会比较容易辨认。

4. 肝门处理, 胆管造影

在肝右叶的背外侧放置大纱布垫, 使得肝门部位于中央位置, 这样操作会更方便。首先切除胆囊, 胆囊管插入并留置造影管(4Fr管)。剥离出肝左动脉以及肝中动脉(如果存在的话), 动脉剥离的时候一定要轻柔避免内膜损伤。肝动脉剥离以后, 在其背侧显露门静脉左支, 将其绕带处理。这时候要注意不能损伤尾状叶支, 必要的时候将其处理后再剥离门静脉, 这样绕带会比较容易。然后, 在左肝管根部及胆管切除线上放置杉田夹, 进行胆管造影(图3)。这时候, 须注意左后叶肝管的汇入部位, 以及B2、B3和B4的汇合部位, 在左右肝管分叉部或者是左后叶肝管汇入部位稍稍离开一点的位置上, 设定出胆管预定离断部位(图4)。

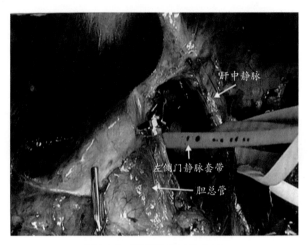

【图3】 胆道造影时的夹子

在胆管左右分叉部以及左肝管离断的假设部位, 用夹子做标记。要使用数枚夹子, 这样造影后决定切断线的时候, 容易选择位置。造影的时候在胰腺上缘用阻断钳将胆总管阻断。

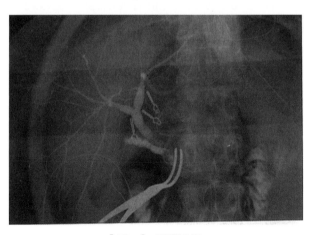

【图4】 胆道造影

标记的夹子位于左右肝管根部以及左肝管的远端, 最后决定在左肝管的两枚夹子之间切断胆管。

5. 肝离断

肝切除之前先进行边缘活检,作为受体术后肝活检的参考。在左侧门静脉上用 Baby Potts 钳,肝左动脉(以及肝中动脉)上用杉田夹,根据缺血线决定肝表面的切除线。在背侧面上,从肝表面的切除线与预定的胆管切断部位连成直线。在肝静脉旁,肝右静脉及肝中静脉之间作为目标。肝切除的时候不采用 Pringle 法。切除线的左右用 3-0 Prolene 线作为牵引线,使用 CUSA 和滴水双极电凝进行肝切除(图 5)。切除过程中以 V5 为指标确定肝中静脉的末梢,并将肝中静脉包含在移植侧。最好用术中超声确认静脉的走行。

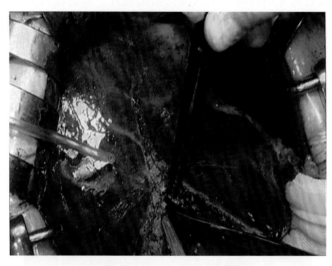

【图 5】 肝实质切除线(腹侧)

按照缺血线进行肝切除。术者左手把持肝脏断端的 Prolene 线或者直接按压将术野展开,用右手的 CUSA 破碎肝实质。助手的右手用滴水双极电凝止血,左手用剪刀将术野展开或者将条索样组织切断。

切除到达肝门部以后,尽量不要剥离左肝管周围,除肝左(以及肝中)动脉和门静脉左支之外的所有 Glisson 一起游离出来,绕带处理。在左侧 Glisson 的绕带基础上,减去动脉和门静脉,就可以只将左肝管绕带。在这个位置使用杉田夹标记,然后再次进行胆管造影,确认与左右分叉部或者左后区域肝管汇合部有足够的距离能够进行缝合,用剪刀将其切断。切断后会有胆管周围的小动脉出血,用 6-0 Prolene 线止血。残肝侧的胆管用 6-0 PDS- Ⅱ线连续缝合闭锁。胆管切断后,左侧门静脉周围的术野能够展开,在此处将尾状叶的分支结扎切断。处理 1～2 根分支即可,此时的处理是将门静脉侧结扎,尾状叶侧用钳子把持,切断分支后,再结扎。

从门静脉左支、肝左(以及右)动脉的下方将 Penrose 管绕到其头侧,仅对肝实质进行悬吊(图 6)。如果不能够留置 Penrose 管的情况下,沿着 Arantius 管插入前端弯曲的 DeBakey 镊子,向腹侧拉起进行悬吊,也能够决定切除方向。然后向着 Penrose 管或者 DeBakey 镊子的方向进行肝实质离断。DeBakey 悬吊的时候,在肝静脉根部由于肝中以及肝左静脉被悬吊起来,一定要时刻注意不能损伤这两支静脉,结束肝实质离断。

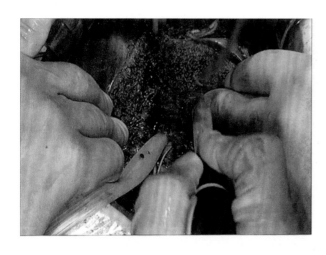

【图6】 Penrose悬吊技术

在左外叶及尾状叶之间的背侧穿过Penrose，并将其向腹侧抬起，作为肝实质离断的指引。

6. 移植肝摘出

肝实质离断结束后,给予肝素1000U静脉注射。1分钟以后,切断肝左(以及中)动脉。先将相对比较细的动脉切断,确认移植肝侧的回血,如果回血比较充分,则在受体中就不需要重建。用3-0丝线将近端结扎,移植肝侧用Potts剪刀切断(图7)。接下来用baby Potts钳夹闭门静脉左支,移植肝侧用阻断钳夹闭,切断门静脉左支。此时,门静脉右支-门静脉主干尽可能地成一条直线,将主干向足侧牵引,能够正确地看清楚左支起始部。最后将移植肝向尾侧牵引使得肝中肝左静脉充分伸展,在肝中肝左静脉根部上一把阻断钳,剩余部分要保证足够缝合,然后切断,摘出移植肝脏。肝静脉切断后钳子有可能会滑脱,所以要特别注意。最近,静脉切断前都事先在钳子的附近将静脉的两端缝上5-0 Prolene线,然后切断静脉。通过这样的操作,即使万一钳子滑脱也能够控制出血。肝静脉断端用5-0 Prolene线连续缝合闭锁,门静脉断端用6-0 Prolene线连续缝合闭锁。动脉断端不要忘记双重结扎(图8)。

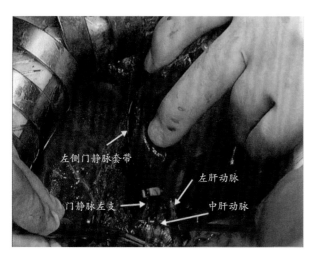

【图7】 肝门部血管剥离后

在这个病例中,肝左动脉、肝中动脉都被剥离出来。处理动脉时一定要非常轻柔,避免在其周围使用电刀,如果无法避免则要将电刀的输出功率降低(如从30W到20W)。门静脉的绕带操作是没有问题的,由于存在意想不到的牵引损伤(tractin injury)风险,尽量避免动脉的绕带操作。

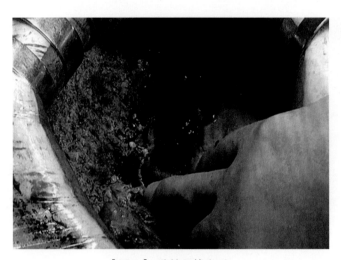

【图8】 移植肝摘出后

肝静脉、门静脉、胆管分别进行缝合闭锁。确认是否存在 B1 的胆汁漏。

7. 关腹

如果受体侧需要门静脉重建、肝静脉重建的时候，切取肠系膜下静脉或者左卵巢静脉作为移植血管。切取后将后腹膜关闭。稀释 10 倍的 indocain 液注入胆管造影管中，确认有无胆汁漏。然后进行胆管造影，确认没有胆管狭窄后，拔出胆管造影管。胃小弯（因为有肝断面粘连引起流出道梗阻的病例）以及切口正下方贴附防粘连可吸收纱布，无须留置引流管并关腹，结束手术。

参考文献

1) Iwasaki J, et al: Donor morbidity in right and left hemiliver living donor liver transplantation: the impact of graft selection and surgical innovation on donor safety Transplant Int. 27 1205–1213, 2014.

2) Ueda M, et al: Surgical procedure for left lateral segmentectomy and left lobectomy. pp 33-42 In Tanaka, K ed Living-donor liver transplantation: Surgical techniques and innovations Prous Science 2003.

左外叶移植以及单个肝段(S2)移植

京都大学肝胆胰·移植外科
藤本康弘,小川晃平

前言

受体是小儿的时候,左外叶切除是第一选择的术式[1]。

由于在基本手术技巧上和左半肝移植有很多部分都是重叠的,因此本章以左外叶移植及单个肝段移植所特有的部分为中心进行阐述。

与针对癌症患者所进行的普通左外叶切除不同,移植肝包含有 U-portion,G4 是在根部附近离断。不使用 Pringle 法,保持肝脏血供的状态下进行肝离断,移植肝摘出前进行血流阻断。为了让胆管周围的血运损伤达到最小限度,胆管和肝门板一起切断,不进行胆管的单独剥离。预测移植肝重量超过婴儿受体体重的 4% 的时候(如受体 4kg 预测移植肝重量 160g),在完成左外叶切除之后,将 G3 阻断后的缺血区域作为标志,追加切除 S3,就是单个肝段(S2)移植[2],[3]。

1. 切皮,开腹

采用约 12cm 的上腹正中切口开腹,通过视诊、触诊最终判断其是否为正常肝脏。结扎切断肝圆韧带,肝脏侧的结扎线留作牵引用,用钳子把持。开腹后,上多功能拉钩,展开术野。男性的术野可能会比较深,不要犹豫不决,果断向下延长正中切口以便取得良好的手术视野。

2. 肝静脉根部的显露

将肝镰状韧带在肝附着部和腹膜之间的部位切开。在移植肝上保留部分韧带,可以用在受体手术后移植肝的固定上。在左右冠状韧带的移行部位开始则要紧贴肝表面处理,显露肝静脉的根部。最好将肝右静脉和肝中静脉之间以及肝左静脉的左缘剥离清楚,当肝中静脉右侧和肝左静脉左侧都清楚以后,肝中静脉和肝左静脉的汇合部就能够清晰显露了。如果汇合部在肝外,游离左外叶以后将肝左静脉试着绕带处理。

3. 左外叶的翻转

将胃底及脾脏覆盖纱布垫,用肠压板向足侧按压,将左外叶向头侧翻转,将纱布轻轻地塞入左外叶的头侧缘后方。切开左冠状韧带和左三角韧带。膈下静脉汇入到肝左静脉的时候将其提前切断。接下来将左外叶向右侧翻转,切开小网膜。根据术前影像,如果有副肝左动脉,并且直径与肝左或者肝右动脉的大小相当,要将其保留。具体操作是从副肝左动脉向胃左动脉剥离,剥离到胃左动脉根部附近,确保足够的血管长度。剥离尾状叶的头侧,显露出下腔静脉左侧。在下腔静脉汇入部附近切断 Arantius 管,把持下腔静脉侧的结扎线,此处作为肝左静脉和下腔静脉汇合部足侧的标志。如果肝左静脉和肝中静脉在肝外汇合,在此处将肝左静脉绕带,如果可以绕带就能提前将Penrose管穿过其中,肝切除的时候能够使用Hanging maneuver。但是,如果有肝静脉周围的出血,使用TachoSil®等止血,不要向深部处理。

4. 肝门处理,胆管造影

在肝右叶的背外侧放置大纱布垫,使得肝门部位于腹侧中央位置,这样操作会更方便。首先切除胆囊,胆囊管插入并留置造影管(4Fr管)。剥离出肝左动脉以及肝中动脉(如果存在的话),动脉剥离的时候一定要轻柔,避免内膜损伤。肝动脉剥离以后,在其背侧显露门静脉左支,将其绕带处理。这时候要注意不能损伤尾状叶支,处理一支尾状叶支后再剥离门静脉,这样绕带比较容易,如果肝中动脉非常细可以将其切断,这样更容易剥离门静脉。然后,在左肝管根部及胆管切除线上放置杉田夹,进行胆管造影(图1)。这时候,在左后区域肝管的汇入部位,注意B2和B3的汇合情况,在左右肝管分叉部或者是左后区域肝管汇入部位稍稍离开一点的位置上,设定出胆管预定切断部位(图2)。

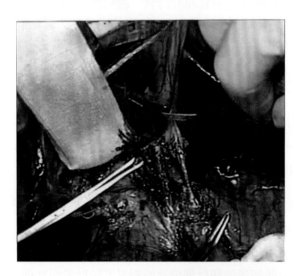

【图1】 肝门部血管剥离后

在这个病例中,肝左动脉、肝中动脉都被剥离出来。左侧门静脉绕带,处理动脉时一定要非常轻柔,避免在其周围使用电刀,如果无法避免则要将电刀的输出功率降低(例如从30W到20W)。门静脉的绕带操作是没有问题的,由于存在意想不到的牵引损伤(tractin injury)风险,尽量避免肝动脉的绕带操作。

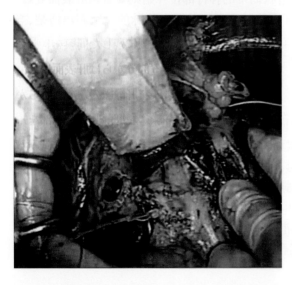

【图2】 胆道造影时的夹子

在胆管左右分叉部以及左肝管预定切断部位,用夹子做标记。要使用数枚夹子,这样造影后决定切断线的时候,容易选择位置。造影的时候在胰腺上缘用阻断钳将胆总管阻断。

5. 肝离断

肝切除之前先进行边缘活检，作为受体术后肝活检的参考。腹侧面的肝切除线是在肝镰状韧带的肝附着部右侧 1cm，背侧是从肝表面切除线到预定胆管切断部位的连线（直线）（图 3 和图 4）。在肝静脉旁，如果肝左静脉根部清楚的时候，切除线目标设定在肝左静脉的右缘，如果不清楚的时候，目标设定为肝中静脉右缘与肝左静脉左缘的中点。肝切除的时候不采用 Pringle 法。切除线的左右用 3-0 Prolene 线作为把持线，使用 CUSA 和滴水双极电凝进行肝切除。切除过程中将 G4 横断，两侧都要进行双重结扎或者 5-0 Prolene 连续缝合闭锁（图 5）。

切除到达肝门部以后，尽量不要剥离左肝管周围，除肝左（以及肝中）动脉和门静脉左支之外的所有 Glisson 一起游离出来，绕带处理。在这个位置使用杉田夹标记，然后再次进行胆管造影，确认与左右分叉部或者左后区域肝管汇合部有足够的距离能够进行缝合，用剪刀将其切断（图 6）。切断后会有胆管周围的小动脉出血，用 6-0 Prolene 线止血。残肝侧的胆管用 6-0 PDS- Ⅱ线连续缝合闭锁。胆管切断后，左侧门静脉周围的术野能够展开，在此处将尾状叶的分支结扎切断。处理 1～2 根分支即可，此时的处理最好是将门静脉侧结扎，尾状叶侧用钳子把持，切断分支后，再结扎。

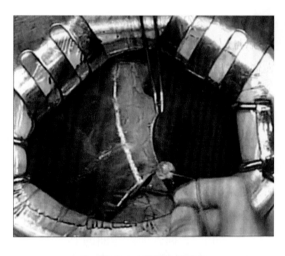

【图 3】 肝实质离断线（腹侧）

在镰状韧带的右侧 1cm 做标记。左外叶切除的时候，切除线不是缺血线，而是通过与镰状韧带的位置关系来决定，在 U-portion 的右侧离断肝脏。

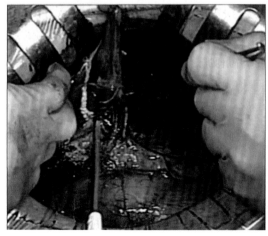

【图 4】 肝实质离断线（背侧）

肝表面切除线和预定胆管离断部位连成直线作为背侧离断线。电刀标记的线在切除过程中会变得不清楚，所以最好用 6-0 Prolene 线缝在肝十二指肠韧带的肝脏附近。

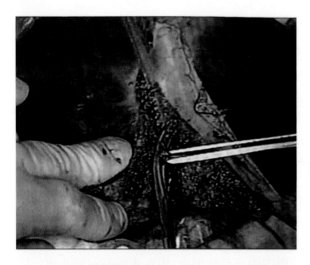

【图 5】 离断 G4

显示的是 G4 的结扎离断。两侧都要进行双重结扎，如果结扎距离不足的话，最好两侧分别用钳子把持，用 5-0 Prolene 连续缝合闭锁。

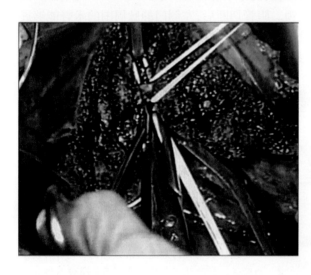

【图 6】 左肝管、肝门板离断

在左肝管的预定离断部位将肝门板绕带，头侧、足侧用山杉田夹标记后进行胆道造影（2 次），决定最终的离断位置后，将胆管和肝门板一起切断。

从门静脉左支、肝左（以及右）动脉的下方将 Penrose 管绕到其头侧，仅对肝实质进行悬吊。如果不能够留置 Penrose 管的情况下，沿着 Arantius 管插入前端弯曲的 DeBakey 镊子，向腹侧拉起进行悬吊，也能够决定切除方向（图 7）。然后向着 Penrose 管或者 DeBakey 镊子的方向进行肝实质离断。在肝静脉根部由于肝左静脉被悬吊起来，一定要时刻注意不能损伤肝左静脉，结束肝实质离断。

6. 移植肝摘出

肝实质离断结束后，静脉注射肝素 1000 单位。1 分钟以后，切断肝左（以及肝中）动脉（图 8）。用 3-0 丝线将近端结扎，移植肝侧用 Potts 剪刀切断。接下来用 baby Potts 钳夹闭门静脉左支，移植肝侧用阻断钳夹闭，切断门静脉左支（图 9）。此时，门静脉右支 – 门静脉主干尽可能地成一条直线，将主干向足侧牵引，能够正确地看清楚左支起始部。最后将移植肝向尾侧牵引使得肝左静脉充分伸展，在肝左静脉根部是上一把阻断钳，剩余部分要保证足够缝合，然后切断肝左静脉，摘出移植肝脏（图 10）。肝静脉切断后钳子有可能

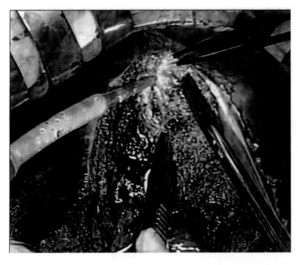

【图7】 DeBakey 悬吊技术

在左外叶及尾状叶之间的背侧插入DeBakey镊子，向腹侧拉起进行悬吊，作为肝实质离断的指引。如果肝左静脉周围能够绕带，将其换成 Penrose 管，作为指引。

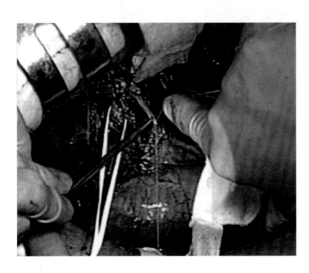

【图8】 移植肝摘出（肝动脉离断）

给与肝素后，进行肝动脉离断。处理移植肝的动脉一定要轻柔，避免粗糙的结扎。供体侧用杉田夹夹闭然后切断，如照片一样，结扎的同时切断。通过这些操作，避免移植肝侧的动脉内膜损伤。

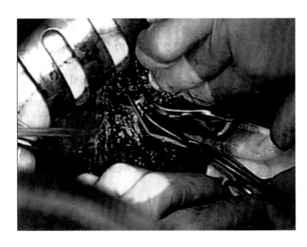

【图9】 移植肝摘出（门静脉离断）

避免供体侧的狭窄或者左侧门静脉根部保留过长。用 Baby Potts 钳在门静脉根部稍稍偏左的地方上钳夹闭，为了防止血液倒流，在移植肝侧用阻断钳阻断。上钳的时候，用镊子将门静脉主干向下牵引，对于防止狭窄非常有用。留取缝合闭锁的边缘后离断门静脉。

会滑脱,所以要特别注意。肝静脉断端用 5-0 Prolene 线连续缝合闭锁,门静脉断端用 6-0 Prolene 线连续缝合闭锁。动脉断端不要忘记双重结扎。

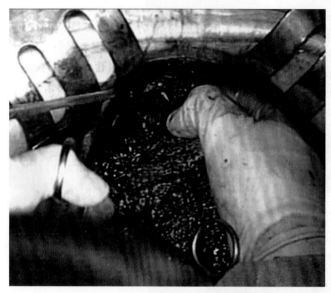

【图 10】 移植肝摘出（肝静脉切离）

在肝左静脉根部上阻断钳。这时候,钳子的前端要从肝静脉左缘露出足够的长度,确认前端没有夹入膈肌。留取足够的缝合边缘后切断肝静脉。

7. 关腹

如果受体侧需要门静脉重建、肝静脉重建的时候,切取肠系膜下静脉或者左卵巢静脉作为移植血管。切取后将后腹膜关闭。稀释 10 倍的 indocain 液注入到胆管造影管中,确认有无胆汁漏。然后进行胆管造影,确认没有胆管狭窄后,拔出胆管造影管。胃小弯(因为有肝断面粘连引起流出道梗阻的病例)以及切口正下方贴附防粘连可吸收纱布,无须留置引流管并关腹,结束手术。

8. 单个肝段(S2)移植的情况

以前是参照肝静脉的走行将 S3 切除,S2 则作为移植肝,但是最近,按照门静脉支配流域的原则切除 S3 区域,S2 作为移植肝[2),3)]。这样就能得到前后(腹背)方向上比较薄的移植肝。在左外叶切除线上完成肝离断以后,通过 Glisson 一并处理法将 G3 绕带(图 11)。这时候要注意可能存在多个 G3 分支。G3 上使用阻断套后描绘出缺血线,在肝表面做出标记(图 12)。术中超声确认 G2、肝左静脉的走行,肝离断的时候不要损伤 G2(图 13)。从 U-portion 开始保留肝圆韧带,不要在 G2 和 G3/4 间横断肝圆韧带。受体的血管吻合、胆管重建的时候,牵引肝圆韧带能够确保手术视野。

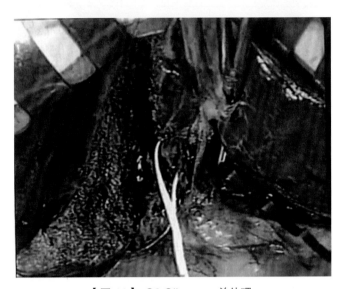

【图 11】 G3 Glisson 一并处理

为了在 G3 根部绕带，将钳子从腹侧向背侧穿过去。在正确的层次内穿过钳子不会出血。

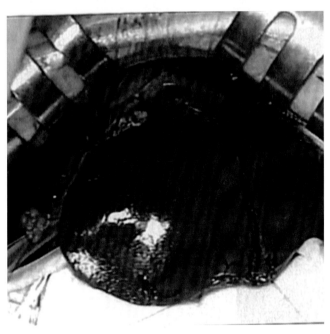

【图 12】 S3 缺血线

将套在 G3 绕带上的阻断套收紧，可以看到 S3 的缺血区域，按照这个界线进行标记，进行肝实质离断。

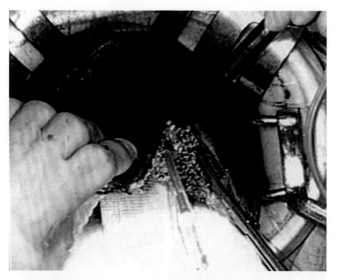

【图13】 S2 和 S3 之间肝实质切离

　　肝静脉会横跨在肝断面上，而 G2 可能会和断面平行，因此离断的时候注意不要将其误伤。在这方面的确认上，术前 3D 影像和术中超声非常有用。

参考文献

1) Ueda M, et al: Surgical procedure for left lateral segmentectomy and left lobectomy. pp 33-42.
   In Tanaka K, ed Living-donor liver transplantation: Surgical techniques and innovations Prous Science 2003.
2) Shehata MR, et al: Pediatric Liver Transplantation Using Reduced and Hyper-Reduced Left Lateral Segment Grafts: A 10-Year Single-Center Experience American Journal of Transplantation 12: 3406–3413, 2012.
3) Urahashi T, et al: Liver graft volumetric changes after living donor liver transplantation with segment 2 graft for small infants, Volume 16, Issue 7, November, Pages 783–787, 2012.

脑死亡肝移植

名古屋大学医学部附属医院移植外科
小仓靖弘

前言

近年来,日本的脑死亡肝移植例数有增多的倾向,器官移植法案修正后的日本年脑死亡肝移植病例数在 40 例左右。由于日本的移植中心比较多,所以笔者所在单位的现状是年脑死亡肝移植例数停留在个位数。截止到 2014 年 4 月,日本的脑死亡肝移植认定单位有 26 个,脑死亡肝移植的累积实施例数是 231 例(包括肝肾联合移植 3 例)。

另外,日本的脑死亡肝移植病例特点是再次移植病例多,手术困难病例多。本章将对日本脑死亡肝移植的手术流程进行阐述,手术照片中的脑死亡肝移植病例是针对采用了左肝移植的活体肝移植后发生肝衰竭的病例。

1. 切皮,开腹

根据移植肝的预定到达时间和受体全肝切除所需要的时间,决定受体手术开始的时间。

与活体肝移植同样采取倒 T 字形切口开腹,为了避免不必要的大出血,术前通过影像评估充分了解腹部及腹腔内的侧支循环非常重要。另外,几乎所有患者都伴有凝血功能障碍,也是为了术中不引起凝血功能衰竭,整个手术过程中仔细止血非常重要。

2. 全肝切除

脑死亡肝移植的全肝切除有两种选择,一种是使用体外静脉转流技术(venovenous bypass,VVB)的经典技术,一种是不使用 VVB 的背驮式肝移植技术(piggyback technique),在京都大学,从大量的活体肝移植的经验来看,即使在脑死亡肝移植中也选择不使用 VVB 的背驮式肝移植技术。

切开肝镰状韧带、左右三角韧带后,进行肝门部操作。在再次移植病例中,一边进行粘连剥离,一边要仔细观察剥离面。特别是在移植病例的肝门部粘连非常严重时,肝动脉、门静脉的剥离要特别注意,如果判断胆管不适合吻合,则应该改换成胆管空肠吻合重建的切除方法。

在肝门部操作方面,与活体供体的移植肝相比较,脑死亡供体移植肝的门静脉、肝动脉、胆管的长度和口径都要好很多,所以不必像活体肝移植受体的肝门部脉管那样在肝脏侧剥离得那么深。将胆总管、肝动脉、门静脉依次切断。切断门静脉的时候,如果是侧支循环比较少的病例,门静脉切断后要进行暂时性门静脉 – 下腔静脉分流(temporary PCshunt);如果需要控制术中门静脉压力上升的时候,则保留门静脉血流的同时进行肝摘出,不进行分流。结合供肝植入腹腔的时机等情况,根据每个病例的不同选择对应处理方法。

肝门处理结束后，将肝脏向左侧翻转，用背驮式技术（piggyback technique）将肝短静脉依次处理，将肝右静脉、肝中肝左静脉用血管钳子在下腔静脉上进行阻断后，离断下腔静脉，全肝切除结束。各肝短静脉断端用5-0 Prolene线缝合闭锁，解除下腔静脉上的血管钳。由于肝静脉的重建术式是下腔静脉的侧侧吻合，作为肝脏植入腹腔前的准备，要将受体的下腔静脉周围剥离，让下腔静脉稍微有一点活动度，之后的吻合会容易一些。

3. 备用手术台

和活体肝移植的备用手术台上不同，在脑死亡供体摘出并搬运来的移植肝上附着了各种各样的组织（膈肌、肾上腺和肌肉等），将这些组织去除后，对各个部位吻合所需要的脉管进行准备。

在移植肝的下腔静脉上，将膈下静脉、肾上腺静脉、肝短静脉都处理完以后，要检查有无其他的孔会成为出血点，确认方法是用阀门注射器（冲洗球）（Valve syringe）将UW保存液注入下腔静脉内，发现有孔的部位要依次缝合闭锁。京都大学的肝静脉吻合是将移植肝的下腔静脉和受体的下腔静脉进行侧侧吻合，也就是改良的背驮式法（modified piggyback），移植肝的上端和下端用5-0 Prolene线连续缝合闭锁后，在下腔静脉头侧附近纵行切开足够大的（约4～5cm）切口，制作成吻合口（图1）。移植肝的肝静脉开口部（肝右静脉、肝中肝左静脉）可以通过做好的下腔静脉吻合口（内腔侧）进行检查。如果下腔静脉的吻合口覆盖并遮盖了移植肝的肝静脉开口（如果这样状态下放入肝脏后会造成流出道梗阻），对下腔静脉壁进行适宜的修剪，最终形成充分的椭圆或者三角形的吻合口。

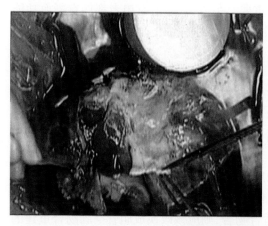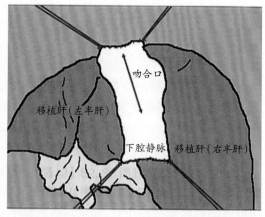

【图1】 备用手术台上的手术技巧

肝静脉吻合的方法有很多，在京都大学是采用与下腔静脉的侧侧吻合（cavocaval anastomosis）。移植肝下腔静脉的上下端缝合闭锁以后，在其正中纵行切开，作为吻合口。通过切开的吻合口能够很好地确认移植肝的肝静脉情况，预防流出道梗阻非常重要，进行适当的修剪。移植肝，受体都准备好后，在备用手术台上冲洗，然后放入腹腔进行手术。

另外，在移植肝的肝门部剥离门静脉和肝动脉，包括胆管，事先要制定吻合计划。特别是对于变异比较多的肝动脉，当有数支肝动脉的时候，提前在备用手术台上进行动脉吻合，减少术野中的肝动脉吻合部位。

受体手术如果做好了植入肝脏的准备,用 5% 白蛋白在备用手术台上进行冲洗,备用手术台上的操作结束。(关于冲洗,也有在肝静脉吻合中进行的方法,但在我们科室是在备用手术台上进行,在放入肝脏之前进行冲洗。)

在某些病例中,也有选择劈离式肝移植(split liver transplant)的时候,目前在日本国内不进行在体劈离式肝移植(in situ splitting),而是进行离体劈离式肝移植(ex situ transplant),所以这也是属于备用手术台的技术。在我们科室,劈离式肝移植时采用钳夹法(crush clamp technique)进行肝实质离断,肝实质离断完成后(搬运结束后),用低流量的器官保存液灌注,同时将肝断面的未处理血管缝合处理,最后喷涂少量纤维蛋白胶,完成备用手术台的手术操作。

4. 吻合方法

(1)肝静脉吻合

关于吻合,采用的是改良的背驮式法而不是经典的背驮式法(original piggyback),所以用血管阻断钳将受体下腔静脉的侧壁阻断。一旦下腔静脉阻断的过大会引起血压下降等生命体征变化,因此进行试阻断的同时要有麻醉师的协助非常重要。如果生命体征没有变化,在受体下腔静脉上纵行切开制作吻合口,大小与备用手术台上制作的移植肝下腔静脉吻合口相同。上端、下端都缝 5-0 Prolene 线(图 2),将移植肝以向右侧翻转的形态放入右侧膈下,后壁采用连续管腔内缝合(intraluminal),转至前壁后行管腔外的连续缝合(over and over suture)(图 3)。在后壁缝合的时候要加垂直褥式缝合(vertical mattress stitch),并要将血管内膜调整紧。另外,后壁吻合结束后,紧接着向前壁吻合移行,为了减少吻合部的张力,要慢慢地进行移植肝的翻转,缓缓地操作,这是此处的要点。

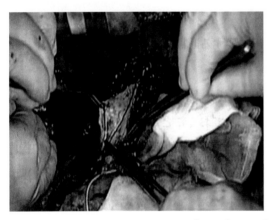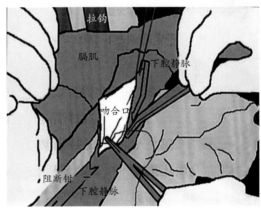

拉钩
膈肌
下腔静脉
吻合口
阻断钳
下腔静脉

【图 2】 IVC 侧侧吻合的准备

随时注意生命体征的变化,用大号的血管阻断钳将下腔静脉侧壁阻断一部分,纵行切开做成吻合口。在上下端缝上吻合用的 5-0 Prolene 线。

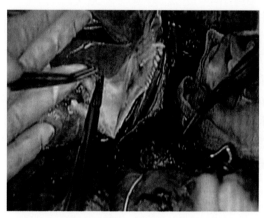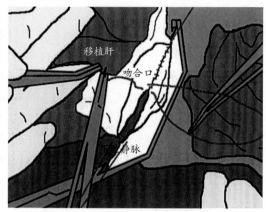

【图3】 肝静脉吻合

为了进行腔静脉和腔静脉的吻合（cavocaval anastomosis），将位于右侧膈下的移植肝保持向右翻转的状态下进行吻合。用 5-0 Prolene 线连续缝合，后壁采用连续管腔内缝合（intraluminal），转至前壁后行管腔外的连续缝合（over and over suture），在后壁缝合的时候要注意保证垂直褥式缝合（vertical mattress suture），将血管内膜调整确切。

（2）门静脉吻合

检查受体的门静脉状态，确认良好的血流。通常门静脉重建很少有解剖变异，所以手术是比较固定的模式。使用 6-0 Prolene 线，按照先后壁再前壁的顺序连续吻合，要注意避免出现扭曲和狭窄的情况。打结的时候要留生长因子（growth factor），注意不要出现吻合部位狭窄的情况（图4）。

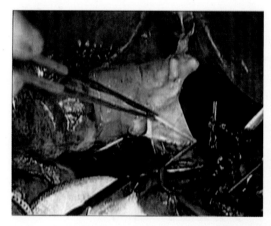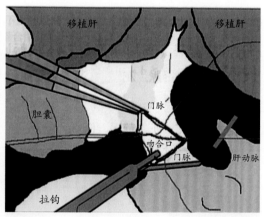

【图4】 门静脉吻合

门静脉吻合多数是固定的操作方式。用 6-0 Prolene 线连续缝合，缝合的时候注意扭曲和狭窄，一般在打结的时候留生长因子。吻合中的两端线保持适度的张力，吻合时注意不要引起狭窄。

门静脉吻合结束后，就可以再次血液灌流，但是会增加右侧心脏的负荷、k^+ 负荷、移植肝缺血产生的细胞因子负荷，所以和麻醉师协作非常重要，并且，解除门静脉钳的时候一定要花一点时间慢慢地松开。再次灌流后进行必要的止血操作，并评估移植肝的状态。

门静脉吻合也有特殊的案例，比如门静脉血栓形成病例中的Jumping graft和renoportal anastomosis，如果在术前评估中有这些重建方法的可能性，在脑死亡供体手术的时候，要采取足够的移植血管（髂动静脉，颈内静脉），需要调整出另一个手术团队。

　　（3）肝动脉吻合

　　脑死亡肝移植的肝动脉足够长，口径也比较大。

　　能够利用袖片技术（branch patch）是脑死亡肝移植肝动脉吻合的优势，当存在副肝动脉（replaced hepatic artery）的时候，必须讨论重建方法的设计方案。通常，用7-0或8-0 Prolene线进行连续缝合或者结节缝合，这些选择都要根据吻合血管的口径来决定（图5）。

　　吻合结束后用多普勒超声确认吻合血管的血流通畅。

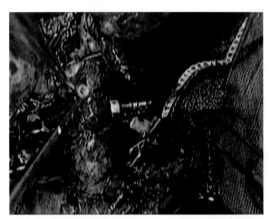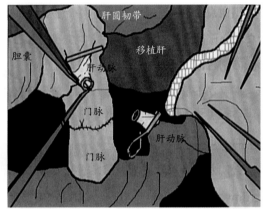

【图5】 肝动脉吻合

　　脑死亡肝移植的时候，因为要利用袖片技术（branch patch），能够将吻合口径变大。但是，在再次肝移植的时候，由于受体侧的肝动脉的选择上有很多限制，所以多数是通常的端端吻合。根据肝动脉的条件，选择用7-0或8-0 Prolene线进行连续缝合或者结节缝合。本病例中，由于是再次移植，采用的是8-0 Prolene线结节缝合。

　　（4）胆管重建

　　将移植肝的胆囊切除，尤其是胆囊周围的操作，注意不要损伤肝右动脉和肝总管（图6），胆囊切除后，进行胆管重建。

　　在胆管胆管吻合和胆管空肠吻合中，胆管胆管吻合是第一选择。如果是胆管闭锁症、原发性硬化性胆管炎、一部分再次移植病例以及解剖学等原因，则进行胆管空肠吻合术。无论哪个吻合方法，最重要的是保证良好的血运以及无张力的吻合。

　　胆管胆管吻合的时候，将移植肝侧、受体侧的两胆管断端进行修剪，找到并确认具有良好血运的正常胆管断端。关于出血，从血运的观点上看，不能使用电刀，用6-0 Prolene线等进行缝合止血。吻合的时候采用6-0 PDS-Ⅱ线，按照后壁、前壁的顺序进行连续吻合，插入4或者5Fr胆管引流管作为外引流支撑管。胆管引流管从受体胆总管直接引出。如果胆管直径较小，术后狭窄的可能性比较大，这时候用6-0 PDS-Ⅱ线结节吻合（图7）。

　　胆管空肠吻合的时候，准备约40～50cm的Roux-en Y的肠袢，采用结肠后路（retrocolic route），根据受体的横结肠周围条件，有时候只能选择结肠前路（antecolic route）。

吻合同样用6-0 PDS-Ⅱ线,按照后壁、前壁的顺序连续吻合,使用4Fr或者5Fr胆管引流管作为外引流支撑管。根据吻合的条件,同样可以选择结节吻合。

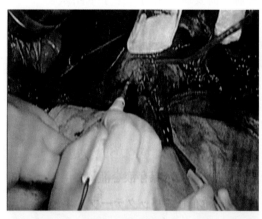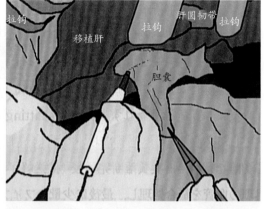

【图6】 移植肝的胆囊切除

血流恢复以后将移植肝的胆囊切除。要注意胆囊周围的肝右动脉走行和肝总管走行,一定要避免其损伤。

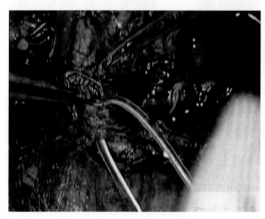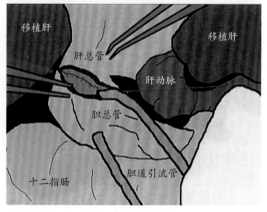

【图7】 胆管重建

在良好的血运和无张力的条件下进行吻合。脑死亡移植肝的胆管直径都比较大,所以多数是6-0 PDS-Ⅱ线的连续缝合,也可以根据口径,选择结节缝合。胆管引流管从受体胆总管直接引出,固定。照片是后壁连续吻合结束后的时刻。

5. 引流,关腹

充分止血的同时,检查吻合部的形态(屈曲等)。关腹前用多普勒超声确认血流是否有问题。

术前全身状态差,如果判断其术后经口进食困难的时候,应该留置经肠营养管,能够术后早期开始经管营养。

在左右膈下及肝门部放置2～3枚封闭式引流,关腹,结束手术。

参考文献

1) Lerut JP, et al : Cavocaval liver transplantation without venovenous bypass and without temporary portocaval shunting: the ideal technique for adult liver grafting? Transpl Int 10: 171-179, 1997.

2) Busttil RW, et al : Transplantation of the liver. Second edition., p575-587. Elsevier Saunders, USA, 2005.

研修医时代的回忆

北野医院消化中心外科
寺嶋宏明

回想 1986 年在京大外科入职的时候,在第二外科有很多无法忘怀的回忆。

(1)当时的教授是小泽和惠先生。从周一到周六每天早上 7 点来医院一直到半夜住在医院里。教授查房的时候,对患者情况了解得比研修医还要细致,令我感觉非常惭愧,但从来没有斥责过研修医。反而是 Y 先生和 S 先生非常生气,真是很吓人……

(2)京大肝脏外科的早期阶段,总是出血呀,每天从早到晚的肝切除。术中仅仅团队人员就有 6 个人洗手上台是经常的事情(已经是第 5 助手了!)。作为研修医的我们只能是打瞌睡的状态,也看不到术野,正在做什么也完全不知道。但是,手术结束后,"寺嶋先生,手术记录就拜托了!"。仅能靠想象写手术记录,那时候……

(3)当时大学医院门诊楼的地下还有一个职员用的大浴室。一直到早上都可以泡在热热的浴缸中。有一天,偶然与穿着手术衣的 S 先生一起在浴室。"我呀,不回家了,每天在医院生活""这儿洗澡太好了""洗脸用具和换洗衣服都在身边,在医院里放了很多""这一身怎么样? 手术衣也挺舒服的"等等有意思的谈话;可以看出肝脏外科医生的生活有多么引人入胜。还依稀记得哼唱着小调走在走廊里的 S 先生的身姿和背影,真勇敢呀……

(4)小泽先生的一声,"现在开始总查房!"。夜里 10 点 11 点突然开始的教授查房。当时的病房医长 H 先生,赶紧张罗查房。研修医只能远远观望……正在睡觉的患者被叫起来,被吓到的样子。

(5)病房的护士,也很恐怖、严厉,但是工作还是能做得很好的。当然了,采血和扎针都是研修医的工作,肝切除后患者的管理 / 看护真的很厉害。到了晚上很累的时候就穿着白大衣睡在处置室的床上,然后被值夜班的护士斥责:"先生,怎么在哪儿都能睡呀! 好好地睡在床上吧,不要让自己这么疲劳呀! 只有这样,明天才能好好地工作呀!"……,这个人,现在是我的妻子了,一生也没有出头之日了……

小儿肝切除（肝母细胞瘤）

京都大学肝胆胰·移植外科 / 小儿外科
冈岛英明
仓敷中央医院外科
冈本晋弥

前言

作为小儿肝切除的适应证，肝母细胞瘤是代表性的疾病。根据小儿外科学会的小儿恶性肿瘤记录，在日本一年病例数为 40 例左右[1]，多数的小儿外科医生在日常诊疗中遇到肝切除的机会很少。另外，肝母细胞瘤多见于婴幼儿，2012 年的报告是 2 岁以下占比为 2/3，由于解剖学的位置关系和大小与成人的也有很大差异，并且，90% 的肝母细胞瘤是以腹部巨大肿瘤而发现的，即使在化疗后再手术时候，巨大肿瘤病例也不在少数，因此，门静脉和肝动脉与原来相比较，多数有位置的变化，血管直径比较小，无法判断是不是 IVC 等重要的血管，既使是成人肝脏外科医生，也很容易误切，招致无法预测的大出血。在本章中针对小儿肝切除中的盲点和为了不陷入这些盲点而要掌握的注意事项进行介绍。

1. 开腹，展开切口

与成人一样选择倒 T 形切口。横行的切口最好要足够大。有时候婴儿（未满 1 岁）的病例也可以只进行横行切开。

在展开切口方面，使用与成人一样的多功能拉钩（小儿用）（图 1），婴儿病例用 2-0 丝线或者 3-0 薇乔线缝在皮肤上，利用血管钳固定在多功能拉钩上进行牵引（图 2）。

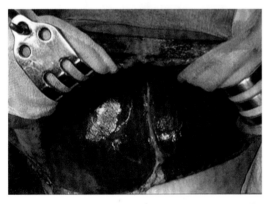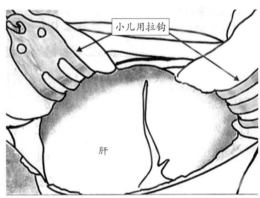

小儿用拉钩

肝

【图 1】

使用小儿开腹拉钩，切口展开的状态。

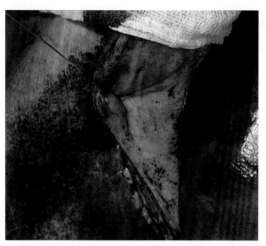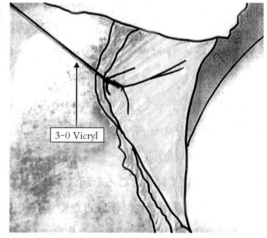

3-0 Vicryl

【图2】

在婴儿病例中，即使采用小儿开腹拉钩也可能太大，此时可以用缝线牵引。

2. 下腔静脉·肝静脉根部的确认

切断肝圆韧带向足侧持续牵引并切断肝镰状韧带，找到肝上下腔静脉。如果可能的话，无论右半肝切除还是左半肝切除，都要提前确认肝右静脉和肝中肝左静脉的分叉部（图3）。另外，如果是右半肝切除，此时不必像成人那样一直要确认到肝右静脉（多数比较困难）。

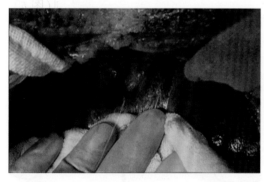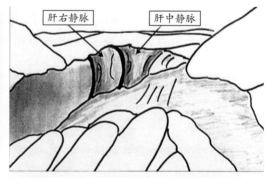

肝右静脉　肝中静脉

【图3】

确认肝右静脉和肝中、肝左静脉界线的地方。

3. 肝门部处理

(1)胆囊切除术和胆管造影

胆囊切除的时候，在进行胆囊床剥离操作中，如果靠近肝门部尽可能沿胆囊壁进行剥离。有时候肝管左右分叉部与胆囊床几乎是紧挨着，如果用成人手术时的感觉进行剥离很容易造成肝管的热损伤。另外，胆囊管通常都是非常细，周围的剥离必须仔细，如果很困难的话不要固执地一定要显露胆囊管。胆囊造影通常是插入 4Fr 的造影管（图 4），婴儿的胆囊管很细，胆囊管穿刺都比较困难，如果认为胆囊管太细，可以在胆囊上用 4-0 薇乔线进行烟包缝合，胆囊造影管（4Fr）插入胆囊进行造影。

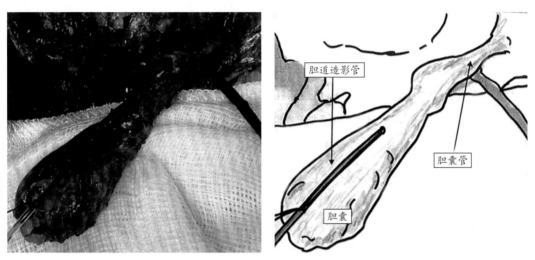

【图 4】

胆囊管比较细，很多病例插管困难，因此最好是在胆囊上直接插入造影管。

（2）肝动脉和门静脉剥离

小儿的内脏脂肪很少，很容易看到肝动脉和门静脉，几乎没有难以剥离的情况，化疗前的巨大肿瘤会引起侧支循环丰富发达，使得这些侧支血管和主要血管不好鉴别（图 5），并且侧支循环也会引起主要血管变细变小，剥离的时候会把门静脉主干当成门静脉右支，肝固有动脉当成是肝左动脉，所以在进行剥离显露的时候，离断操作尽可能在所有的剥离操作结束后再进行。

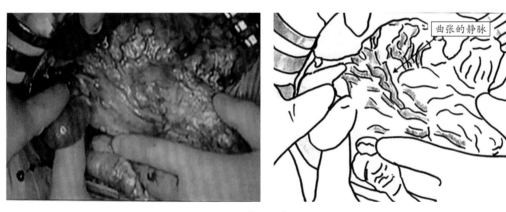

【图 5】

曲张的静脉也是丰富的侧支循环。

4. 肝短静脉的处理

进行肝短静脉处理时要将肝脏与 IVC 离开。如果使用 hemoclip 要选择 S（小）号，由于夹子本身会妨碍视野，所以最好结扎切断。使用的线是 5-0 或者 6-0 丝线（图 6）。接下来是右半肝切除，进行肝右静脉的绕带处理时，要暴露并确认 IVC 的右侧壁至肝和下腔静脉，保护 IVC 并仔细检查。即使非常小心也会将 IVC 误认为肝右静脉，也曾见过将 IVC 切断的病例。

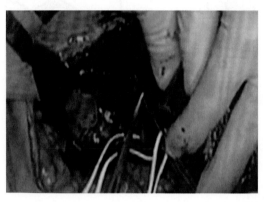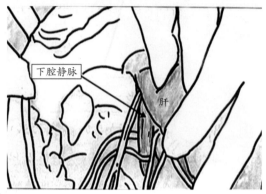

下腔静脉

肝

【图 6】

肝短静脉处理的实际操作：剥离处理静脉时要持续注意下腔静脉。

5. 肝静脉处理

右半肝切除的时候，如果可能的话，尽量在切离之前将肝右静脉绕带，左半肝切除、扩大左半肝切除的时候，在切离之前通常不需要绕带处理。基本上和成人同样，尽可能不切断肝静脉而是在绕带的状态下先进行肝切离，肝静脉切断后（通常是摘出肝脏的时候），肝静脉用 5-0 或者 6-0 Prolene 线缝合闭锁。

6. 肝离断

肝离断与成人的操作没有什么区别，用 CUSA 和滴水双极电凝处理。利用术中超声，确定适宜的切除线。离断时没有必要拘泥于悬吊法（图 7）。另外，确定切除线的时候通过胆管造影确认胆管左右分叉部的位置，然后再决定切除线。经常会有胆管左右分叉部由于肿瘤导致变位，并且与肝动脉和门静脉的左右分叉部的位置不同，为了避免不必要的胆管损伤最好先确定胆管分叉部的位置。

7. 胆管切断时的胆管重建

如果是普通的规则性肝切除（右半肝切除或者左半肝切除）自然不需要胆管重建，右 3 叶切除、左 3 叶切除必要时需要进行胆管重建，当肿瘤距离肝门部比较近的时候，即使右（左）半肝切除可以切除肝门部肿瘤，在肿瘤突出至胆管分叉部的左（右）侧的病例中，多数情况下很难将胆管壁与肿瘤剥离开。门静脉多数是能够剥离开的，但从根治性的观点看,不要强行在肿瘤上进行胆管剥离,应该在合并切除的基础上通过 Roux-en Y 吻合进行胆管重建。胆管重建时进行胆管空肠 Roux-en Y 吻合。吻合的时候用的线是 6-0 或者 7-0 PDS 线。最好放置支撑管。支撑管使用 4Fr 的胰管引流管,从空肠 Roux-en Y 的肠袢盲端引出,并导出体外。在婴儿病例中,胆管比较细的时候可以使用 3Fr 的支撑管。

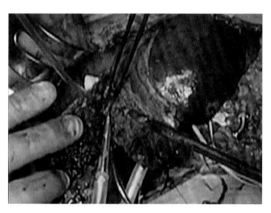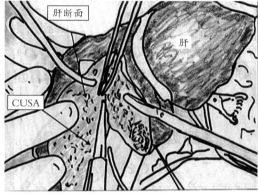

【图7】

肝切离的实际操作:和成人一样使用 CUSA 和滴水双极电凝进行肝离断。

● 附 1　巨大肿瘤

有时候从术前影像无法通过肝静脉找到 IVC,这样的病例多数是侧支循环丰富,由于奇静脉发达,即使将 IVC 离断也不会对生命体征造成影响。根据情况可以暂时将 IVC 切断,肝(肿瘤)切除后再进行重建(图8)。

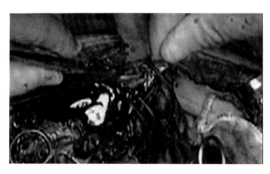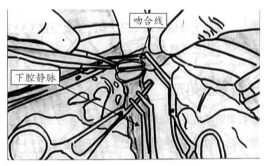

【图8】

下腔静脉暂时离断后,进行再次重建吻合的状态。

● 附 2　门静脉海绵样变性(cavernous formation)的病例

巨大肿瘤引起门静脉主干压迫闭塞会导致门静脉周围海绵样变性,从而出现侧支循环发达,并且可以与肝内门静脉相交通。在这样的病例中进行肝周围剥离后,只进行胆囊切除,肝十二指肠韧带内几乎无法入手,先进行肝切除,在肝内将 Glisson 一并处理,这样的肝切除方法相对安全并且出血量少。如果在肝十二指肠韧带内进行动脉处理,不要尝试对门静脉的侧支循环的处理。在进行肝切除的过程中,游离 Glisson 鞘然后再绕带。处理 Glisson 鞘的时候,将 Glisson 鞘的带子向切除侧牵引,近端用两把 Baby Potts 钳夹闭,在中间用刀或者剪刀切断。切断后两侧都要用 4-0 或者 5-0 Prolene 线在 Baby Potts 钳上连续缝合闭锁。

参考文献

1) 小児悪性腫瘍登録:日小外会誌 50:114-150, 2014.

55检